疾 病 观 察 与 护 理 技 能 丛 书

内　　科

疾病观察与护理技能

主 编　陈 娜　陆连生

中国健康传媒集团
中国医药科技出版社

内容提要

本书论述了内科疾病的疾病概述、临床特点、辅助检查及治疗原则，列举了常见护理问题和各内科疾病的一般护理常规及护理措施，重点介绍疾病的主要护理问题。全书条理清晰，重点突出，简洁实用。本书是住院护师、基层医护工作者、护理管理人员、护理教学人员的参考书，同时也是护理本科生、大专生及进修生的学习用书。

图书在版编目（CIP）数据

内科疾病观察与护理技能／陈娜，陆连生主编．—北京：中国医药科技出版社，2019．3

（疾病观察与护理技能丛书）

ISBN 978－7－5067－8728－4

Ⅰ．①内…　Ⅱ．①陈…　②陆…　Ⅲ．①内科－疾病－护理　Ⅳ．①R473．5

中国版本图书馆 CIP 数据核字（2019）第 238044 号

美术编辑　陈君杞

版式设计　南博文化

出版　**中国健康传媒集团**｜中国医药科技出版社

地址　北京市海淀区文慧园北路甲 22 号

邮编　100082

电话　发行：010－62227427　邮购：010－62236938

网址　www. cmstp. com

规格　710×1000mm $^{1}/_{16}$

印张　21 $^{1}/_{4}$

字数　302 千字

版次　2019 年 3 月第 1 版

印次　2019 年 3 月第 1 次印刷

印刷　三河市万龙印装有限公司

经销　全国各地新华书店

书号　ISBN 978－7－5067－8728－4

定价　42.00 元

编委会

主　编　陈　娜　陆连生

副主编　张　斌　杨爱丛

编　者　王聪杰　吕晓培　刘　钗　刘　珊　许　多　杨爱丛　李　虹　李　婧　李晓红　邸清洁　张　斌　陆连生　陈　娜　郑　丽

/前言/

护理工作是医疗工作的重要组成部分，现代医学发展日新月异，护理工作也更趋多元化，护理模式、护理观念不断更新，“以人为中心”的整体护理理念深入人心。随着人们健康观念与健康需求的不断增加，护理工作者被赋予了更艰巨的任务。为了培养更多的合格护理人员，提高现有护理工作人员的业务水平，我们特组织内科有丰富临床经验的一线人员编写了本书。全书从临床实用的角度出发，为内科护理人员提供了一套清晰明了的护理指导，使其能更好地掌握内科疾病的护理知识，提高专业技能，在理论知识与临床实践中架设了一座桥梁。

本书共9章，内容包括循环系统、呼吸系统、消化系统、泌尿系统、血液系统、内分泌系统、风湿免疫系统、神经系统疾病及传染性疾病的观察与护理技能。书中介绍了各内科疾病的一般护理常规，略述了疾病的概述、临床特点、辅助检查及治疗原则，重点突出常见护理问题及针对护理问题给出相应的护理措施，临床实用性强，易于理解和掌握，方便查阅。

本书内容层次清晰，文字简洁、精炼，紧密结合临床护理工作实践，以患者为中心，以具体疾病为纲，要点式介绍护理措施，特别注意描述护理关键环节、难点及对策和护理细节。在结构上改变了护理学专业的教辅资料按照护理程序编写的模式，在综合以往护理常规与理论的基础上，根据医护人员的临床思维，发展符合现代临床需要的科学模式。本书是临床各科护士的重要参考书。

本书的编写，得到了多位同道的支持，他们在繁忙的医疗、教学和科研工作之余参与撰写，在此表示衷心的感谢。由于时间仓促，专业水平有限，书中难免存在不足之处，敬请读者批评指正。

编　者

2018 年 8 月

/目 录/

第五章 血液系统 / 158

第六章 内分泌系统 / 190

第一章 循环系统

第一节 一般护理常规

一般护理内容如下：

（1）病室安静整洁，温湿度适宜（22～24℃）。阴虚火旺者室内宜凉爽湿润，心阳不振者居室宜温暖干燥等，以患者自己感到舒适为主。

（2）尽量避免使心脏病发作的诱因的发生，如感冒、情绪激动、劳累。

（3）根据患者身体情况确定活动的持续时间和频度，循序渐进增加活动量，在活动耐力可及的范围内，鼓励患者尽可能生活自理，不支持患者养成过分依赖的习惯。护理人员给予必要的生活护理。

（4）饮食宜清淡，少量多餐，可食用新鲜的蔬菜水果。若卧床患者，可给润肠通便之品，如香蕉、蜂蜜、核桃仁，多食富含纤维素的食品等。

（5）关注患者的饮食量及尿量，必要时记录24小时出入量，定期测量体重。

（6）严密观察病情变化，左心功能不全的患者常出现夜间阵发性呼吸困难，需加强夜间巡视，一旦发现病情变化，应立即报告医生，医护协作处理。

（7）抢救药品、抢救器材，应定点安放，定期检查，常呈备用状态。

（8）重视心理护理，了解患者的心理活动，有针对性地做好心理护理，树立战胜疾病的信心。

第二节　心律失常

一、疾病概述

【概念与特点】

正常心律起源于窦房结，频率为60～100次/分、比较规则。窦房结激动以一定顺序传导到心房与心室。心律失常是指心脏冲动的频率、节律、起源部位、传导速度与激动次序的异常。

心律失常可见于各种器质性心脏病，其中以冠状动脉粥样硬化性心脏病（简称冠心病）、心肌病、心肌炎和风湿性心脏病为多见，尤其在发生心力衰竭或心肌梗死时。发生在基本健康者或自主神经功能失调患者中的心律失常也不少见。其他病因尚有电解质紊乱或内分泌失调、麻醉、低温、胸腔或心脏手术、药物作用和中枢神经系统疾病等。部分病因不明。

心律失常发生的基本原理是冲动形成的异常、冲动传导的异常或两者兼有。

【临床特点】

心悸、气短，心电图提示心律不齐。

【治疗原则】

（1）恢复窦性心律，控制心室率。

（2）纠正心律失常引起的血流动力学障碍。

二、主要护理问题

（1）心排血量减少　与心律失常有关。

（2）恐惧　与预感有生命危险有关。

三、护理措施

1. 常规护理

（1）心律失常早期应酌情休息，严重的心律失常应绝对卧床休息。

（2）向患者详细讲解监护对心律失常诊断和治疗的指导意义，消除患者的陌生感和恐惧感。

（3）建立静脉通路，以方便用药。

（4）鼻导管吸氧，2～4L/min。

2. 专科护理

（1）测量脉搏时，对于各种心律失常患者，时间均应1分钟以上。

（2）使用抗心律失常药物过程中，要密切观察用药反应，防止不良反应的发生。

（3）常用抗心律失常药物不良反应的观察。

利多卡因：其不良反应与血浆浓度过高有关，常见的有中枢神经系统不良反应和心血管不良反应。前者如呆滞、嗜睡、恶心、眩晕、视物不清，严重者可有呼吸抑制、惊厥；后者有窦性心动过缓、窦性停搏、房室传导阻滞、心肌收缩力下降、低血压等。

普罗帕酮：不良反应较少。心脏的不良反应有诱发或加重充血性心力衰竭或传导阻滞；心外不良反应最常见的是恶心、呕吐及眩晕等表现。

胺碘酮：其不良反应有间质性肺泡炎、角膜微粒沉着、甲状腺功能改变、皮肤反应如光敏感，胃肠道反应如恶心、呕吐、排便习惯改变，神经系统反应如头痛、噩梦、共济失调、震颤等，心脏不良反应如心率减慢、各类房室传导阻滞和束支阻滞，甚至可发生尖端扭转型室速。

（4）备好各种抢救药品及器械，如除颤器、起搏器等。

3. 病情观察

（1）连续24小时进行心电监护，密切观察心律失常的发生和演变过程。尽早发现严重的心律失常，及时通知医生处理。

（2）观察患者有无电解质紊乱的表现，如嗜睡、反应迟钝、抽搐及心电图改变，一旦发现，应立即采血标本送检，对症处理。

4. 健康指导

（1）饮食　养成良好的饮食习惯。选择低脂、易消化、清淡、高营养饮食。少量多餐，不饮浓茶或咖啡，保持大便通畅。

（2）日常生活　无器质性心脏病者应积极参加体育锻炼，调整自主神经功能，器质性心脏病者可根据心功能情况适当活动，注意劳逸结合。

（3）心理卫生　帮助患者稳定情绪，避免精神过度兴奋或抑郁，以免诱发或加重心律失常发生。

（4）医疗护理措施的配合　使患者认识服药的重要性，按医嘱服用药物，不可自行减量或撤换药物，如有不良反应及时就医。定期随访，复查心电图。

第三节　心功能不全

一、疾病概述

【概念与特点】

心功能不全系指由于各种原因引起心肌收缩力减退，使心脏排血量不能满足机体的需要（绝对的或相对的）而产生静脉系统的淤血和动脉系统的供血不足的一种综合征。按起病的急缓分为急性和慢性心功能不全，以慢性居多；按其发生的部位可分为左心、右心和全心衰竭。

【临床特点】

（1）左心衰竭　主要表现为肺循环淤血和心排血量降低的综合征。常见的症状为疲劳、呼吸困难、夜间阵发性呼吸困难、端坐呼吸，可有急性肺水肿症状如喘息性呼吸、患者感到发冷、皮肤苍白、焦虑、大汗淋漓等。

（2）右心衰竭　主要表现为体循环过度充盈，压力增高，各脏器淤血、水肿及由此产生的体循环淤血为主的综合征。可有疲劳、右上腹疼痛（肝脏淤血所致）、畏食、腹胀，肾脏淤血可引起尿量减少、夜尿增多等。

【辅助检查】

典型的心力衰竭诊断并不困难。左侧心力衰竭的诊断依据为原有心脏病的体征和肺循环充血的表现。右侧心力衰竭的诊断依据为原有心脏病的体征和体循环淤血的表现，且患者大多有左侧心力衰竭的病史。

心力衰竭时常伴心脏扩大，但正常大小的心脏也可发生心力衰竭，如急性心肌梗死。肺气肿时心脏扩大可被掩盖；心脏移位或心包积液又可被误认为心脏扩大。可见，为了正确诊断心力衰竭，避免漏诊和误诊，必须详细询问病史，仔细检查，结合心脏病和心力衰竭的症状和体征，进行综合分析。

【治疗原则】

（1）减轻心脏负荷。

（2）减轻活动时呼吸困难和疲劳感。

（3）维持体液平衡。

（4）避免药物中毒和并发症发生。

二、主要护理问题

（1）心排血量减少　与心功能不全有关。

（2）气体交换受损　与左心功能不全致肺循环淤血有关。

（3）活动无耐力　与心排血量下降有关。

（4）体液过多　与心排血量下降有关。

（5）潜在并发症　洋地黄中毒。

三、护理措施

1. 减轻心脏负荷

（1）休息　限制体力活动，保证充足的睡眠。根据心功能情况决定休息原则。轻度心力衰竭者（心功能Ⅱ级）可适当活动，增加休息；中度心力衰竭者（心功能Ⅲ级）应限制活动，增加卧床休息；重度心力衰竭者（心功能Ⅳ级）应绝对休息，待病情好转后，活动量可逐渐增加以不出现心力衰竭症状为限，对需要长期卧床的患者定时帮助其进行被动的下肢运动。

（2）饮食　低钠、低盐、低热量易消化饮食为宜，应少量多餐，避免过饱。控制钠盐的摄入，一般限制在每日5g以下，切忌盐腌制品。中度心力衰竭的患者，每日盐的摄入量应低于3g；重度者控制在1g以内。

（3）保持大便通畅　注意患者大便情况，有便秘者饮食中需增加粗纤维食物，必要时给缓泻剂或开塞露。

2. 缓解呼吸困难

（1）注意室内空气的流通，患者的衣服应宽松，以减少患者的憋闷感。

（2）给予舒适的体位，采取半卧或坐位。

（3）一般为低流量吸氧，流量为2L/min，肺源性心脏病为1～2L/min。

3. 控制体液量

（1）精确记录液体出入量，维持液体平衡。

（2）每日测量体重，宜安排在早餐前，使用同一体重计。

（3）严格控制钠和水的摄入。

4. 药物的护理

（1）强心药物的用药观察与护理　洋地黄用量的个体差异性很大，在低钾、低镁或肾功能减退等情况下，患者对洋地黄敏感性增加，应严密观察患者用药后的反应。注意不能与奎尼丁、普罗帕酮、维拉帕米、钙剂、胺碘酮等药物合用。严格按时按医嘱给药，教会患者自测脉搏，当脉搏<60次/分或节律不规则应暂停服药并报告医生。静脉注射毛花苷丙或毒毛花苷K应稀释后缓慢给药。①洋地黄毒性反应：胃肠道反应如食欲不振、恶心、呕吐；神经系统表现如头痛、乏力、头晕、黄视、绿视；心脏毒性反应，如频繁室性期前收缩呈二联律或三联律、心动过缓、房室传导阻滞等各种类型的心律失常。②一旦发生中毒，应立即协助医生处理：停用洋地黄；补充钾盐；纠正心律失常，快速性心律失常首选苯妥英钠或利多卡因，心率缓慢者可用阿托品静脉注射或临时起搏。

（2）利尿剂的用药观察和护理　噻嗪类利尿剂最主要的不良反应是低钾血症，严重时伴碱中毒。故应监测血钾，及有无乏力、腹胀、肠鸣音减弱等低钾血症的表现，若有低血钾可食用补充含钾丰富的食物如香蕉、柑橘、蘑菇、红枣、深色蔬菜等，必要时补充钾盐。口服钾盐宜在饭后服用以减轻胃肠道反应，静脉补钾的浓度应小于0.3%，氨苯蝶啶是保钾利尿剂，长期用药可产生高钾血症，一般与噻嗪类利尿剂合用。另外，利尿剂的应用时间选择早晨或日间为宜，避免夜间排尿过频而影响患者的休息。

（3）血管扩张剂的用药观察和护理　硝酸酯类血管扩张剂可致头痛、面红、心动过速、血压下降等不良反应，尤其是硝酸甘油静脉滴注时应严格掌握速度，监测血压；血管紧张素转化酶抑制剂的不良反应有直立性低血压、皮炎、蛋白尿、咳嗽、间质性肺炎、高钾血症等。

5. 病情观察

（1）注意观察发绀情况、呼吸困难的程度和使用辅助呼吸机的情况以及肺内啰音的变化。

（2）观察肾灌注减少的指征，测量并记录尿量。如果尿量少于30ml/h通知医生。

（3）监测体重有无显著变化，观察连续数日体重变化的演变趋势。

（4）监测血气分析结果和血氧饱和度。

6. 健康指导

（1）环境 安静、舒适、整齐、空气新鲜、室内暖和，预防呼吸系统感染。

（2）饮食 清淡易消化，含适量纤维素饮食；限制钠盐，每餐不宜过饱；适当限制水分，一般患者每日1.5～2L；戒烟酒等刺激物。

（3）日常活动 根据心功能情况适度安排活动，尽量做轻工作，如看书、打字、扫地等，以不出现心悸、气短为原则。夜间睡眠须充足，白天保证午睡，避免引起过度兴奋及紧张应激的场合。

（4）心理卫生 向患者说明情绪与健康的关系，保持情绪稳定极为重要，应避免焦虑、抑郁、紧张及过度兴奋，以免诱发心力衰竭。

（5）医疗护理措施的配合指导 患者和家属识别常用的药物及使用剂量和方法。让患者了解常用药物的作用和不良反应，特别是毒性反应情况，有异常情况速来医院诊治，不得自行调整药物剂量。

第四节 心肌梗死

一、疾病概述

【概念与特点】

心肌梗死是指在冠状动脉病变的基础上，发生冠状动脉供血急剧减少或中断，使相应心肌持久而严重的缺血、缺氧所致的心肌坏死。

【临床特点】

本病在春、冬季发病较多，与气候寒冷、气温变化大有关，常在安静或睡眠时发病，以清晨6时至午间12时发病最多。大约有1/2的患者能查明诱发因素，如剧烈运动、过重的体力劳动、创伤、情绪激动、精神紧张或饱餐、急性失血、出血性或感染性休克，主动脉瓣狭窄、发热、心动过速等引起的心肌耗氧增加都可能是心肌梗死的诱因。在变异型心绞痛患者中，反复发作的冠状动脉痉挛也可发展为急性心肌梗死。临床表现有持久的胸骨后剧烈疼痛、发热、白细胞计数和血清心肌酶增高以及心电图进行性改变；可发生心律失常、休克或心力衰竭，属冠心病的严重类型。

【辅助检查】

1. 实验室检查

（1）血常规　发病24～48小时，血白细胞计数可明显升高（10～20）×10^9/L，以中性粒细胞亦升高，嗜酸粒细胞减少或消失。红细胞沉降率（血沉）加快。

（2）血清心肌酶　磷酸肌酸激酶（CK）在起病6小时内增高，24小时内达高峰，3～4日恢复正常；天冬氨酸氨基转移酶起病6～12小时内增高，24～48小时内达高峰，3～6日恢复正常；乳酸脱氢酶（LDH）起病8～10小时内增高，2～3日达高峰，持续1～2周才恢复正常，其中CK同工酶CK-MB和LDH同工酶LDH1诊断的特异性最高。

（3）血和尿肌红蛋白　其高峰较血清心肌酶出现早，而恢复慢。

（4）肌钙蛋白T或肌钙蛋白I　肌钙蛋白T或肌钙蛋白I增高是反映急性心肌梗死最特异和敏感的指标。

2. 特殊检查

（1）心电图　大多数患者能记录到典型的心电图表现：Q波型心肌梗死，宽而深的Q波（病理性Q波），ST段抬高呈弓背向上型，T波倒置，往往宽而深、两支对称；非Q波型心肌梗死中的心内膜下心肌梗死患者则不会出现病理性Q波，会发生ST段压低≥0.1mV，但aVR导联ST段有对称性T波倒置。

（2）心向量图　有QRS波群的改变、ST向量的出现和T波的变化，但目前临床已极少应用，因其应用价值不如心电图，且其装置较复杂，记录方式并不简单。

(3) 放射性核素检查 放射性核素心肌显像用于：证实急性心肌梗死的诊断；估计梗死的大小；确定梗死扩展或再梗死；判断预后。

(4) 超声心动图 根据超声心动图上所见的室壁运动异常可对心肌缺血区域做出判断，在评价有胸痛而无特征性心电图变化时，超声心动图可以帮助除外主动脉夹层。

(5) 冠状动脉造影 需行冠状动脉内溶栓疗法、介入治疗或紧急旁路术的患者，行此法检查证实冠状动脉闭塞程度和范围、疗效评价和冠状动脉的病变情况。

【治疗原则】

强调及早发现，及早住院，并加强住院前的就地处理。治疗原则是尽快恢复心肌的血液灌注以挽救濒死的心肌、防止梗死扩大或缩小心肌缺血范围，保护和维持心脏功能。

二、主要护理问题

(1) 疼痛 与心肌缺血、缺氧有关。

(2) 心排血量减少 与再灌注性心律失常有关。

(3) 体温过高 与心肌梗死后吸收热有关。

(4) 潜在并发症——猝死 与心脏破裂或心律失常等有关。

(5) 自理能力缺陷 与医嘱限制活动、长期补液或疼痛有关。

(6) 焦虑 与缺乏相关疾病知识及担心预后有关。

(7) 知识缺乏 与特定信息来源受限有关。

三、护理措施

1. 常规护理

(1) 休息 保持病室安静，使患者安静、舒适的休息。

(2) 给氧 持续吸氧 3 ~7 日。

（3）饮食　低盐、低脂肪、易消化饮食，少量多餐，忌烟酒。

（4）建立静脉通路。

2. 专科护理

（1）疼痛的护理　积极采取止痛措施，遵医嘱给哌替啶 50～100mg 肌内注射。若患者心情紧张、恐惧等，应给予及时安慰，做好心理疏导。

（2）活动指导　可根据病情分为三个阶段。第一阶段绝对卧床休息，由护理人员协助洗漱、饮食、大小便，并对其进行被动肢体活动；第二阶段为床上活动阶段，抬高床头，使患者容易起身，在床上进行四肢活动或轻微动作；第三阶段为离床活动，可由床边站立至室内缓步走动，教患者使用病房中的辅助设备，如床栏杆、椅背、走廊的扶手等。活动量渐增，要询问患者有无心悸、胸闷等不适，若有异常立即停止活动。

（3）防止便秘　嘱患者不要用力排便，严禁在急性期内下床排便。若2～3 日无排便，可给缓泻剂或开塞露通便，必要时可行温盐水低压灌肠。

3. 病情观察　经常巡视病房，密切观察患者面色、心率、呼吸及血压的变化，观察有无心律失常及心源性休克的发生。持续心电、血压监测，如有异常应及时报告医生并做好记录。

4. 健康指导

（1）环境适宜　保持环境安静，空气新鲜，温度 20～22℃，湿度 50%～70%。

（2）饮食选择　选择低胆固醇、低动物脂肪、低热量、低糖类饮食，多吃蔬菜、水果，保持大便通畅。

（3）合理安排日常活动　调整生活方式，保证充足睡眠，逐步增加活动量，6 周后可进行步行锻炼，打太极拳等。如出现胸痛、呼吸困难、心悸、头晕应暂时中断或减轻活动量。

（4）心理卫生　保持良好情绪，树立战胜疾病的信心，使患者懂得避免精神紧张和情绪激动的重要性，防止疾病再次复发。

（5）医疗护理措施的配合　指导患者正确的用药方法，如心绞痛发作时可给硝酸甘油 1～2 片舌下含化。溶栓治疗过程中及用药后观察有无出血倾向，如有皮肤出血点、鼻出血等，及时报告医护人员。

第五节　高血压

一、疾病概述

【概念与特点】

高血压是指体循环动脉压增高，可使收缩压或舒张压高于正常或两者均高。临床高血压常见于两类疾病，第一类为原发性高血压又称高血压病，是一种以血压升高为主要表现而病因尚未明确的独立疾病。第二类为继发性高血压又称症状性高血压。根据 1999 年世界卫生组织和国际高血压学会（WHO/ISH）高血压治疗指南，高血压的诊断标准为：收缩压≥140mmHg（18.7kPa）和（或）舒张压≥90mmHg（12kPa）。

参与人体血压调节有诸多神经、体液因子，有中枢神经和周围反射的整合作用，有体液和血管因素的影响。可以说血压水平的保持是个复杂的过程。高血压病的病因和发病机制虽有不少假设得到一些实验室和临床材料的支持，但至今未明。目前认为本病是在一定的遗传易感性基础上经多种后天因素作用所致。

（1）遗传　本病发病有较明显的家族聚集性，双亲均有高血压的正常血压子女（儿童或少年）血浆去甲肾上腺素、多巴胺的浓度明显较无高血压家族史的对照组高，以后发生高血压的比例亦高。国内调查发现与无高血压家族史者比较，双亲一方有高血压病者的高血压患病率高 1.5 倍，双亲均有高血压病者则高 2～3 倍，本病患者的亲生子女和收养子女虽然生活环境相同但前者更易患高血压。

近年来发现一些基因突变（如血管紧张素、糖皮质激素受体、脂蛋白酶等基因）与高血压有关，但至今尚不能肯定相关基因。可能本病是多基因的遗传病。

（2）精神、神经作用　精神源学说认为在外因刺激下，患者出现较长期或反复明显的精神紧张、焦虑、烦躁等情绪变化时，各类感受器传入的病理信号增加，大脑皮质兴奋、抑制平衡失调以至不能正常行使调节和控制皮层下中枢活动的功能，交感神经活动增强，舒缩血管中枢传出以缩血管的冲动占优势，从而使小动脉收缩，周围血管阻力上升，血压上升。流行病学资料提示，从事经常处于应激状态、需高度集中注意力的工作、长期精神紧张、受噪声或不良视觉刺激者易患本病。

神经系统可根据人体的需要和对环境刺激的反应对心血管功能包括血压进行快速又精确的调节，对慢性长期的血压水平也有影响，与副交感神经相比，交感神经系统及其相关的神经体液因子通过对周围血管和心脏的影响，对高血压的发生发展起着更重要的作用，交感神经的作用是在延髓以及其他高级中枢的控制下完成的。延髓的心血管运动中枢整合来自压力感受器、化学感受器以及下丘脑和其他高级中枢的传入信号完成并不断地调节这一控制，而大脑皮质可根据人体情绪变化、运动与否等通过对血压中枢的调控影响血压。如各级中枢发放的缩血管冲动增多或各类感受器传入的缩血管信号增强或阻力血管对神经介质反应过度时都可能导致高血压的产生，这就是神经源学说。

（3）肾素－血管紧张素－醛固酮（RAA）系统平衡失调　肾脏球囊细胞分泌的肾素可将肝脏合成的血管紧张素原转变为血管紧张素Ⅰ（AT），而后者经肺、肾等组织时在血管紧张素转化酶（ACE 又称激肽酶Ⅱ）的活化作用下转化成血管紧张素Ⅱ。

（4）其他　包括高盐饮食、吸烟及肥胖体型。

病理生理主要涉及循环和局部的肾素拟血管紧张素系统异常，中枢交感活性增加和血管内皮功能改变。

【临床特点】

大多数患者起病缓慢，早期多无症状；亦可有头痛、头晕、耳鸣、失眠、乏力等症状；随着病程进展，血压持久升高，可有心、脑、肾等靶器官受损的临床表现。高血压急症是指患者血压在短时间内（数小时至数日）急剧升高，伴有心、脑、肾重要脏器损害或功能障碍的一种临床危重状态。

【辅助检查】

1. 实验室检查

尿液检查可见蛋白、红细胞和管型，晚期尿比重降低，尿素氮和肌酐增高。

2. 特殊检查

（1）心电图　可见左心室高电压，P 波增高、增宽或切凹，可伴心律失常。

（2）X 线检查　主动脉升部、弓部、降部扩张伴迂曲延长，高血压性心脏病时心脏向左下扩大，心力衰竭时明显扩大，全心衰竭时全心扩大。伴肺淤血、肺水肿时，肺门充血呈蝴蝶形模糊影。

（3）动态血压　动态血压尚无明确的正确的正常值标准，此检查对诊断“白大衣高血压”，判断高血压的严重程度及指导治疗有帮助。

【治疗原则】

降低血压、防止并发症、降低死亡率。

二、主要护理问题

（1）活动无耐力　与长期高血压致心功能减退有关。

（2）舒适的改变——头痛、头晕　与血压增高有关。

三、护理措施

1. 常规护理

（1）心理护理　关心患者，了解患者的思想、生活及工作情况，消除患者对疾病的恐惧心理和悲观情绪；协助患者寻找引起高血压的可能因素，以便积极采取防治措施。

（2）活动指导　根据血压分期决定患者的活动量。但必须以循序渐进、动静结合为原则。

第Ⅰ期：不限制一般的体力活动，但必须避免重体力活动。

第Ⅱ期：适当休息避免比较强的活动。

第Ⅲ期：卧床休息。

（3）饮食　低盐、清淡、低胆固醇和低动物脂肪食物为主。

2. 头痛、头晕的护理

（1）保持环境安静，尽量减少探视。

（2）抬高床头，使患者体位舒适。

（3）遵医嘱给予适当的降压药和镇静剂。

（4）用药期间应指导患者起床不宜过快，动作不宜过猛，防止头晕加重。

（5）做各种操作时动作要轻巧，以免加重患者头痛。

（6）高血压急症的护理　①绝对卧床休息，抬高床头。②避免一切不良刺激，安定患者情绪，协助生活护理。③保持呼吸道通畅，氧气吸入。④迅速建立静脉通路，及时准确遵医嘱用药，连接好心电、血压、呼吸监护等。

3. 病情观察

（1）观察血压、心率的变化，定期测体重，并认真记录。

（2）严密观察头痛、头晕等情况。是否有呕吐、抽搐、昏迷等神经症状出现，如有异常及时通知医生。

4. 健康指导

（1）告知患者及其家属引起高血压的生理、社会、心理因素和高血压对健康的危害，以引起患者的重视。

（2）指导患者改变不良生活方式，坚持低盐、低脂、低胆固醇饮食，补充适量蛋白质，多吃新鲜蔬菜、水果，防止便秘，戒烟酒，劳逸结合，控制体重等。

（3）学会自我心理平衡调节，保持乐观情绪。

（4）根据年龄及病情选择慢跑、快步走、太极拳、气功等运动，避免竞技性运动。当运动中出现头晕、心悸、气急等不适时应休息，不要从事高空作业和过度紧张的工作。

（5）教育患者服药遵医嘱的重要性，不可随意增减药量或突然撤换药物；让患者了解有关降压药的名称、剂量、用法及不良反应；教会患者或家属定时、准确测量血压，或定期门诊复查。

第六节　心绞痛

一、疾病概述

【概念与特点】

心绞痛是一种由于冠状动脉供血不足，导致心肌急剧的、暂时的缺血与缺氧所引起的，以发作性胸痛或胸部不适为主要表现的临床综合征。心绞痛的临床分型一般为：①稳定型心绞痛（stable angina）是指心绞痛反复发作的临床表现，持续在 2 个月以上，而且心绞痛发作性质基本稳定；②不稳定型心绞痛（unstable angina）是指介于稳定型心绞痛和急性心肌梗死（AMI）之间的一组临床综合征。

对心脏予以机械性刺激并不引起疼痛，但心肌缺血与缺氧则引起疼痛。

由于心肌需氧量的增加最终超过固定狭窄的冠状动脉最大代偿供血能力所引起的心肌缺血是稳定型心绞痛的最常规机制。而冠状动脉痉挛（如吸烟过度或神经体液调节障碍）或暂时性血小板聚集、一过性血栓形成以及狭窄局部血液流变学异常所致的血流淤滞等冠状动脉血流的动力性阻塞因素，导致心肌供血的突然减少，则是产生心绞痛的又一重要因素。此外，突然发生循环血流量减少的情况下（如休克、极度心动过速等），心肌血液供求之间的矛盾加深，心肌血液供给不足，也可引起心绞痛。严重贫血的患者，在心肌供血量虽未减少的情况下，可由于红细胞减少，血液携氧量不足而引起心绞痛。

冠状动脉造影显示稳定型劳累性心绞痛的患者，有 1、2 或 3 支冠脉直径减少 >70% 的病变分别各有 25%，5% ~10% 的患者有左冠脉主干狭窄，其余约 15% 的患者无显著狭窄。后一种情况，提示这些患者的心肌血供和氧供不足，可能是冠状动脉痉挛、冠状循环的小动脉病变、血红蛋白和氧的离解异常、交感神经活动过度、儿茶酚胺分泌过多或心肌代谢异常等所致。

【临床特点】

以发作性胸痛为主要临床表现。

（1）部位　位于胸骨体上端或中段之后，可波及心前区，有手掌大小范围，界限不很清楚。常放射至左肩、左臂内侧达无名指和小指，或至咽、颈、背、上腹部等。

（2）性质　为压迫性不适或紧缩、发闷、堵塞、烧灼感，无锐痛或刺痛，偶伴濒死感。

（3）诱因　常因体力劳动或情绪激动所诱发，也有在饱餐、寒冷、阴雨天气、吸烟时发病。

（4）持续时间　疼痛多于停止原来的活动后，或舌下含服硝酸甘油后1 ~5 分钟内缓解。可数日、数周发作 1 次，亦可 1 日内多次发作。

【辅助检查】

1. 实验室检查

（1）血常规　一般无血红蛋白下降，严重贫血会有心绞痛症状。

（2）血糖　测定空腹、餐后2小时血糖，部发患者有血糖升高。

（3）血脂分析　可见血脂升高。

（4）心肌酶谱　一般无异常变化。

2. 特殊检查

（1）心电图　是发现心肌缺血、诊断心绞痛最常用的方法，其种类包括：静息时心电图，稳定型心绞痛患者静息时心电图半数是正常的，最常见的心电图异常是ST波改变；心绞痛发作时心电图，近95%的患者心绞痛发作时出现有相当特征的心电图改变，可出现暂时性心肌缺血引起的ST段移位，在平时有T波持续倒置的患者，发作时可变为直立（所谓“假正常化”）；心电图负荷试验，负荷心电图是对怀疑有冠心病的患者给心脏增加运动负荷而激发心肌缺血的心电图检查，心电图改变以ST段水平型或下斜型压低≥0.1mV持续2分钟作为阳性标准；动态心电图监测，从连续记录的24小时心电图中发现心电图ST波改变和各种心律失常，出现时间可与患者的活动和症状相对照。

（2）超声心动图　稳定型心绞痛患者静息时，超声心动图大多数无异常，与负荷心电图一样，负荷超声心动图可以帮助识别心肌缺血的范围和程度。根据各室壁的运动情况，可将负荷状室壁运动异常分为运动减弱、运动消失、矛盾运动及室壁瘤。

（3）放射性核素检查　^{201}T1－心肌显像或兼做负荷试验，休息时^{201}T1显像所示灌注缺损主要见于心肌梗死后瘢痕部位；在冠状动脉供血不足部位的心肌灌注缺损仅见于运动后缺血区。

（4）冠状动脉造影　是目前诊断冠心病最准确的方法，可以准确反映冠状动脉狭窄的部位和程度。

（5）血管内超声　从血管腔内显示血管的横截面，不仅能够提供血管腔的形态而且能够显示血管壁的形态、结构和功能状态。

【治疗原则】

改善冠状动脉血供和减少心肌耗氧。

二、主要护理问题

（1）焦虑　与心绞痛频繁发作有关。

（2）疼痛　与心肌缺血有关。

（3）潜在并发症　心肌梗死。

三、护理措施

1. 常规护理

（1）心理护理　指导患者保持情绪稳定，避免精神紧张、过分悲伤或高兴。

（2）饮食　应给低热量、低胆固醇饮食，进食不宜过饱。

（3）戒烟酒。

（4）活动　运动量以不引起心绞痛为准，必要时可事先含服硝酸异山梨酯（消心痛）等药物。

2. 疼痛的护理

（1）心绞痛发作时，立即协助患者卧床休息。

（2）持续低流量吸氧，2～4L/min。

（3）指导患者舌下含服硝酸甘油，观察用药效果。

（4）心绞痛发作频繁和病情严重时，遵医嘱肌内注射哌替啶50～100mg或静脉滴注硝酸甘油。

（5）硝酸酯制剂作用快、疗效高。这类药物可扩张冠状动脉，减轻心脏前后负荷，从而缓解心绞痛，如硝酸甘油。硝酸甘油的不良反应：①由于药物导致头面部血管扩张所致的颜面潮红、头胀痛；②低血压，在静脉滴注硝酸甘油时要注意滴速的调节。

（6）β受体阻断剂抗心绞痛作用主要是通过降低心率及减弱心肌收缩强度，减少心肌耗氧量。如阿替洛尔（氨酰心安）能引起低血压，易从小剂量开始。

（7）钙拮抗剂能抑制钙离子流入动脉平滑肌细胞，从而扩张冠状动脉，解除冠状动脉痉挛；抑制心肌收缩，减少心肌氧耗；扩张周围血管，减轻心脏负担；降低血液黏度，抗血小板凝聚，改善心肌微循环，控制自发性心绞痛有效，对变异型心绞痛疗效更好。如地尔硫䓬（合心爽）、维拉帕米等。

3. 病情观察 密切观察病情变化，注意患者面色，有无大汗或恶心呕吐。严重而频发心绞痛者，尤其注意心率、心律、血压、心电图变化，避免发展为心肌梗死。

4. 健康指导

（1）环境舒适、温度适宜 保持舒适、安静的休息环境，避免寒冷刺激，注意保暖，保证足够睡眠。

（2）合理选择食谱 应少量多餐，避免暴饮暴食，限制高脂食物，肥胖患者应控制热量，多食粗纤维食物以保持大便通畅，禁食辛辣刺激性食物。

（3）合理安排日常活动 避免过度劳累。节制生活中不适当活动，如登楼、快步或逆风行走；各种活动以无疲劳感、胸部不适及气急为限度，但也不要过分限制活动使体重增加，加重心脏负荷。

（4）心理卫生 说明情绪对疾病的影响，当情感压抑时应自我疏泄或向亲人倾诉；逐渐改变个性，克服不良情绪，使心情完全放松。

（5）医疗护理措施的配合 坚持服用预防心绞痛的药物，随身携带保存在深色密封玻璃瓶内的硝酸甘油类药物，并注意过期更换，以备急用，定期门诊随访。

第七节 病毒性心肌炎

一、疾病概述

【概念与特点】

病毒性心肌炎是指嗜心肌性病毒感染引起的以心肌非特异性间质性炎症为主要病变的心肌炎，临床以柯萨奇病毒常见，特别是柯萨奇 B 组病毒最为常见，占急性心肌炎的 50%。多种病毒可引起心肌炎，有报道在 24 种以上，其中以引起肠道和上呼吸道感染的各种病毒感染最多见。各种病毒都可以引起心肌炎，以肠道病毒（柯萨奇病毒、埃可病毒）和呼吸道病毒（腺病毒、流感病毒、腮腺炎病毒）最常见。其他还有细菌性（白喉病）、真菌和原虫等。

病毒作用于心肌的方式有病毒和细菌等直接侵犯心肌以及对心肌内小血管的损伤。有免疫机制产生的心肌损伤和毒素对心肌的损害。

当机体处于细菌感染、营养不良、疲劳、寒冷、酗酒、妊娠等情况下，机体抵抗力下降，更易导致病毒感染而发病。

发病机制尚未十分清楚。一般认为：①病毒直接侵犯心肌细胞和损伤心肌内小血管，影响心肌代谢和心肌供血而发病；②病毒入侵人体后引起自身免疫反应，导致心肌炎症损害，也是病毒性心肌炎发生的重要因素。两者常同时存在，早期以前者为主，慢性阶段以后者为主。

总之，病毒性心肌炎早期以病毒直接作用为主，而持续病毒感染和自身免疫反应则是慢性病毒性心肌炎及其可能演变成扩张型心肌病的主要机制。

【临床特点】

先有发热、乏力，然后出现心悸、气短等心脏受累表现，重者可并发心律失常、心力衰竭。

【辅助检查】

1. 实验室检查

（1）白细胞计数可正常或略升高。

（2）血沉可轻、中度增快。

（3）急性期血清心肌酶谱（CK、CK－MB、LDH 和 LDH1）增高。

（4）血清免疫球蛋白 IgG、IgM 增高。

（5）血清病毒中和抗体滴定度升高（≥1∶640）或恢复期较急性期滴定度高 4 倍以上。

（6）血清中检测到病毒 RNA 或 DNA。

（7）心肌活检标本中检测到病毒颗粒、病毒 RNA 或 DNA。

2. 病毒学检查　可取患者的咽分泌物、血、粪便进行病原体分离，培养获取致病病毒，对于病因学诊断有确切价值。

3. 免疫学检查　目前开展的方法有病毒中和抗体、心肌抗体、荧光免疫抗体测定、酶联免疫吸附试验、单克隆抗心肌肌原纤维抗体、柯萨奇病毒特异性 IgM、IgG 测定等。其中 PCR 检测柯萨奇 B 病毒特异性强、敏感、快速及简便，对病毒性心肌炎的病原诊断有重要价值。

4. 特殊检查

（1）心电图　对心肌炎诊断的敏感性高，特异性较低；其中以心律失常尤其是期前收缩最常见，室性期前收缩更多见；其次是房室传导阻滞，以一度房室传导阻滞多见。

（2）X线胸片　约1/4患者有不同程度心脏扩大，搏动减弱。严重患者因左心功能不全可见肺淤血或肺水肿的征象。

（3）超声心动图　对本病的诊断无特异性。心脏扩大，心室壁运动减弱取决于病毒累及心室损伤的程度和范围。

（4）心内膜心肌活检　见有心肌炎性细胞浸润伴有心肌细胞坏死和（或）心肌细胞变性。应用EMB标本进行病毒基因探针原位杂交、逆转录-聚合酶链反应（RT-PCR）有助于确立病原学诊断，但阴性结果不能除外病毒性心肌炎。

（5）放射性核素显像　^{111}In单克隆抗肌球蛋白抗体心肌显像，对心肌坏死检测敏感性（100%）较高，但特异性较差（58%）。

【治疗原则】

卧床休息；增强心肌营养，防止心肌损害进一步加重；抗心力衰竭治疗；心源性休克治疗；抗心律失常治疗，降低死亡率。

二、主要护理问题

（1）舒适的改变——心悸、气促　与心肌损伤有关。
（2）潜在并发症　心律失常、心力衰竭。

三、护理措施

主要护理措施如下：

（1）保持病室安静，让患者充分休息。

（2）安慰患者，消除其紧张情绪。

（3）加强营养，给予富含蛋白质、维生素、易消化的低盐饮食，少量多餐，避免刺激性饮食。

（4）呼吸困难者给予氧气吸入。

（5）密切观察体温、心率、心律、血压的变化，做好详细记录。发现心率突然变慢、血压偏低，严重心律失常，应及时报告医生。

（6）健康指导　①环境：保持环境安静，室内空气新鲜。②饮食：给予高热量、富含蛋白质和维生素、易消化的饮食，以促进心肌细胞恢复；注意少量多餐，以免加重心脏负担；戒烟酒；心力衰竭患者应限制钠盐摄入。③日常活动：急性期应严格卧床休息一段时间，以减轻心脏负荷，减少心肌耗氧。出院后继续休息 2～3 个月，半年至一年内避免重体力劳动。④心理卫生：向患者耐心解释病情，鼓励其克服焦虑及过重的心理负担，积极配合治疗，使病情得到缓解。⑤医疗护理措施的配合：指导患者遵医嘱按时服药，尤其是抗心律失常药，必须按时、按疗程服用，以确保疗效，不可擅自停用或改用其他药物。定期随访，病情变化时及时就医。

第八节　心脏瓣膜病

一、疾病概述

【概念与特点】

心脏瓣膜（包括瓣叶、腱索及乳头肌）由于炎症引起的结构毁损、纤维化、粘连、缩短，缺血性坏死，钙质沉着，黏液瘤样变性和先天发育畸形，使单个或多个瓣膜发生急性或慢性狭窄和（或）关闭不全等功能障碍者，称为心脏瓣膜病。最常受累的为二尖瓣，其次为主动脉瓣。

【临床特点】

（1）二尖瓣狭窄　代偿期无症状或仅有轻微症状。失代偿期可有不同程度的呼吸困难；咳嗽常见，常呈血性或血丝痰，偶见大咯血。右心受累期可表现为食欲下降、恶心、腹胀、少尿、水肿等。

（2）二尖瓣关闭不全　轻度二尖瓣关闭不全可终身无症状，严重反流时有心排血量减少，首先出现的突出症状是疲乏无力，肺淤血的症状如呼吸困难出现较晚。

（3）主动脉狭窄　症状出现晚，呼吸困难、心绞痛和晕厥是主动脉瓣狭窄典型的三联征。根据主动脉瓣区收缩期杂音及收缩期震颤可做出主动脉瓣狭窄的诊断，超声心动图可证实。风湿性者常并发关闭不全及二尖瓣病变。先天性者病程较长，除显著钙化外，多有收缩期喷射性喀喇音。老年性者杂音常高调带乐性且在心尖最响亮，侧位心脏 X 线片可见显著瓣膜钙化。

（4）主动脉瓣关闭不全　早期可无症状，或仅有心悸、心前区不适、头部动脉搏动感等。病变严重时可出现劳累后呼吸困难等左心衰竭的表现。常有体位性头晕，心绞痛较主动脉瓣狭窄时少见，晕厥罕见。

【辅助检查】

1. 二尖瓣狭窄辅助检查

（1）X 线检查　①轻度狭窄：心影可正常，或仅见左心房扩大。②中度狭窄：左心房明显增大，食管向后移位，在后前位片上可见双重阴影，肺动脉段突出，左、右肺动脉增宽，右心室增大，左心室不大，构成"梨状"或"二尖瓣型"心影。肺野内可见肺静脉压力增高所致的血流再分布征象。③重度狭窄：左心房和右心房极度增大，重度肺淤血，叶间线增宽，可见 Kerley B 线等。

（2）心电图　轻度狭窄时心电图正常。左心房明显增大时，P 波增宽，有切迹，称"二尖瓣 P 波"。右心室肥厚时，电轴右偏，出现右心室肥厚、劳损或右束支传导阻滞图形。常有心房颤动。

（3）超声心动图　M 型超声心动图中，二尖瓣前叶曲线呈"城墙样"改变，前后叶同向。二维超声心动图可见二尖瓣（常累及附属结构）增厚、粘连、开放活动受限，瓣口面积缩小，左心房和右心增大。多普勒超声心动图可计算二尖瓣口面积，经食管超声心动图能显著提高左心房和左心耳内血栓的检出率。

（4）心导管检查　心导管检查一般不列为常规，仅在决定是否行二尖瓣球囊扩张或手术治疗前，需精确测量二尖瓣口面积及跨瓣压差时才做。

2. 二尖瓣关闭不全辅助检查

（1）X 线检查　可示左心室扩大和左心房扩大。左心室扩大在胸片后前位中见心尖向左下移位，左前斜位中食管前方的心后透明区消失。左心房扩大在胸片后前位中可见双重阴影，左前斜位中见吞钡食管受压现象。

（2）心电图检查 轻度二尖瓣关闭不全常示正常心电图。中度以上二尖瓣关闭不全者，则有提示左心房增大、左心室肥厚的图形。心房颤动亦较常见。

（3）超声心动图检查 二维超声心动图显示瓣膜及其附属结构的形态学改变，有助于病因诊断：风湿性瓣膜病时可见二尖瓣增厚、缩短或钙化；二尖瓣脱垂时有特征性的收缩期中瓣叶脱垂征象；彩色多普勒能显示二尖瓣反流，并可根据反流束的长度和面积，定性地将程度分为轻、中和重度。

3. 主动脉瓣狭窄辅助检查

（1）心电图检查 轻度狭窄者心电图可正常。严重者心电图示左心室肥厚与劳损。ST 段压低和 T 波倒置的加重提示心室肥厚在进展。多有左心房增大表现。瓣膜钙化严重时，可见左前分支阻滞和其他各种程度的房室或束支传导阻滞。

（2）X 线检查 左心缘圆隆，心影不大。常见主动脉狭窄后扩张和有钙化影。在成年人主动脉瓣无钙化时，提示主动脉瓣狭窄不严重。心力衰竭时左心室明显扩大，还可见左心房增大，肺动脉主干突出，肺静脉增宽和肺淤血的征象。

（3）超声心动图 二维超声心动图能清晰显示主动脉瓣叶的数目、大小、增厚、钙化及瓣口大小，有助于病因诊断。连续多普勒可较准确地定量测算狭窄程度，瓣口面积 $1 \sim 1.8cm^2$ 为中度，$<0.75cm^2$ 为重度狭窄。

（4）心导管检查 常用于术前检查，可准确判断狭窄程度。可直接测定左心房、左心室和主动脉的压力。为判断是否并发冠状动脉病变，应同时行冠脉造影。

4. 主动脉瓣关闭不全实验室和其他检查

（1）X 线检查 ①急性心脏大小正常，常有肺淤血和肺水肿征。②慢性左心室增大，心胸比率增大。马方综合征或中层囊性坏死，可呈现严重的瘤样扩张。

（2）心电图 急性者，窦性心动过速和非特异性 ST－T 波改变常见。慢性常见为左心室肥厚伴劳损、房性和室性期前收缩。

（3）超声心动图 它在探查主动脉瓣脱垂和赘生物方面是有价值的。多普勒流速测值可用于评估主动脉瓣关闭不全的严重度。经食管超声有利于主动脉夹层分离和感染性心内膜炎的诊断。

（4）心导管检查　任何安排手术的患者必须行心导管检查和心血管造影，能很好地反映主动脉瓣病变性质及程度。

（5）核素心室造影　无创条件下较好地反映左心室收缩功能。

【治疗原则】

抗风湿或抗感染治疗，预防及治疗并发症。注意劳逸结合，加强营养，保护心功能。减轻心脏负荷或强心治疗；手术治疗；对症支持治疗。

二、主要护理问题

（1）活动无耐力　与心排血量减少、氧的供需失衡有关。

（2）疼痛　与心肌缺血有关。

（3）潜在并发症　心力衰竭。

三、护理措施

主要护理措施如下：

（1）休息与活动　有心力衰竭、发热者应卧床休息，症状缓解后逐步增加活动，按心功能状态决定活动量，避免过度劳累。

（2）饮食护理　给予高热量、富含蛋白质和纤维、易消化的饮食，有心力衰竭者应低盐饮食、少食多餐。

（3）心理护理　应关心体贴患者，给予精神支持，帮助患者和家属了解疾病的特点，树立与疾病斗争的信念，并加强家庭支持。

（4）观察病情的变化　注意监测生命体征，观察有无呼吸困难、乏力、食欲下降、尿少等症状，有无发热、肺部湿啰音、肝大、下肢水肿等体征，及时发现并发症。

（5）口腔及皮肤护理　做好口腔护理，出汗的患者勤换衣裤、被褥，防止受凉。

（6）健康指导　①让患者及家属了解本病的病因和病程进展特点以及本病治疗的长期性、艰巨性。同时鼓励患者树立信心，做好长期与疾病做斗争以控制病情进展的思想准备。②尽可能改善居住环境中潮湿、阴暗等不良条件，保持室内空气流通、温暖、干燥，阳光充足。③适当锻炼，加强营养，提高机体免疫力。但应避免重体力劳动和剧烈运动。教育家属理解患者病情并给予支持。④注意防寒、保暖，避免呼吸道感染，一旦发生感染，应立即用药治疗。⑤在拔牙、内镜检查、导尿术、分娩、人工流产等手术操作前，应告知医生有风湿性心脏病史，以便预防性地使用抗生素，防止感染。扁桃体反复发炎患者应在风湿活动控制后 2 ~4 个月手术摘除扁桃体。⑥使患者了解坚持按医嘱服药的重要性，防止病情进展。

第九节　感染性心内膜炎

一、疾病概述

【概念与特点】

感染性心内膜炎指因细菌、真菌和其他微生物（如病毒、立克次体、衣原体、螺旋体等）直接感染而产生心瓣膜或心室壁内膜的炎症，有别于由于风湿热、类风湿、系统性红斑狼疮等所致的非感染性心内膜炎。

近年来大量的研究证实了血流动力学因素及其他机械因素造成的原始损伤、非细菌性血栓性心内膜炎、暂时性菌血症以及血液中致病微生物的数量、毒力、侵袭性和黏附于黏膜的能力均与感染性心内膜炎的发病有关。另外接受长时间经静脉治疗、静脉注射麻醉药成瘾、由药物或疾病引起免疫功能抑制的患者，人工瓣膜置换术后的感染性心内膜炎也有增多。心脏起搏器感染性心内膜炎也有报道。

急性感染性心内膜炎常因化脓性细菌侵入心内膜引起，多由毒力较强的病原体感染所致。长期以来，国内外公认草绿色链球菌是感染性心内膜炎的最主要致病菌，近年来，由于广谱抗生素的普遍使用，致病菌种发生改变，几乎所有已知的致病微生物都可引起本病，同一病原体可产生急性病程，也可产生亚急性病程。且过去罕见的耐药微生物病例增加。尽管目前草绿色链球菌心内膜炎的比例有所下降，但链球菌包括各种不同类型的变异体以及葡萄球菌仍是最常见、毒性最强的致病菌。

临床发现主动脉瓣关闭不全时常见的感染部位为主动脉瓣的左室面和二尖瓣腱索上；二尖瓣关闭不全时感染病灶在二尖瓣的心房面和左房内膜上；室间隔缺损者感染在右室间隔缺损处的内膜面和肺动脉瓣的心室面。然而当缺损面积大到左、右心室不存在压力差或并发肺动脉高压使分流量减少时则不易发生本病。在充血性心力衰竭和心房颤动时，由于血流喷射力和涡流减弱，亦不易发生本病。

【临床特点】

根据病程、有无全身中毒症状和其他临床表现常将感染性心内膜炎分为急性和亚急性，但两者有相当大的重叠性。

（1）急性感染性心内膜炎　多发生于正常的心脏。病原菌通常是高毒力的细菌，如金黄色葡萄球菌或真菌。起病往往突然，伴高热、寒战，全身毒血症症状明显，常是全身严重感染的一部分，病程多急骤凶险，易掩盖急性感染性心内膜炎的临床症状。由于心瓣膜和腱索的急剧损害，在短期内出现高调的杂音或原有的杂音性质迅速改变。常可迅速地发展为急性充血性心力衰竭导致死亡。在静脉注射麻醉药成瘾者发生的右侧心脏的心内膜炎也多属急性。

（2）亚急性感染性心内膜炎　多数起病缓慢，有全身不适、疲倦、低热及体重减轻等非特异性症状。少数以并发症形式起病，如栓塞、不能解释的卒中、心瓣膜病的进行性加重、顽固性心力衰竭、肾小球肾炎和手术后出现心瓣膜杂音等。

发热最常见，热型以不规则者为最多，可为间歇型或弛张型，伴有畏寒和出汗。体温大多在37.5～39℃，可高达40℃以上，也可仅为低热。3%～15%患者体温正常或低于正常，多见于老年、伴有栓塞或真菌性动脉瘤破裂引起脑出血和蛛网膜下隙出血以及严重心力衰竭、尿毒症的患者。此外未确诊本病前已应用过抗生素、退热药、激素者也可暂不发热。70%～90%的患者有进行性贫血，有时可达严重程度。病程较长者常有全身疼痛。关节痛、低位背痛和肌痛在起病时较常见，主要累及腓肠肌和股部肌肉，踝、腕等关节，也可呈多发性关节受累。若有严重的骨痛，应考虑可能由于骨膜炎、骨膜下出血或栓塞、栓塞性动脉瘤压迫骨部或骨血管动脉瘤引起。老年患者热度可不高或无发热，心脏杂音不明显，而表现为神经、精神改变，心力衰竭或低血压。易发生神经系统的并发症和肾功能不全。

【辅助检查】

1. 实验室检查

（1）血培养　75% ~85% 患者血培养阳性，急性患者宜在应用抗生素前1 ~2 小时内抽取2 ~3 个血标本，亚急性者在应用抗生素前24 小时采集3 ~4 个血标本。应用广谱抗生素、激素、免疫抑制剂和有药瘾者，应加做真菌培养。观察时间至少2 周，当培养结果阴性时应保持到3 周，确诊必须2 次以上血培养阳性。

（2）常规检查　红细胞和血红蛋白降低。偶可有溶血现象。白细胞计数在无并发症的患者可正常或轻度增高，有时可见到核左移。红细胞沉降率大多增快。半数以上患者可出现蛋白尿和镜下血尿。肠球菌性和金黄色葡萄球菌性心内膜炎常可导致菌尿症，因此作尿培养也有助于诊断。

（3）血清免疫学检查　常显示免疫功能的应激和炎症反应。本病亚急性病例病程长达6 周者，50% 类风湿因子呈阳性，经抗生素治疗后，其效价可迅速下降。

2. 特殊检查

（1）心电图检查　一般无特异性。在并发栓塞性心肌梗死、心包炎时可显示特征性改变，在伴有室间隔脓肿或瓣环脓肿时可出现不全性或完全性房室传导阻滞、束支传导阻滞或室性期前收缩。

（2）超声心动图检查　本检查能探测到赘生物所在部位、大小、数目和形态，对血培养阴性的患者的检查很有诊断价值。经食管超声心动图检查显著地优于经胸壁检查，检出率达90%，能检出直径在1 ~1.5mm 的赘生物。

（3）放射影像学检查　胸部X 线检查仅对并发症如心力衰竭、肺梗死的诊断有帮助，发现人工瓣膜有异常摇动或移位时，提示可能并发感染性心内膜炎。计算机化X 线断层显像（CT）或螺旋CT 对怀疑有较大的主动脉瓣周脓肿患者有助于诊断。磁共振成像（MRI）的诊断作用可能更大。

（4）心导管检查和心血管造影　对诊断原有的心脏病变、估计瓣膜的功能，了解有无冠心病有帮助。它们可能使赘生物脱落引起栓塞，加重心力衰竭，须慎重考虑。严格掌握适应证。

【治疗原则】

早诊断、快治疗；控制感染，选用有效、杀菌、足量抗生素，长疗程治疗；如无效，尽早手术治疗，降低死亡率。

二、主要护理问题

（1）体温过高　与感染有关。
（2）潜在并发症　栓塞。

三、护理措施

主要护理措施如下：

（1）卧床休息，限制活动量。

（2）保持室内空气新鲜，并注意保暖。

（3）给予患者高热量、富含蛋白质和维生素、易消化的半流质饮食或软食，进食后做好口腔护理。

（4）定时测量体温、脉搏和呼吸。体温骤降时，要随时测量并记录。

（5）体温超过38.5℃给予物理降温，并根据病情选择不同方法，如头部及大血管经过的浅表部位敷冰袋，乙醇擦浴等。

（6）遵医嘱给予抗生素、退热剂，并观察降温效果。

（7）必要时给予患者吸氧。

（8）如果患者有栓塞的症状，立即记录并报告医生。

（9）健康指导　①环境：保持室温18～22℃，湿度50%～70%。②饮食：食用清淡易消化的高热量、富含蛋白质流质或半流质饮食，多饮水或选择喜欢的饮料。③日常活动：合理安排休息与活动，体温升高时应卧床休息，待体温恢复至正常后可逐渐增加活动量，但应避免过度劳累。④心理卫生：指导患者能正确认识疾病的转归，精神状况改善，情绪得到稳定，积极配合治疗及护理。⑤医疗护理措施的配合：指导患者及家属识别体温异常的早期表现和体征，坚持用药，如出现不良反应及时报告医生。定期随访，病情变化时及时就医。

第十节　风湿性心脏病

一、疾病概述

【概念与特点】

风湿性心脏病系风湿热后遗症，是因急性风湿热引起心脏炎后，遗留下来并以瓣膜病变为主的心脏病。临床表现是病变的瓣膜区出现相应的心脏杂音；心室、心房增大，后期出现心功能不全等。在成人心血管疾病中，本病约占40%，多数患者为20～40岁的青壮年，女性稍多。临床上以单纯二尖瓣病变最为常见，占70%～80%，二尖瓣合并主动脉瓣病变次之，占20%～30%。

风湿性心脏病（风心病）是常见的一种心脏病，是风湿病变侵犯心脏的后果，表现为瓣膜口狭窄和（或）瓣关闭不全，患者中女性多于男性。受损的瓣膜以二尖瓣为最常见，其次为主动脉瓣，也可以几个瓣膜同时受累，称为联合瓣膜病变。由于瓣膜炎症反复发作，瓣膜增厚并缩短、粘连和纤维化造成瓣膜关闭不全和狭窄，可伴有风湿性关节炎。早期可无症状，随时间的推移产生心脏增大、心律失常，一般经过10～15年逐步出现心力衰竭。

由风湿热引起的瓣膜病占其发病率的50%以上。超声心动图是诊断风湿性瓣膜病的最佳检查方法。正常成年人二尖瓣口面积为4～6cm^2。病变后二尖瓣瓣口面积可减小，1.5～4cm^2为轻度狭窄，1.0～1.5cm^2为中度狭窄，1.0cm^2以下为重度狭窄，这时血流梗阻即相当明显，患者表现活动后心慌、气短、咳嗽、乏力、阵发性呼吸困难、咯血或发生心力衰竭等，部分病例可发生心房血栓，血栓脱落可能导致脑栓塞或其他脏器的栓塞。一经明确诊断，特别是年轻患者有肺间质水肿和阵发性呼吸困难，心功能不全，二尖瓣狭窄中、重度以上，经系统的内科药物治疗，效果不明显者，应施行手术治疗，手术能使患者早期解除病痛，恢复生活能力及工作能力。

【临床特点】

呼吸困难、咳嗽、心悸、疲劳乏力、食欲减退。

【辅助检查】

（1）心电图　左房扩大可见二尖瓣型P波、右心室肥厚图形。

（2）超声心动图检查　M 型 EF 斜率降低呈“城墙样”改变，前、后叶二尖瓣呈同向运动，二维图像示前后叶增厚，开放受限，二尖瓣开放面积缩小，前叶常呈“鱼钩样”，左房扩大，彩色及脉冲多普勒可见舒张期湍流，流速增高，并可测跨瓣压差，可测瓣口面积，狭窄程度及瓣膜瓣下结构的改变，来确认病情。

（3）X 线检查　前后位心脏肺动脉段膨出及左心房扩大呈梨形心或二尖瓣形心，右前斜位可见食管向后移位，系左房扩大所致，左前斜位可见左主支气管上抬，右心缘可见双房影像，肺淤血时可见肺门阴影加深，肺下部血管影减少，上部血管影增多，可见 Kerley A、B 线。

（4）抗链“O”　正常值 $<500U$，一般风湿性心脏病在发作期时常有抗链“O”升高现象，需要抗风湿治疗。

【治疗原则】

预防和控制风湿活动，防止并发症的发生。

二、主要护理问题

（1）活动无耐力　与氧的供需失衡有关。
（2）疼痛　与心肌缺血有关。
（3）潜在并发症　心力衰竭。

三、护理措施

主要护理措施如下：

（1）心理　因本病始发于青年及儿童，患者大多情绪低落，因此应耐心开导患者，使其保持良好的心态面对疾病。

（2）饮食　风湿性心脏病患者由于机体抵抗力低下易并发感染，应给予高热量、富含蛋白质和维生素、易消化饮食。

（3）活动　日常活动应遵循以下原则：心功能代偿期可适当进行体力锻炼，以不感心悸、气急为度。心功能不全时不宜参加运动和体力劳动，增加卧床休息时间。

（4）保暖　注意保暖，保持口腔卫生，坚持锻炼，增强抗病能力。

（5）用药观察　按医嘱服用抗风湿药物，并注意观察有无上腹痛、呕吐、黑粪等不良反应。

（6）健康指导　①环境：风湿性心脏病患者应尽可能改善居住环境中潮湿、寒冷等不良条件，以免诱发风湿热。②饮食：宜摄取清淡、富含维生素及蛋白质饮食；不宜过饱；保证摄入充足的营养。③日常活动：保证充足睡眠。④医疗护理措施的配合：长期使用利尿剂如呋塞米、氢氯噻嗪等，应注意补钾，多食含钾高的食物。长期使用洋地黄制剂者，在使用前要测脉搏，若脉搏 <60 次/分，应停药。当发现有恶心、呕吐、腹痛、黄视、绿视等毒性反应，应及时报告医生并停药。

第十一节　原发性心肌病

一、疾病概述

【概念与特点】

原发性心肌病是一组原因不明的、病变主要发生在心肌的疾病，心肌病可分为四种类型，即扩张型心肌病、肥厚型心肌病、限制型心肌病和未定型心肌病，临床类型最常见的是扩张型心肌病，其次为肥厚型心肌病。

1. 扩张型心肌病　病因迄今未明，目前已发现本病与下列因素有关：

（1）病毒感染　动物实验中柯萨奇病毒、脑心肌炎病毒不仅可以引起病毒性心肌炎，且可以引起类似扩张型心肌病的病变，临床上急性病毒性心肌炎患者长期随访中发现转变为扩张型心肌病的机会显著大于一般人群。

（2）遗传基因　研究发现本病与组织相容性抗原有关，通过家族调查和超声心动图对心肌病患者家族筛查证实 25% ~50% 为家族性，常染色体显性遗传是最常见的遗传方式。

（3）体液和细胞免疫　本病患者中检测到多种抗心肌抗体，包括抗肌浆球蛋白抗体、抗线粒体抗体等。本病患者的自然杀伤细胞活性减低，减弱机体的防御能力，抑制性 T 淋巴细胞数量及功能减低，由此发生细胞介导的免疫反应，引起血管和心肌损伤。

（4）交感神经系统失调　近来研究发现本病患者中心肌膜 β 受体密度下降，与信使传导有关的 G 蛋白系统受抑制，从而导致心肌收缩功能减退。

（5）内分泌异常　化学或毒素作用、心肌能量代谢紊乱。

2. 肥厚型心肌病　病因未明。目前认为遗传因素是主要病因，其依据是本病有明显的家族性发病倾向，常并发其他先天性心血管畸形，有些患者出生时即有本病，本病患者中可见到 HLA 抗原的遗传基因型。家族性病例以常染色体显性遗传形式传递，发病的形式可以是无症状的心肌不对称性肥厚，也可有典型的梗阻症状。

【临床特点】

（1）扩张型心肌病　起病缓慢，早期患者可有心脏扩大，但多无明显症状。后期可常见活动后气急、心悸、胸闷、乏力、夜间阵发性呼吸困难、水肿、肝大等充血性心力衰竭的表现，严重者可出现急性肺水肿和端坐呼吸。常合并各种心律失常。

（2）肥厚型心肌病　部分患者可完全无自觉症状而在体检中被发现或猝死。非梗阻性肥厚性心肌病患者的临床表现类似扩张型心肌病。梗阻性肥厚型心肌病患者可有劳累性呼吸困难、心悸、乏力、头晕及晕厥甚至猝死。突然站立、运动、应用硝酸酯类药物等均可使外周阻力降低，加重左心室流出道梗阻，结果导致上述症状加重。部分患者因肥厚心肌耗氧增多而致心绞痛，但用硝酸甘油和休息多不能缓解。

【辅助检查】

1. 扩张型心肌病

（1）血液生化检查　淤血性肝脏肿大，见球蛋白升高，氨基转移酶升高，偶有心肌酶谱升高。

（2）肾功能检查　有肾脏损害者，则有尿素氮、肌酐升高。

（3）免疫学检查　以分离的心肌天然蛋白或合成肽做抗原，用酶联免疫吸附试验检测抗心肌肽类抗体，如抗 ADP/ATP 载体抗体、抗 β_1 受体抗体、抗肌球蛋白重链抗体、抗 M_2 胆碱能受体抗体等，如明显升高则对扩张型心肌病的诊断具有较高的特异性和敏感性。

（4）胸部X线检查 心影普遍性增大，搏动减弱，肺淤血。

（5）心电图 各种心律失常和传导阻滞，非特异性ST段压低，T波倒置，低电压，部分患者可有病理性Q波。

（6）超声心动图 左、右心室及心房扩大，以左心室更显著，弥漫性室壁运动减弱，射血分数显著降低。有时心腔内可见附壁血栓。

（7）放射性核素检查 心腔扩大，心脏整体收缩力减弱，射血分数降低。

（8）心血管造影及心导管检查 可见左室舒张末期压、左房压和肺毛细血管楔嵌压上升，心搏量、心脏指数低下。左室造影可见左室腔扩大，左室壁运动减弱，冠状动脉造影多为正常。

（9）心内膜心肌活检 可见心肌细胞肥大、变性、间质纤维化等，虽缺乏特异性，但可用于病变的程度及预后的评价，也有助于排除其他特异性心肌疾病。

2. 肥厚型心肌病

（1）胸部X线检查 以左室肥厚为主，心影增大多不明显，如有心力衰竭则心影明显增大。

（2）心电图 最常见的表现为左心室肥大，ST段改变，常有以V_3、V_4为中心的巨大倒置T波。在Ⅱ、Ⅲ、aVF、aVL或V_4、V_5可出现病理性Q波。可有房室传导阻滞、室内传导阻滞和各种心律失常。

（3）超声心动图 对诊断本病具有重要意义。可见非对称性室间隔增厚（>15mm），舒张期室间隔厚度与左室后壁厚度之比≥1.3，二尖瓣前叶收缩期前向运动（SAM征）及主动脉瓣收缩期提前关闭后再度开放。

（4）心导管和心血管造影 心导管显示左室舒张末期压上升，左心室腔与流出道狭窄之后存在压力阶差（>20mmHg）。心血管造影显示舒张期左心室腔变形呈香蕉状、舌状、纺锤状（心尖部肥厚时）及乳头肌肥大。冠状动脉造影正常。

（5）心肌活组织检查 诊断不明确时可考虑做心肌活组织检查，可显示心肌细胞肥大、排列错乱。

【治疗原则】

降低血压、防止并发症、降低死亡率。

二、主要护理问题

(1) 心排血量减少　与心肌损害、泵血功能下降有关。
(2) 气体交换受损　与心力衰竭致肺水肿有关。

三、护理措施

主要护理措施如下：

(1) 环境　保持室内空气新鲜，温湿度适宜，预防感冒和上呼吸道感染。

(2) 根据病情制定适宜的活动量　症状明显者应卧床休息，避免劳累及突然站起或屏气等；对有晕厥史的心肌病患者应避免独自外出，防止意外的发生。

(3) 饮食　宜进食富含蛋白质、维生素、纤维素的清淡饮食，以增强机体的抵抗力。

(4) 严格控制输液量及输液速度。

(5) 遵医嘱用药，观察疗效及不良反应。扩张型心肌病患者对洋地黄耐受性差，应警惕发生洋地黄中毒。应用β受体阻断剂和钙拮抗剂者，应注意有无心动过缓。

(6) 疼痛　与肥厚心肌耗氧量增加、冠状动脉供血相对不足有关。应立即卧床休息；稳定患者情绪；给予氧气吸入；遵医嘱使用β受体阻断剂或钙拮抗剂，不宜用硝酸酯类药物。

(7) 给予舒适的体位，如抬高床头、半坐位。

(8) 遵医嘱给患者吸氧，保持鼻导管通畅。

(9) 密切观察心率、心律、脉搏、血压、呼吸和尿量等变化，并注意有无水肿及栓塞症状，若有异常应及时通知医生采取相应措施。

(10) 健康指导　①环境：环境宜安静，室内空气要流通，阳光要充足。②饮食：宜低盐、富含维生素、高营养、少量多餐及增加粗纤维食物，避免高热量和刺激性食物。③日常活动：扩张型心肌病患者强调避免劳累，宜长期休息使心脏扩大减轻，心功能得以恢复。肥厚型心肌病患者强调避免剧烈运动，以免心肌收缩力增加，加重流出道梗阻。④心理卫生：保持情绪稳定，避免心情抑郁、紧张或情绪激动，以减轻心脏负荷，改善心功能。⑤医疗护理措施的配合：坚持药物治疗，按时按量服药，注意洋地黄类药物的毒性反应，定期复查，以随时调整药物剂量。注意病情变化，症状加重时立即就医。

第十二节　心包炎

一、疾病概述

【概念与特点】

心包炎是最常见的心包病变，可由多种致病因素引起，常是全身疾病的一部分，或由邻近组织病变蔓延而来。心包炎可分为急性和慢性两种，前者常伴有心包渗液，后者常引起心包缩窄。

急性心包炎可由各种原发的内外科疾病引起，也有部分病因至今不明。其中以非特异性、结核性、化脓性和风湿性心包炎较为常见。国外资料表明非特异性心包炎已成为成年人心包炎的主要类型，其病因尚不完全清楚，但病毒感染及感染后发生的变态反应可能为其病因之一，也有认为是病毒直接作用的结果。国内报道则以结核性心包炎居多，其次为非特异性心包炎。恶性肿瘤和急性心肌梗死引起的心包炎在增多。随着抗生素和化学治疗的进展，结核性、化脓性和风湿性心包炎的发病率已明显减少。除系统性红斑狼疮性心包炎外，男性发病率明显高于女性。

缩窄性心包炎继发于急性心包炎，临床上可观察到急性转变为缩窄性的发展过程，但多数病例急性阶段症状不明显，待缩窄性心包炎的表现明显时往往已失去原有疾病的病理特征，因此很多患者病因不能肯定。在肯定的病因中结核性心包炎占多数，非特异性心包炎其次，放射治疗和心脏直视手术引起者在逐渐增多，少数为化脓性心包炎和创伤性心包炎。

【临床特点】

1. 急性心包炎　常见心前区痛和呼吸困难。

（1）心前区痛　可表现为胸闷或呈压榨性或尖锐性痛，部位在心前区或胸骨后，在吸气或咳嗽时疼痛加重。

（2）呼吸困难　是心包渗液时最突出的症状，在心包压塞时，可有端坐呼吸、身体前倾、呼吸表浅而快，伴有发绀等。

2. 慢性心包炎　起病缓慢，可见于急性心包炎后数月至数十年，平均为2～4年；早期为劳累后呼吸困难，晚期在休息时也可出现呼吸困难，甚至端坐呼吸；心尖冲动减弱或消失，心音低远，心率快，可触及奇脉；约有半数患者可在胸骨左缘第3、第4肋间听到心包叩击音。

【辅助检查】

（1）检验检查　取决于原发病，感染性者常有白细胞计数增加、红细胞沉降率加快等炎症反应。

（2）X线检查　对纤维蛋白性心包炎诊断价值不大，对渗出性心包炎有一定价值；可见心脏阴影向两侧增大，心脏搏动减弱或消失；尤其是肺部无明显充血现象而心影显著增大是心包积液的有力证据，可与心力衰竭相区别。成人液体量少于250ml、儿童少于150ml时，X线难以检出其积液。时而并可对继发于结核及恶性肿瘤等诊断提供线索。

（3）心电图　主要表现为：①ST段抬高，见于除aVR导联以外的所有常规导程中，呈弓背向下型，aVR导联中ST段压低；②一至数日后，ST段回到基线，出现T波低平及倒置，持续数周至数月后T波逐渐恢复正常；③心包积液时有QRS低电压，大量渗液时可见电交替；④除aVR和V_1导联外P－R段压低，提示包膜下心房肌受损；⑤无病理性Q波，无Q－T间期延长；⑥常有窦性，心动过速。

（4）超声心动图　M型或二维超声心动图中均可见液性暗区以确定诊断。心脏压塞时的特征为：右心房及右心室舒张期塌陷；吸气时右心室内径增大，左心室内径减少，室间隔左移等。可反复检查以观察心包积液量的变化。

（5）心包穿刺　可证实心包积液的存在并对抽取的液体做生物学（细菌、真菌等）、生化、细胞分类的检查，包括寻找肿瘤细胞等；抽取一定量的积液也可解除心脏压塞症状；同时，必要时可经穿刺在心包腔内注入抗菌药物或化疗药物等。心包穿刺的主要指征是心脏压塞和未能明确病因的渗出性心包炎。

（6）心包镜及心包活检　有助于明确病因。

【治疗原则】

有心脏压塞时首先解除心脏压塞。病因治疗和对症治疗。注意休息，改善全身营养状况，并尽快手术治疗，剥脱纤维化的心包。

二、主要护理问题

（1）气体交换受损 与疼痛、呼吸受限有关。

（2）活动无耐力 与疼痛、缺氧有关。

三、护理措施

1. 机体抵抗力减弱的护理

（1）加强饮食营养，进食富含蛋白质和维生素、高热量的易消化饮食。

（2）注意合理而充分的休息。

（3）注意防寒保暖，防止感冒和呼吸道感染。

2. 舒适的护理

（1）协助呼吸困难的患者取半卧位或前倾位，提供可依靠的床上小桌，氧气吸入，给予必需的生活护理。

（2）嘱心前区疼痛的患者勿用力咳嗽或突然改变体位，遵医嘱给予药物止痛。

3. 心包穿刺或切开引流的护理

（1）术前沟通良好，如解释手术的意义和必要性，解除思想顾虑，必要时可术前使用少量镇静剂，嘱术中勿剧烈咳嗽或深呼吸。

（2）抽液过程中注意随时夹闭胶管，防止空气进入心包腔。

（3）记录抽液量、性质，按要求留标本送检。

（4）严密观察患者的病情变化，如有异常及时报告医生，协助处理。

（5）保持静脉液路通畅，备好抢救器械和药品。

（6）心包引流者需做好引流管护理。

4. 其他 对缩窄性心包炎的患者应讲明早期行心包剥离术的重要性，促使患者尽快接受手术治疗。

5. 健康指导

（1）由于该病病程较长，有些患者会出现对自己的疾病无所谓的态度，要使患者对自己的疾病给予足够的重视，以保证患者能够得到治疗；对于有悲观、绝望情绪的患者，护士要积极与患者沟通，了解患者的心态，让患者了解治疗的希望，使患者坚强起来积极配合医生的治疗。

（2）嘱患者必须坚持足够疗程的药物治疗（如抗结核治疗），勿擅自停药，防止复发。注意药物不良反应，定期随访。

第二章
呼吸系统

第一节　一般护理常规

一般护理内容包括如下：

（1）严密观察病情变化。定时监测体温、脉搏、呼吸、血压、神志等生命体征的变化，有无感染性疾病所致全身毒性反应，如畏寒、发热、乏力、食欲减退、体重减轻、衰竭等；以及本系统疾病的局部表现如咳嗽、咳痰、咯血、哮喘、胸痛等。

（2）给予富含蛋白质和维生素、高热量、易消化的饮食。高热和危重患者，给予流质或半流质饮食。

（3）注意口腔卫生，既可防止呼吸道感染，又可去除呼吸臭味。痰具用消毒液浸泡或煮沸消毒。

（4）生活要有规律，注意劳逸结合，保证适当休息。

（5）危重患者应绝对卧床休息，患者在恢复期可下床适当活动。

（6）注意病室空气要流通，每日通风 2 次，每次 15～30 分钟，但避免对流。空气消毒每日 1 次，每月 1 次监测空气污染情况和消毒效果。

（7）当患者需进行支气管造影、纤维支气管镜窥视、胸腔穿刺、胸腔测压抽气、胸膜活检等检查时做好术前准备、术中配合、术后护理。

（8）若患者出现呼吸困难时应给予氧气吸入。护士应掌握给氧的方法，遵医嘱调节流量。

（9）呼吸衰竭患者如出现兴奋、烦躁、谵妄时应慎用镇静药，禁用吗啡和地西泮等巴比妥类药，以防抑制呼吸中枢。

（10）留取痰液、脓液、血液标本时按常规操作。取样要新鲜，送检要及时，标本容器要清洁干燥。

（11）做好卫生宣教工作，积极宣传预防呼吸系统疾病的措施，科学讲解吸烟对人体的危害。指导患者进行体育锻炼，劝告患者注意保暖，预防感冒。

（12）备好一切抢救物品和药品。

第二节　急性上呼吸道感染

一、疾病概述

【概念与特点】

急性上呼吸道感染是指鼻腔、咽或喉部的急性炎症。

急性上呼吸道感染有70% ~80%由病毒引起。主要有流感病毒（甲、乙、丙）、副流感病毒、呼吸道合胞病毒、腺病毒、鼻病毒、埃可病毒、柯萨奇病毒、麻疹病毒、风疹病毒。细菌感染可直接或继病毒感染之后发生，以溶血性链球菌为多见，其次为流感嗜血杆菌、肺炎球菌和葡萄球菌等。偶见革兰阴性杆菌。其感染的主要表现为鼻炎、咽喉炎或扁桃体炎。

当有受凉、淋雨、过度疲劳等诱发因素，使全身或呼吸道局部防御功能降低时，原已存在于上呼吸道或从外界侵入的病毒或细菌可迅速繁殖，引起发病，尤其是老幼体弱或有慢性呼吸道疾病如鼻旁窦炎、扁桃体炎者，更易罹病。鼻腔及咽黏膜充血、水肿、上皮细胞破坏，少量单核细胞浸润，有浆液性及黏液性炎性渗出。继发细菌感染后，有中性粒细胞浸润，大量脓性分泌物。

【临床特点】

鼻塞、流涕、咽痛、轻咳、声嘶。本病全年皆可发病，冬春季节多发，多数为散发。但在气候突变时流行。

【辅助检查】

1. 实验室检查

（1）血常规　白细胞计数多正常或稍低，分类计数淋巴细胞相对增高。细菌感染者白细胞计数与中性粒细胞可升高，并核左移。

（2）血清学检查　取急性期与恢复期血清做补体结合试验、中和试验和血凝抑制试验，如双份血清抗体效价升高4倍或以上者有助于诊断。

（3）病原学检查　以咽漱液、鼻洗液等标本接种于鸡胚羊膜腔，分离病毒，可获阳性。细菌感染者应做咽拭子细菌培养和药物敏感试验。

2. 特殊检查　X线胸部透视或胸片常无异常发现。

【治疗原则】

消除症状，控制感染。

二、主要护理问题

（1）体温过高　与病毒和（或）细菌感染形成致热原、引起体温调节中枢失调有关。

（2）舒适的改变　与感染、发热引起颅内血管扩张而致头痛有关。

（3）体液不足　与退热后出汗、消化功能减退、呼吸加快等体液消耗有关。

（4）潜在并发症　如中耳炎、支气管炎、风湿病、心肌炎等。

三、护理措施

1. 常规护理

（1）休息　高热时应卧床休息，保持室内空气新鲜、安静、舒适。

（2）饮食　易消化、高热量、富含维生素的流质或半流质饮食。

（3）必要时建立静脉通路。

2. 专科护理

（1）高热　可行物理降温，必要时药物降温，注意保持口腔清洁，退热出汗时应及时补充体液，并擦身换衣，防止虚脱和受凉。

（2）缓解躯体不适，针对不同症状进行对症处理　①咽痛、声嘶：用淡盐水漱口或含消炎片。②鼻塞、流涕：可用萘甲唑啉（滴鼻净）。③头痛：给予解热镇痛剂。

（3）适当补充液体。

3. 病情观察

（1）观察体温变化，随时观察体温及其他生命体征的变化。

（2）注意有无并发症的发生。

4. 健康指导

（1）环境应适宜，经常通风，保持室内空气新鲜。

（2）疾病流行季节，尽量少去公共场所。

（3）积极参加体育锻炼，增加机体抵抗力和耐寒能力。

（4）避免受凉、淋雨、过度劳累。

（5）保持身心愉快。

第三节 肺 炎

一、疾病概述

【概念与特点】

肺炎是指包括终末气管、肺泡腔及肺间质等在内的肺实质炎症。肺炎是包括肺泡腔和间质组织在内的急性肺实质感染。可累及某一整个肺叶（大叶性肺炎）；某一肺叶的某一肺段（段性或小叶性肺炎）；邻近支气管的肺泡（支气管肺炎）或间质组织（间质性肺炎）。这些区别一般根据 X 线表现划分。临床上常见，可发生于任何人群。

【临床特点】

（1）肺炎球菌肺炎　高热、寒战、咳嗽、血痰、胸痛、发绀、消化道症状。

（2）葡萄球菌肺炎　畏寒、高热、胸痛、脓血痰、发绀、毒血症。

（3）肺炎克雷伯杆菌肺炎　高热、寒战、咳嗽、胸痛、痰稠呈砖红色胶冻状，气急发绀、全身衰竭。

（4）铜绿假单胞菌肺炎　属院内感染，毒血症状明显，脓痰呈蓝绿色。

（5）支原体肺炎　发热、头痛、肌肉痛、恶心、呕吐、咳嗽、痰呈黏液性脓痰。

【辅助检查】

应查血白细胞计数及分类计数、X线检查以做出肺炎的诊断，痰涂片和痰培养感染菌可确定诊断。

【治疗原则】

控制感染，促进炎症吸收。

二、主要护理问题

(1) 体温过高　与致病微生物感染引起体温调节障碍有关。

(2) 舒适的改变

①头痛、全身肌肉酸痛：与感染致毒血症有关。

②胸痛：与炎症累及胸膜引起干性胸膜炎有关。

(3) 清理呼吸道无效　与痰液过多、痰稠咳嗽无力等有关。

(4) 气体交换障碍　与肺部炎症改变、有效呼吸面积减少、残气量增加有关。

(5) 有继发感染的危险　与机体抵抗力降低、痰液潴留、营养不良有关。

(6) 知识缺乏　与对疾病的过程和病情变化不了解有关。

三、护理措施

1. 常规护理

(1) 休息　急性期绝对卧床休息，恢复期适当活动。

(2) 饮食　给予富含蛋白质和维生素、高热量、高流质的饮食，鼓励患者多饮水。

(3) 保持口腔、皮肤清洁，床铺干燥。

(4) 观察生命体征及神志的变化，准确记录出入量。

(5) 建立静脉通道。

2. 专科护理

(1) 呼吸困难发绀明显者给予吸氧，纠正缺氧状况。

(2) 胸痛剧烈者宜取患侧卧位，或用胶布固定胸壁，以减少患侧胸部活动，必要时可服用止痛剂。

（3）高热寒战者应注意保暖，适当增加被褥，高热者头部放置冰袋或用温水、乙醇擦身，尽量不用退热药，以防止出汗过多引起虚脱，并鼓励患者多饮水，做好口腔护理。

（4）及时送检痰标本，作细菌培养及药物敏感试验。

（5）遵医嘱给予消炎、镇咳、支持对症等治疗。

（6）患者出现休克时应执行相关的护理常规。

（7）保持呼吸道通畅，给予随时吸痰，并做雾化吸入治疗。

3. 病情观察

（1）严密观察患者的体温、脉搏、呼吸、血压等的变化。

（2）观察患者有无面色苍白、四肢厥冷、烦躁不安、神志恍惚、体温骤降、脉率快且弱及血压下降等休克现象，立即通知医生，并协助处理。

（3）观察痰液的性质、量、气味等。

4. 健康指导

（1）向患者宣传肺炎的基本知识，平时应注意锻炼身体，尤其要加强耐寒锻炼，并协助制定和实施锻炼计划。

（2）增加营养的摄入，保证充足的休息时间，以增加机体对感染的抵抗力。

（3）对老年及慢性患者尤其要注意，天气变化时随时增减衣服，避免受寒、过度劳累、酗酒等诱发因素，预防上呼吸道感染。

（4）出院后继续用药者应做好用药指导，告之随诊时间，及准备的有关资料。

第四节　肺脓肿

一、疾病概述

【概念与特点】

肺脓肿是由多种病原菌混合感染引起的肺实质性化脓性炎症。常见的细菌为肺炎链球菌、金黄色葡萄球菌、溶血性链球菌、克雷伯杆菌以及其他革兰阳性和阴性需氧菌与厌氧菌。早期为肺实质的化脓性炎症，继之坏死、液化外周肉芽组织包绕而形成脓肿。根据其感染途径不同可分为吸入性和血源性肺脓肿两类。急性肺脓肿感染迁延超过3个月者称为慢性肺脓肿。

吸入性肺脓肿多数由厌氧菌所致，部分由需氧菌和兼性厌氧菌如肺炎球菌、葡萄球菌、铜绿假单胞菌、克雷伯杆菌等混合感染引起；血源性肺脓肿病原菌以金黄色葡萄球菌、表皮葡萄球菌及链球菌常见；继发性肺脓肿病原菌随原发病而定。

【临床特点】

（1）急性吸入性肺脓肿　起病急骤，患者畏寒、发热，体温可高达39～40℃。伴咳嗽，咳黏痰或黏液脓性痰，炎症波及局部胸膜可引起胸痛。病变范围较大者，可出现气急。此外，还可有精神不振、乏力、纳差等。7～10日后，咳嗽加剧，肺脓肿破溃于支气管，随之咳出大量脓臭痰，每日可达300～500ml，体温旋即下降。由于病原菌多为厌氧菌，故痰常带腥臭味。有时痰中带血或中等量咯血。

（2）血源性肺脓肿　早期多表现畏寒、发热等脓毒血症症状，继后逐渐出现咳嗽，痰量不多，恶臭少，但为脓性，并痰中带血。

（3）慢性肺脓肿　经常咳嗽、咳痰，反复咯血，不规则发热，贫血，消瘦，病情迁延不愈。

【辅助检查】

1. 实验室检查

（1）血常规　急性肺脓肿血白细胞计数可达（20～30）×10^9/L，中性粒细胞在0.9以上，核明显左移，常有中毒颗粒。慢性肺脓肿血白细胞可稍升高或正常，红细胞和血红蛋白减少。

（2）细菌学检查　典型的痰呈黄绿色脓性或脓血性，量大味腥臭，放置呈三层，上层泡沫，中为浑浊黏液，底层为化脓性坏死物。痰涂片革兰染色，痰、胸腔积液和血培养以及抗菌药物敏感试验，有助于确定病原体和选择有效的抗菌药物。尤其是胸腔积液和血培养阳性时对诊断价值更大。

2. 特殊检查

（1）X线检查　急性肺脓肿X线影像可分为四个阶段：早期为化脓性肺

炎呈片状浓密阴影，边缘不清；进而形成脓肿呈现团块状密影，周围伴炎性浸润；脓肿溃破排出脓液则表现圆形空腔和含气液平，是肺脓肿最典型的影像；恢复阶段炎症吸收，脓腔渐缩小消失，可遗留纤维条索影。慢性肺脓肿主要表现为纤维增生和厚壁空腔，圆形、不规则或多房状，周围有纤维增生收缩和牵拉现象。吸入性肺脓肿病灶多位于上叶后段、下叶背段和基底段，右侧多于左侧。血源性肺脓肿的 X 线特点是：早期显示肺外周多发片絮状、圆形或类圆形浓密影；继而呈多发性含气液平的张力性薄壁小空腔；短期内阴影多变易变，常形成气囊肿为其特征性改变。并发脓胸及脓气胸时可见肋膈角消失伴大片浓密影及巨大液气平面。

（2）CT 检查　能更准确定位及区别肺脓肿和有气液平的局限性脓胸、发现体积较小的脓肿和葡萄球菌肺炎引起的肺气囊腔，并有助于做体位引流和外科手术治疗。

（3）纤维支气管镜检查　有助于明确病因和病原学诊断，并可用于治疗。如有气道内异物，可取出异物使气道流畅。如疑为肿瘤阻塞，则可取病理标本。还可取痰液标本行需氧和厌氧菌培养。

【治疗原则】

积极控制、消除炎症，使空洞闭合。

二、主要护理问题

（1）清理呼吸道无效　与痰液过多且黏稠、无力咳出等有关。

（2）体温过高　与感染有关。

（3）舒适的改变——胸痛　与咳嗽、呼吸困难有关。

（4）营养失调，低于机体需要量　与感染使机体需要量增加、食欲减退、营养摄入减少有关。

三、护理措施

1. 常规护理

（1）休息　急性期绝对卧床休息，保持室内安静、整洁、空气新鲜。

（2）饮食 给予高热量、富含蛋白质和维生素的流质或半流质饮食，鼓励患者多饮水。

（3）保持口腔内的卫生。

2. 专科护理

（1）控制高热，可行物理降温或药物降温。

（2）保持呼吸道通畅，根据病变部位，指导患者采取体位引流，每日2～3次，每次15～20分钟。体位引流有利于排痰，促进愈合，但对脓痰甚多且体质虚弱的患者应做监护，以免大量脓痰涌出因无力咳出而致窒息。

（3）遵医嘱给予祛痰药、支气管扩张剂，以保持排痰通畅，给予雾化吸入，以利痰液稀释、排出。必要时协助医生经纤维支气管镜吸痰和给药后静卧1小时。

（4）胸痛剧烈者可取患侧卧位以减轻痛苦。

（5）如需胸腔穿刺抽脓时，应备好闭式引流装置，术中观察患者反应，术后保持引流通畅，并观察记录每日引流量。

3. 病情观察

（1）密切观察体温、脉搏、呼吸、血压的变化。

（2）观察痰液的性质、量，准确记录，留检标本。

4. 健康指导

（1）重视口腔、上呼吸道慢性感染的治疗，以杜绝污染分泌物吸入下呼吸道诱发感染的机会。大量抗生素的应用，易诱发真菌感染及维生素的缺乏，必须经常检查患者有无真菌性口腔炎，并积极采取有效护理措施，补充维生素B_2与维生素K，鼓励患者由口进食，多饮水，以清洁口腔，抑制真菌生长。

（2）积极治疗皮肤痈、疖、肺外化脓性病灶，不挤压痈、疖，防止血源性肺脓肿的发生。

（3）加强对昏迷患者和全身麻醉患者的护理，预防肺部感染，疑有异物吸入时要及时清除。

（4）防止复发，抗菌治疗时间需8～12周，必须向患者解释，使之遵从治疗计划。

（5）提倡健康的生活方式，不过劳、不吸烟、不酗酒，积极锻炼身体，提高抗病能力。

第五节 阻塞性肺气肿

一、疾病概述

【概念与特点】

阻塞性肺气肿是指终末细支气管远端的气管弹性减退，过度膨胀，充气和肺容积增大，或同时有气管壁破坏的病理状态。

发病机制至今尚未完全阐明，多认为其发生是多种因素共同作用的结果。引起慢性支气管炎的各种因素均可引起阻塞性肺气肿，如感染、吸烟、大气污染、职业性粉尘和有害气体的长期吸入、过敏等，其中吸烟尤为重要，故慢性阻塞性肺气肿实际上属于慢性支气管炎的并发症。

【临床特点】

临床以咳嗽、咳痰为主要症状且伴有喘息，每年发作至少持续 3 个月，并连续 2 年以上，后期可出现典型的肺气肿征和呼吸功能改变。

【辅助检查】

胸廓扩张，肋间隙增宽，肋骨平行，活动减弱，膈降低且变平，两肺野的透亮度增加。

（1）心电图检查　一般无异常，有时可呈低电压。

（2）呼吸功能检查　对诊断阻塞性肺气肿有重要意义。残气量增加，占肺总量的百分比增大，超过 40%；最大通气量低于预计值的 80%；第一秒时间肺活量常低于 60%；肺内气体分布不均匀，肺泡氮浓度常高于 2.5%。

（3）X 线检查　胸部扩张，肋间隙增宽，肋骨平行，活动减弱，膈肌下降且变平；两肺野的透亮度增加，有时可见局限性透亮度增高，表现为局限性肺气肿或肺大疱；肺血管纹理外带纤细、稀疏和垂直，而内带的血管纹理可增粗和紊乱。心脏常呈垂直位，心影狭长。

（4）血液气体分析　如出现缺氧及二氧化碳潴留时，动脉血氧分压（PaO_2）降低，二氧化碳分压（$PaCO_2$）升高，严重时可出现呼吸性酸中毒，

pH 降低。

（5）血液和痰液检查 一般无异常，继发感染时似慢性支气管炎急性发作表现。

【治疗原则】

延缓疾病的进展，控制并发症，发挥代偿作用，改善呼吸功能，提高患者工作、生活能力。

二、主要护理问题

（1）气体交换受损 与肺组织弹性降低、通气功能障碍、残气量增加有关。

（2）清理呼吸道无效 与痰黏稠、咳嗽无力、支气管痉挛有关。

（3）睡眠形态紊乱 与咳嗽、呼吸困难、焦虑有关。

三、护理措施

1. 常规护理

（1）协助患者取舒适的体位，如半坐卧位，并协助患者翻身、拍背，指导患者深呼吸后有意识地咳嗽，以利排痰，酌情采用胸部物理治疗，如胸部叩击和震颤、体位引流等。

（2）饮食给营养丰富、易消化饮食，多进高纤维膳食、蔬菜和水果，避免食用产气食物以免腹部胀气。

（3）呼吸困难伴低氧血症者给予氧疗。一般采用持续低流量吸氧，流量 1～2L/min，或每日 15 小时以上长期氧疗，特别是睡眠时间氧疗不可间歇。

2. 专科护理

（1）制订呼吸运动训练计划，指导患者进行腹式呼吸和缩唇式呼吸，能有效地加强膈肌运动，提高通气量，改善呼吸功能。

（2）遵医嘱给予抗生素控制感染，给予支气管扩张剂，以缓解支气管痉挛。

3. 病情观察

（1）观察咳嗽、咳痰、喘息及生命体征。

（2）观察气短、发绀的严重程度，神志、呼吸困难，有无心悸、下肢水肿等并发肺源性心脏病及呼吸衰竭等，如有异常及时与医生联系。

4. 健康指导

（1）环境　室内温、湿度适宜，空气流通，定时消毒，避免烟雾、粉尘和刺激性气体对呼吸道影响，戒烟。有条件者可去海滨及森林区疗养，以提供清净、湿润负离子较多的空气，告诫患者不宜去海拔高、空气稀薄、气压低的高山地区，以免加重呼吸困难。

（2）饮食　指导饮食宜营养丰富，经常更换食谱，多饮水，避免食用产气食物。

（3）日常活动　①指导患者坚持呼吸锻炼，每日2～3次，每次10～20分钟。②全身运动锻炼：常采用与日常生活活动有关的医疗体育锻炼形式，如行走、踏车、登梯、打太极拳、家庭劳动等。目前，平地行走是较为简单可行的锻炼方式，锻炼时速度、距离根据患者自觉呼吸困难和心悸程度，结合呼吸频率、心率、肺通气量等决定，每日锻炼3～4次。

（4）心理指导　保持心情舒畅，解除消极情绪，帮助患者和家属了解疾病特点，树立与慢性病长期斗争的信念，鼓励患者提高生活质量，避免依赖心理。

（5）医疗护理的配合　①指导患者服药的方法、剂量、疗效及不良反应，如抗生素、祛痰镇咳、平喘等药物。②选用气管炎菌苗、核酪等药物时宜在发病季节前用药，以减少感冒和慢性支气管炎的发生。③如感觉不适，出现明显呼吸困难、发热、畏寒咳嗽、咳痰加重及时就医。

第六节　慢性肺源性心脏病

一、疾病概述

【概念与特点】

慢性肺源性心脏病是由于肺、胸廓或肺动脉血管慢性病变所致的肺循环阻力增加，肺动脉高压，进而使右心肥厚，扩大甚至发生右心衰竭的疾病。

肺心病的主要病因是慢性支气管炎及肺气肿，其次为肺结核、支气管哮喘和支气管扩张、肺尘埃沉着症、慢性肺间质疾病、胸廓与脊柱畸形、胸廓改形术后、胸膜纤维化、神经－肌肉疾患、过度肥胖伴肺泡通气障碍、胸部放射治疗等致广泛性肺纤维化病变、结节病、硬皮病、播散性红斑狼疮、皮肌炎、特发性肺含铁血黄素沉着症、胸膜肥厚、多发性肺小动脉栓塞等。这些基础疾病常伴有低氧血症，目前认为缺氧是引起肺动脉高压的主要原因。

另外，慢性高原缺氧致肺血管长期收缩、睡眠呼吸暂停综合征、不明原因的肺动脉高压等，也是肺心病的病因。

以上病因中，慢性支气管炎及阻塞性肺气肿是最常见的原发病，由此引起的肺心病占80%以上。

【临床特点】

其特点是肺循环阻力增高，肺动脉高压，以右心衰竭为主。疾病分功能代偿期和失代偿期。

1. 功能代偿期 患者有慢性咳嗽、咳痰或哮喘史，逐步出现乏力、呼吸困难。体检示明显肺气肿表现，如桶状胸、肺部叩诊呈过度清音、肝浊音上界下降、心浊音界缩小、甚至消失。听诊呼吸音低，可有干、湿啰音。心音遥远有时只能在剑突下听到。肺动脉瓣区第二心音亢进，剑突下有明显心脏搏动，是病变累及心脏的主要表现。颈静脉可有轻度怒张，但静脉压并不明显增高。

2. 功能失代偿期 肺组织损害严重引起缺氧、二氧化碳潴留，可导致呼吸衰竭和（或）心力衰竭。

（1）呼吸衰竭 多见于急性呼吸道感染后。缺氧早期主要表现为发绀、心悸和胸闷等。病变进一步发展时发生低氧血症，可出现各种精神神经障碍症状，称为肺性脑病。

（2）心力衰竭 亦多发生在急性呼吸道感染后，因此常合并有呼吸衰竭，以右心衰竭为主，可出现各种心律失常。此外，由于肺心病是以心、肺病变为基础的多脏器受损害的疾病，因此在重症患者中，可有肾功能不全、弥散性血管内凝血、肾上腺皮质功能减退所致面颊色素沉着等表现。

【辅助检查】

1. 实验室检查

（1）血常规　红细胞增高、血红蛋白 $>160g/L$，并发感染时白细胞计数 $>10\times10^9/L$，中性粒细胞增加。

（2）血液生化　多见有低钠、低氯，利尿后常出现低钾，尿素氮、丙氨酸氨基转移酶可增高。

（3）血气分析　PaO_2 及 SaO_2 下降，$PaCO_2$ 多升高。呼吸性酸中毒最常见，亦可伴有代谢性酸中毒、代谢性碱中毒等。

2. 特殊检查

（1）X 线胸片　见右下肺动脉干增宽，横径≥15mm，右肺动脉段突出≥3mm，中心肺动脉扩张和外周分支纤细形成鲜明对比，右心室肥大。

（2）心电图　电轴右偏，额面平均电轴≥+90°，重度顺钟向转位，$RV_1+SV_5\geq1.05mV$，肺型 P 波，部分出现右束支传导阻滞及低电压图形，少数在 V_1、V_2 甚至 V_3，出现酷似陈旧性心肌梗死图形的 QS 波。

（3）超声心动图　右心室流出道内径≥30mm，右心室内径≥20mm，右心室前壁厚度≥5mm，左/右心室内径比值<2，右肺动脉内径≥18mm，或肺动脉干≥20mm，右心室流出道/左心房内径比值>1.4。

【治疗原则】

（1）积极控制感染，通畅气道。

（2）改善呼吸功能，纠正缺氧和二氧化碳潴留。

（3）纠正心力衰竭和呼吸衰竭，防止并发症。

二、主要护理问题

（1）气体交换受损　与肺泡及毛细血管大量丧失、弥散面积减少导致通气和血流比例失调有关。

（2）清理呼吸道无效　与支气管黏膜充血、水肿、防御功能降低有关。

（3）心排血量减少　与心功能不全有关。

（4）潜在并发症　肺性脑病、消化道出血。

三、护理措施

1. 常规护理

（1）卧床休息，根据病情选择适当的体位，如半卧位，可减少心脏负荷和肺灌注量，仰卧位可增加静脉回流，促进利尿。

（2）注意提供富有纤维素、清淡易消化的低钠饮食，防止便秘和加重心脏负担。

（3）关心和体贴患者，给予心理支持，生活上多关心照顾，细心护理，减少情绪波动，以免加重心力衰竭。

（4）准确记录出入量，做好口腔、皮肤和生活护理。

2. 专科护理

（1）及时清除痰液，鼓励患者深呼吸及有效咳嗽，经常变换体位，叩击背部或遵医嘱雾化吸入等措施使痰易于咳出。

（2）送检痰标本作药敏试验，选用有效抗生素，遵医嘱给予祛痰、镇咳、解痉平喘及利尿药物，注意药物的毒性反应。

（3）根据病情限制输液量，控制输液速度，及时采集血清标本、测定电解质，维持体液及酸碱的平衡。

（4）根据缺氧和二氧化碳潴留的程度合理用氧，一般给予持续低流量吸氧。

3. 病情观察

（1）观察患者的生命体征、尿量及意识状态，观察有无尿量减少、下肢水肿、心悸、腹胀、腹痛等右心衰竭的表现。

（2）观察呼吸的频率、节律、幅度及变化特点。如由深而慢的呼吸变为浅快的呼吸，且出现点头、耸肩呼吸，提示有呼吸衰竭的可能，定时监测血气分析，观察患者有无烦躁、失眠、定向障碍，皮肤或黏膜有无出现发绀等。

4. 健康指导

（1）环境　空气流通、新鲜，温度18～20℃，湿度50%～70%，减少环境的不良刺激，定期空气消毒，告知环境因素对病情的影响，如寒冷地区、高原工矿地区易患肺心病。

（2）饮食指导 ①给予富含蛋白质和维生素、高热量、易消化的饮食。②腹水或水肿明显、尿少的患者，应限制钠的摄入量，告知服利尿药时，高钾饮食的配方。

（3）日常活动 ①根据肺心功能及体力强弱进行体育锻炼，呼吸功能锻炼、耐寒锻炼，以增加机体抵抗力。每次锻炼以 5～10 分钟开始逐渐增加到每次 20～30 分钟，每日 2～4 次。②对于卧床的患者做缓慢的肢体肌肉舒缩运动，定时翻身，更换姿势，并保持舒适体位。

（4）心理指导 调整心态，消除焦虑悲观情绪，让患者了解疾病特点，树立长期与慢性疾病做斗争的思想准备，保持心情舒畅，避免情绪激动，以免加重心力衰竭。

（5）医疗护理措施的配合 ①讲解肺心病病情加重时的症状和体征，如痰量突然增加，呼吸费力、心悸、尿量减少、嗜睡等及时就医诊治。②讲解强心利尿、扩张支气管药以及祛痰、止喘药物的作用、不良反应及用药时的配合要点，正确记录痰量和尿量的意义和方法。③有条件者，指导患者在家吸氧，讲解吸氧原则及持续或间断低流量吸氧的方法及注意事项。

第七节 肺结核

一、疾病概述

【概念与特点】

肺结核是由结核分枝杆菌感染引起的慢性肺部传染病，其基本病理特征为渗出、增生、干酪样坏死等，可形成空洞。临床上多表现为低热、盗汗、消瘦、乏力等全身症状与咳嗽、咯血等呼吸系统表现。

【临床特点】

全身毒性症状表现为午后低热、乏力、食欲减退、体重减轻、盗汗。呼吸系统症状：咳嗽多为干咳或少量黏液痰，继发感染时痰液呈黏液脓性，痰量增多，有 1/3 的患者不同程度咯血，病变累及壁层胸膜时有胸痛。重症肺结核可出现进行性呼吸困难甚至发绀，如并发气胸或大量胸腔积液可急骤出现呼吸困难。

【辅助检查】

1. 实验室检查

（1）血常规　少数患者可有贫血、血白细胞减少。个别患者白细胞明显升高。血沉和血 C 反应蛋白升高。

（2）结核菌检查　方法有直接涂片法、集菌法、培养法等。痰菌阳性即为开放性肺结核，具有传染性，是重要传染源。

（3）结核菌素试验（OT test）　强阳性提示活动结核病，如 2 年内本试验皮疹范围从 <10mm 增加至 10mm 以上，并增加 6mm 以上，提示新近感染。

（4）痰、支气管肺泡灌洗液、胸液等结核菌聚合酶链反应（PCR）和探针检查　研究结果显示痰液 PCR 和探针检测可获得比涂片镜检明显高的阳性率和略高于培养的阳性率，且省时快速，为结核病病原学诊断重要参考。

（5）血清抗结核抗体检查　血清学诊断是结核病的快速辅助诊断手段，但特异性不高，敏感性较低，其诊断价值尚需进一步研究。

2. 特殊检查

（1）X 线胸片　是诊断本病十分有效的辅助方法。对了解病变部位、范围、性质及其演变有帮助，典型的表现有：①纤维钙化的硬结病灶，表现为密度较高边缘清晰的斑点、条索或结节；②浸润病灶，表现为密度较淡、边缘模糊的云雾状阴影；③干酪样病灶表现为密度较高、浓淡不一、有环形边界透光区空洞等，可多种性质病灶混合存在及肺内播散。

（2）胸部 CT　对于发现微小或隐蔽的病灶有帮助。

（3）支气管镜检查　经支气管镜对支气管或肺内病灶活组织检查行组织病理学检查，也可行刷检、冲洗或吸引标本用于结核菌病原学检查，有利于提高肺结核的诊断敏感性和特异性，尤其是试用于痰涂片阴性等诊断困难的患者。

【治疗原则】

积极控制感染，使病灶吸收、消除。严格控制，杜绝传染。

二、主要护理问题

（1）有孤独的危险　与缺乏知识，加之呼吸道隔离，产生自怜、孤独、激怒或猜疑等有关。

（2）舒适的改变——咳嗽、发热、盗汗、乏力　与结核菌致全身中毒有关。

（3）营养失调，低于机体需要量　与结核感染使机体需要量增加、抗结核药物反应、饮食减退、营养摄入减少等有关。

（4）知识缺乏　与缺乏结核病的预防、治疗等相关知识有关。

三、护理措施

1. 常规护理

（1）休息　结核活动期应卧床休息，恢复期可适当运动。

（2）饮食　给予高热量、富含蛋白质、富含维生素的饮食。

2. 专科护理

（1）发热　应卧床休息，多饮水，必要时给物理降温或小剂量药物降温。

（2）盗汗　注意室内通风，衣被勿太厚，及时用温毛巾帮助擦干躯体和更换衣服、被单等。同时要避免着凉。

（3）咳嗽、咳痰的护理　咽痒时可用局部蒸汽湿化，痰多时采取体位引流。遵医嘱给予相应的止咳祛痰药。

（4）咯血　取患侧卧位，注意保持呼吸道通畅，咯血过多时可少量输血，并给予吸氧。

（5）心理护理　加强对患者及家属的心理咨询和卫生宣传，使之了解结核病是一种慢性呼吸道传染病，只有坚持合理、全程化疗，患者才可以康复。帮助患者尽快适应环境，消除焦虑、紧张心理，充分调动人体内在的自身康复能力，增进机体免疫功能，树立信心，使患者积极配合治疗。

（6）其他　督促患者按医嘱服药，观察药物不良反应，如有巩膜黄染、肝区疼痛及胃肠道反应，发现异常及时与医生沟通。抗结核用药时间至少半年，有时长达一年半，不规则服药或过早停药是治疗失败的重要原因。

3. 病情观察

（1）观察体温变化，注意发热规律。

（2）观察痰的颜色、量，有无血痰和咯血征象。

（3）观察药物疗效及不良反应。

4. 健康指导

（1）有饮酒、吸烟嗜好的患者应戒烟戒酒，康复期注意保证营养的补充，避免过劳、情绪波动及呼吸道感染和刺激，合理安排休息，增强抵抗力。

（2）指导患者定期随诊，接受X线胸片检查，以了解病情变化，有利于治疗方案的调整，继续巩固治疗至疾病痊愈。

（3）做好结核病预防工作。早发现早登记，及时给予合理化疗和良好护理，以控制传染源。加强宣教，注意个人卫生，不随地吐痰，患者的痰液要进行灭菌处理，实行分餐制，切断传染途径。未受过结核菌感染的要接种卡介苗，使人体对结核菌产生免疫力。

第八节　慢性支气管炎

一、疾病概述

【概念与特点】

慢性支气管炎是由于感染与非感染因素引起的支气管黏膜及其周围组织的慢性非特异性炎症。临床上以咳嗽、咳痰或伴有喘息及反复发作的慢性过程为特征。早期症状轻微，多在冬季发作，晚期炎症加重，症状长年存在，疾病进展又可并发阻塞性肺气肿、肺源性心脏病，是一种严重影响劳动力与健康的常见病。

【临床特点】

咳嗽、咳痰、喘息及反复发作。初期症状轻微，在寒冷季节，吸烟、劳累、感冒后可引起急性发作或症状加重。重症患者四季不断发病，在冬春季加剧，早晚加重。

（1）咳嗽　一般晨起时咳嗽加重，白天较轻，睡眠时有阵咳或排痰。

（2）咳痰　痰为白色黏液或浆液泡沫性，偶可带血，急性发作伴有细菌感染时，则变为黏液脓性，咳嗽和痰量也增加。起床后或体位变动可刺激排痰，故清晨排痰较多。

（3）喘息或气喘　喘息性慢性支气管炎有支气管痉挛，可引起喘息。并发阻塞性肺气肿时可表现为劳动或活动后气急。重者休息时亦气喘。生活无法自理。

【辅助检查】

（1）X 线检查　早期可无异常。病情反复发作，支气管壁纤维组织增生变厚，可出现肺纹理增多、增粗、呈条索状，若并发支气管周围炎，表现为不规则斑点阴影重叠于肺纹理之上，以两肺中下野较明显。较大的支气管有慢性炎症时可见“轧道征”，表现为两条平行的线条影，为增厚的支气管壁，其间为条状的空气柱，在高千伏照片或深曝光片上较为清楚。支气管碘油造影，常可见到支气管变形，管壁边缘不规则，不整齐，管腔粗细不匀或变窄；有的伴轻度柱状扩张。碘油造影仅用于个别患者的鉴别诊断及特殊研究。

（2）血液检查　慢性支气管炎急性发作期或并发肺部急性感染时，可见末梢血白细胞及中性粒细胞增多，伴有喘息者可有嗜酸粒细胞增多。缓解期血象正常。

（3）痰液检查　急性期痰涂片中可见大量中性粒细胞，已破坏的杯状细胞，伴有喘息者可见较多嗜酸性细胞。痰涂片可了解是球菌或杆菌感染。痰培养最好连做 3 次以排除污染，明确病因，常见致病菌为肺炎球菌、流感嗜血杆菌等，老年重症患者可为铜绿假单胞菌、金黄色葡萄球菌等。

【治疗原则】

控制感染，解除支气管痉挛。减少复发，增强免疫功能。

二、主要护理问题

（1）低效性呼吸形态　与气道阻塞所致呼吸困难有关。

（2）清理呼吸道无效　与痰液过多、黏稠、咳嗽无力有关。

（3）气体交换障碍　与肺组织弹性降低、肺有效呼吸面积减少、残气量增加有关。

（4）潜在的呼吸衰竭　与慢性支气管炎反复感染发展成阻塞性肺气肿；肺组织的破坏不可逆，以致出现低氧血症、高碳酸血症，最终发展成呼吸衰竭有关。

三、护理措施

1. 常规护理

（1）环境　保持室内空气新鲜，流通，安静，舒适，温湿度适宜。

（2）休息　急性发作期应卧床休息，取半卧位。

（3）给氧　持续低流量吸氧。

（4）饮食　给予高热量、富含蛋白质和维生素的易消化饮食。

（5）建立静脉通路。

2. 专科护理

（1）解除气道阻塞，改善肺泡通气　及时清除痰液，神志清醒患者应鼓励咳嗽，痰稠不易咳出时，给予雾化吸入或雾化泵药物喷入，减少局部淤血水肿，以利痰液排出。危重体弱患者，定时更换体位，叩击背部，使痰易于咳出，餐前应给予胸部叩击或胸壁震荡。方法：患者取侧卧位，护士两手手指并拢，手背隆起，指关节微屈，自肺底由下向上，有外向内叩拍胸壁，震动气管，边拍边鼓励患者咳嗽，以促进痰液的排出，每侧肺叶叩击 3 ~ 5 分钟。对神志不清者，可进行机械吸痰，需注意无菌操作，抽吸压力要适当，动作轻柔，每次抽吸时间不超过 15 秒，以免加重缺氧。

（2）合理用氧减轻呼吸困难　根据缺氧和二氧化碳潴留的程度不同，合理用氧，一般给予低流量、低浓度、持续吸氧，如病情需要提高氧浓度，应辅以呼吸兴奋剂刺激通气或使用呼吸机改善通气，吸氧后如呼吸困难缓解、呼吸频率减慢、节律正常、血压上升、心率减慢、心律正常、发绀减轻、皮肤转暖、神志转清、尿量增加等，表示氧疗有效。若呼吸过缓，意识障碍加深，需考虑二氧化碳潴留加重，必要时采取增加通气量措施。

（3）咳嗽、咳痰的护理　观察痰液的颜色是否为白色或脓性痰，及时送检新鲜痰液，作培养及药物敏感试验，选用有效抗生素。

3. 病情观察

（1）严密观察生命体征变化，备好各种抢救物品及药品，随时与医生取得联系。

（2）观察呼吸困难、发绀的程度。

（3）观察止咳祛痰药物及抗感染药物的疗效及不良反应。

（4）观察有无发热，准确记录出入量。

（5）观察有无阻塞性肺气肿、肺动脉高压、肺源性心脏病的发生。

4. 保健指导

（1）鼓励患者要树立治疗信心，主动配合，坚持治疗，并督促协助患者按医嘱服药。

（2）鼓励患者坚持锻炼，提高耐寒能力与机体免疫力，注意保暖，避免受凉，预防感冒。

（3）向吸烟患者宣传吸烟的危害，积极戒烟，注意改善环境卫生，做好个人劳动保护，消除及避免烟雾、粉尘和刺激性气体等诱发因素对呼吸道的影响。

（4）鼓励患者多饮水。除补充机体每日需要量外，须根据体温、痰液黏稠度及丧失的水分，估计每日水分补充量，使痰液稀释，易于排出。保证每日摄入量在 1.5 ~2L。

第九节　支气管扩张

一、疾病概述

【概念与特点】

支气管扩张指感染、理化、免疫或遗传等原因引起支气管壁肌肉和弹力支撑组织的破坏而引起的中等大小的支气管不正常扩张。临床表现为慢性咳嗽、大量脓痰和反复咯血。本病多在儿童或青年时期起病，随着抗菌药物的大量应用和儿童疫苗接种的普及，支气管扩张的发病呈逐渐减少趋势。

【临床特点】

长期咳嗽、咳大量脓性臭味痰、伴间断咯血为三大主要症状。此外，呼吸道的反复感染、发热、胸痛亦是较常见的临床表现。

（1）慢性咳嗽伴大量脓痰　痰量与体位改变有关，如晨起或入夜卧床时咳嗽、痰量增多。呼吸道感染急性发作时，黄绿色脓痰明显增多。有厌氧菌混合感染时痰有恶臭。

（2）反复咯血　大多数患者有反复咯血表现，量不等，可为痰中带血、小量或大量咯血，与病情程度有时不一致。有些患者因反复咯血，平时无咳嗽、脓痰等呼吸道症状。

（3）继发肺部感染　支气管引流不畅，痰不易咳出，可感到胸闷不适。炎症扩散到病变周围的肺组织，出现全身毒血症状如高热、食欲缺乏、盗汗、消瘦、贫血等。

【辅助检查】

1. 实验室检查

（1）血常规　无感染者血白细胞计数多正常，继发感染者则有增高。

（2）痰液细菌培养　对于咳脓痰的患者（所谓湿性支扩）应做痰培养以明确细菌类型，对临床选择抗生素有指导意义；痰培养对判断抗感染的疗效也有一定价值。

2. 特殊检查

（1）胸部X线平片　患侧肺纹理增多、紊乱或条状透明阴影。可有肺容积或片状、斑片状炎性渗出的阴影等。

（2）胸部高分辨率CT扫描　患侧可见细支气管扩张，并能明确显示支气管扩张的范围和程度，无损伤性，目前最常用。

（3）支气管碘油造影　可从不同角度显示病变的部位、范围、性质和程度。一般分为柱状、囊状、囊柱状混合型三类。

（4）纤维支气管镜检查　适用于咯血部位不明者。

（5）肺功能检查　多为阻塞性通气障碍，1 秒钟呼气量和最大呼气量减低，残气占肺总量百分比增高。病情后期，通气血流比例失调以及弥散功能障碍等，可有动脉血氧分压降低和动脉血氧饱和度下降。

【治疗原则】

促进痰液引流和防治呼吸道反复感染。

二、主要护理问题

（1）清理呼吸道无效　与痰多、黏稠、咳嗽无力、咳嗽方式无效有关。

（2）营养失调，低于机体需要量　与肺部反复感染使机体消耗增加和食欲不振、不能正常摄入营养等有关。

（3）有窒息的危险　与痰液黏稠、大咯血有关。

（4）焦虑　与疾病迁延、个体健康受到威胁有关。

三、护理措施

1. 常规护理

（1）心理护理　以尊重、亲切的态度，多与患者交谈，了解心理状态，解除焦虑情绪，使患者情绪稳定。

（2）补充营养　以摄入高热量，富含蛋白质、维生素的饮食，发热患者给予高热量的流质饮食，多饮水，每日饮水量在 1.5～2L。做好口腔护理，以除口臭，增进食欲，减少呼吸道感染机会。

2. 专科护理

（1）指导患者有效咳嗽　患者取舒适体位，先行 5～6 次深呼吸，而后于深呼吸气末保持张口状，连续咳嗽数次使痰到咽部附近再用力将痰排出；或患者取坐位，两腿上置一枕头顶住腹部，咳嗽时身体前倾，头颈屈曲，张口咳痰将痰液排出。应用一次性痰杯，及时倾倒痰液。

（2）采取不同的体位引流　依病变部位不同，采取相应的体位，使病变部位处于高处，引流支气管开口向下。同时辅以拍背，以借重力作用使痰液流出。每次 15～20 分钟，每日 2～3 次。引流完毕，擦净口周的痰液，给予漱口，并记录排出的痰量和性质，必要时送检。引流宜在饭前进行，以免引流致呕吐。痰液黏稠者可先进行雾化吸入以提高引流效果。

（3）大咯血的护理　让患者取头低脚高位轻叩背部，立即用手指套上纱布将咽喉、鼻部血块清除，如果效果不明显，可使用张口器将舌牵出，清除积血，或迅速用鼻导管接吸引器插入气管内抽吸，将呼吸道分泌物和血流吸出，严重者立即气管插管或气管切开，以吸净积血，保持呼吸道通畅。气管内血块清除后，患者自主呼吸未恢复，应行人工呼吸，给高流量吸氧或遵医嘱应用呼吸中枢兴奋剂及止血药物等。被血污染的衣物应及时更换，血液和痰液及时倾倒，避免发生不良刺激。

（4）遵医嘱应用抗生素和酶制剂　给予超声雾化吸入，以稀释痰液，痰液黏稠无力咳出者，可经鼻腔吸痰，每次吸引时间不超过 15 秒，两次抽吸时间一般在 3 分钟以上。

3. 病情观察

（1）观察咳嗽的性质，痰的颜色、量、性质，痰液静置数小时后是否分层。

（2）观察咳痰量、止血药物的作用及不良反应。

（3）密切观察窒息的表现，如出现咯血不畅、烦躁不安、面色苍白、胸闷气促、冷汗、呼吸浅促等应及时与医生联系，以便抢救。

4. 健康指导

（1）支气管扩张症的发生与呼吸道感染、支气管阻塞密切相关，因此必须向患者及家属宣传预防呼吸道感染的重要性。指导患者正确认识、对待疾病，积极配合治疗。

（2）及时治疗上呼吸道慢性病灶，避免受凉，减少刺激性气体吸入，吸烟者应戒烟。

（3）注意口腔卫生，既可防止呼吸道感染，又能除去呼吸臭味。

（4）培养患者自我保健意识和能力，学会自我检测病情，掌握体位引流。有肺气肿者，应鼓励和指导其进行适当的呼吸运动锻炼，促进呼吸功能改善，恢复肺功能。

（5）生活起居要有规律，注意劳逸结合，保证适当休息。

（6）加强营养，保证每日所需，以增加机体抵抗力。

第十节 支气管哮喘

一、疾病概述

【概念与特点】

支气管哮喘（哮喘）是由多种细胞（如嗜酸性粒细胞、肥大细胞、T细胞、中性粒细胞、气道上皮细胞等）和细胞组织参与的气道慢性炎症性疾病。这种慢性炎症使气道反应性增加，通常出现广泛多变的可逆性的气流受限，并引起反复发作性的喘息、气急、胸闷或咳嗽等症状。常在夜间和（或）清晨发作、加剧，多数患者可自行缓解或经治疗缓解。支气管哮喘如诊治不及时，随病情的延长可产生气道不可逆性狭窄和气道重塑。我国的患病率为1%～4%，一般认为儿童患病率高于青壮年，老年人群的患病率有增高趋势，成人男女患病率大致相同，发达国家高于发展中国家，城市高于农村。约40%的患者有家族史。

【临床特点】

本病特点是呼气性呼吸困难、咳嗽和喘鸣，常在夜间及凌晨发作，接触过敏原、病毒感染或情绪波动等可诱发或加重。能自行或经治疗后缓解。

【辅助检查】

（1）血液检查　外源性哮喘患者多为过敏体质。血液中嗜酸粒细胞常增高；血清免疫球蛋白IgE升高，流行病学调查显示IgE较低的人群很少发生哮喘。有可疑致敏原者可采用特异性放射免疫吸附法直接测定致敏原IgE水平。

（2）痰液检查　多呈白色泡沫状，大都含有水晶样的哮喘珠，质较坚，呈颗粒样。并发感染时痰呈黄或绿色，较浓厚而黏稠。咳嗽较剧时，支气管壁的毛细血管可破裂，痰中带血。显微镜检查可发现库什曼螺旋体及雷盾晶体。

（3）血气分析　哮喘发作时常有一定程度低氧血症及低碳酸血症，即PaO_2和$PaCO_2$均降低。发作初期为单纯呼吸性碱中毒，pH值增高；随着病情加剧可出现代谢性酸中毒，pH值反而正常。如气道阻塞加剧，$PaCO_2$由降低逐渐转为正常甚至升高，提示呼吸系统机械负荷远大于呼吸肌承受能力，呼吸衰竭即将发生。如 $PaCO_2$ 进一步升高引起 pH 值下降提示病情凶险。

（4）胸部 X 线检查　哮喘缓解期及轻中度发作者胸部 X 线可无明显异常。严重发作期可呈现膈肌下降，肺透亮度增强及肋间隙增宽等肺充气表现。个别患者可有纵隔气肿、气胸、肺不张等并发症表现。因此，病情严重者宜行胸部 X 线检查，以早期发现上述并发症。

（5）肺功能检查　哮喘的主要肺功能改变是整个肺活量期间呼气流速降低。如 1 秒钟用力呼气容积（EFV_1）、1 秒钟用力呼气容积占用力肺活量比值（EFV_1/FVC 或 $FEV_1\%$），最大呼气中期流量（MMFRS）及呼气峰流速（PEF）等下降。

（6）气道反应性测定　气道反应性升高是哮喘的特征之一，也是不典型哮喘不可缺少的诊断条件。以组胺、醋甲胆碱或高渗盐水吸入作支气管激发试验、运动试验及支气管舒张试验评价气道反应性是目前较常用的气道反应性测定方法。

【治疗原则】

尽快缓解哮喘症状、减轻哮喘反复发作，自觉避免各种诱发因素，预防复发。

二、主要护理问题

（1）气体交换受损　与气管炎症和气道高反应性导致气管痉挛、狭窄有关。

（2）清理呼吸道无效　与痰多且黏稠、气短、咳嗽无力有关。

（3）体液不足　与液体摄入量减少、消耗和丢失过多有关。

（4）焦虑　与疾病长期反复发作有关。

三、护理措施

1. 常规护理

（1）卧床休息，抬高床头使患者取半坐卧位。

（2）饮食　应给予低盐、富含维生素的清淡食物，禁食过敏性食物，如鱼、虾等，多饮水。

（3）心理疏通，精神安慰，减轻患者精神紧张的心情。教会患者学会各种放松技术。

（4）加强夜间巡视，保持室内温度相对恒定。

2. 专科护理

（1）遵医嘱补液纠正脱水和降低痰的黏稠度。

（2）教会、鼓励患者缩唇呼吸或缓慢深呼吸，以改善通气量，缓解症状，利于排痰。

（3）教会患者掌握深呼吸和有效咳嗽、咳痰的技巧，协助翻身拍背，促进痰液排出。

（4）教会患者使用气雾吸入器　在哮喘的防治中，气雾剂占最重要的地位，应教会患者正确使用气雾吸入器。方法：摘下盖子，摇晃吸入器；起立，深呼气；把吸入器放入嘴里或刚好放在嘴的前部，当开始吸气的同时，按下吸入器的顶部并继续慢慢吸气；屏气 10 秒，呼气。儿童可用储雾器进行吸入：将药物一次喷入储雾器中，然后深吸气并屏气 10 秒，将呼气到储雾器中，再次吸气，但不用再喷药。

（5）改善通气，使用支气管舒张剂、激素等药物，蒸气氧疗，雾化吸入等治疗。并注意评估其效果及不良反应。①β_2 受体兴奋剂：主要不良反应为偶有头痛、头晕、心悸、手指震颤等，停药或坚持用药一段时间后症状可消失。药量过大可引起严重心律失常，甚至发生猝死。②茶碱类药物：主要不良反应是胃肠道、心脏和中枢神经的毒性反应。氨茶碱用量过大或静脉注射（滴注）速度过快可引起恶心、呕吐、头痛、失眠、心律失常，严重者可引起室性心动过速、癫痫样症状、昏迷、甚至心脏骤停。③激素吸入：主要不良反应为口咽部真菌感染、咳嗽和局部皮肤变薄等，应指导患者吸入激素后立即漱口、洗脸。静脉滴注或口服激素时，应密切观察是否有消化道出血，监测血电解质，口服激素宜在饭后服用，以减少对胃肠道的刺激。

3. 病情观察

（1）观察生命体征及病情变化，观察痰的颜色、量、黏稠度，监测动脉血气分析结果、肺动脉指标。

（2）观察有无伤风、鼻痒、咳嗽等哮喘的先兆症状，立即与医生取得联系采取措施。

（3）观察呼吸困难的程度，有无窒息感、胸闷，不能平卧等呼吸、循环衰竭的表现。

4. 健康指导

（1）环境　保持空气流通、新鲜、温度及湿度适宜，可适当加大湿度，房间内不宜布置花草、地毯、避免接触和吸入刺激性气体，枕头不宜填塞羽毛，以免引起哮喘发作。

（2）饮食指导　①给予低盐、富含维生素等高营养的清淡饮食，减少过敏原、过敏物的接触。②多饮水，少食油腻食物，禁食过敏性的食物，如鱼、虾等。

（3）日常活动　①加强身体锻炼，提高御寒能力，如游泳、气功、太极拳等，注意生活规律，避免过度疲劳。②休息与活动的标准，告知患者呼吸平稳没有咳嗽或喘息，峰流速仪（PEFR）监测峰流值在80%～100%时可工作和活动，有咳嗽、喘息、胸闷或夜间被扰醒，峰流数值在60%～80%时尽量卧床休息，并且根据需要用药。

第十一节　原发性支气管肺癌

一、疾病概述

【概念与特点】

原发性支气管肺癌（肺癌）是起源于支气管黏膜或腺体、常有区域性淋巴结转移和血道转移的肺部常见的原发性恶性肿瘤。

虽然肺癌的病因和发病机制尚未完全清楚，但现有的研究资料表明与下列因素有关。

1. 吸烟　大量研究资料表明，吸烟，特别吸纸烟，是肺癌病死率呈进行性增加的首要原因。烟雾中的尼古丁、苯并芘、亚硝胺和少量放射性元素钋等均有致癌作用，尤其易致鳞状上皮细胞癌和未分化小细胞肺癌。动物实验中也可通过纸烟烟雾和焦油诱发肺癌。

严格设计的回顾性和前瞻性调查结果表明，与不吸烟者比较，吸烟者发生肺癌的危险性平均高9~10倍，重度吸烟者至少可达10~25倍。吸烟量与肺癌之间存在着明显的量-效关系，开始吸烟的年龄越小，吸烟时间越长，吸烟量越大，肺癌的发病率和死亡率越高。一支烟的致癌危险性相当于1~4 rad的放射线，每日吸30支纸烟，相当于120rad的放射线剂量。被动吸烟或环境吸烟也是肺癌的病因之一。丈夫吸烟的非吸烟妻子中，发生肺癌的危险性为夫妻均不吸烟家庭中妻子的2倍，而且其危险性随丈夫的吸烟量而升高。

2. 大气污染 根据推算大城市中有10%肺癌病例与大气污染有关。地域分布显示肺癌在工业化程度越高的地区发病率越高。主要污染源包括煤和石油燃烧的废气、公路沥青等。另外，被动吸烟、燃料燃烧和烹调过程中可能产生致癌物。有资料表明：室内用煤、接触煤烟或其不完全燃烧物为肺癌、特别是女性肺腺癌的危险因素。

3. 职业致癌因子 已被确认的致人类肺癌的职业因素包括石棉、无机砷化合物、二氯甲醚、铬及其化合物、镍冶炼、氡及氡子体、芥子体、氯乙烯、煤烟、焦油和石油中的多环芳烃、烟草的加热产物等。约15%的美国男性肺癌患者和5%女性肺癌患者与职业因素有关；在石棉厂工作的吸烟工人肺癌死亡率为一般吸烟者的8倍，是不吸烟也不接触石棉者的92倍。

4. 饮食 一些研究已表明，较少食用含β-胡萝卜素的蔬菜和水果，肺癌发生的危险性升高。血清中β-胡萝卜素水平低的人，肺癌发生的危险性也高。流行病学调查资料也表明，较多地食用含β-胡萝卜素的绿色、黄色和橘黄色的蔬菜和水果，可减少肺癌发生的危险性，这一保护作用对于正在吸烟的人或既往吸烟者特别明显。

5. 遗传因素 虽然肺癌没有明显的孟德尔遗传模式，但其许多特征提示可能与家族相关。如Rb基因和p53基因遗传突变可能会发生肺癌。肺癌患者的一级亲属患肺癌或其他肿瘤的危险性增加2~3倍，且肿瘤的发生可能与吸烟并不相关。基因流行病学研究也提出了P450酶或染色体脆性（致突变物敏感性）基因型与肺癌发生相关。

6. 其他 某些肺疾病与肺癌发病有关。如有慢性支气管炎者较无此病者的肺癌发病率高1倍；已愈合的结核灶瘢痕中可发生腺癌。此外，病毒和真菌感染，土壤中硒和锌含量的降低也可能与肺癌发生有关。

【临床特点】

1. 由原发肿瘤引起的症状

（1）咳嗽　为肺癌早期常见的症状，阵发性刺激性干咳或少量黏液痰，继发感染时，痰量增多呈黏液脓性。咳嗽加重，为持续性高调金属音。

（2）咯血　部分患者以咯血为首发症状，常见间断或持续性痰中带血，若癌肿侵蚀大血管则有大咯血。

（3）喘鸣　由于肿瘤引起支气管部分阻塞，部分患者在吸气时可闻及局限性喘鸣音。

（4）胸闷、气急　肿瘤阻塞支气管以及肿大的肺门淋巴结压迫主支气管而引起气急；或转移至胸膜，产生大量胸腔积液；转移至心包发生大量心包积液；或有膈麻痹、上腔静脉阻塞、弥漫型的肺泡广泛播散等，均可影响肺功能而引起胸闷、气急。

（5）发热　多由于继发感染所引起，或有肿瘤坏死所致，抗生素药物治疗不佳。

（6）体重下降　消瘦为肿瘤常见症状之一。

2. 肿瘤局部扩展引起的症状

（1）胸痛　约 30% 的肿瘤直接侵犯胸膜、肋骨和胸壁，出现持续、固定、剧烈的胸痛。

（2）呼吸困难　肿瘤压迫大气管，可出现吸气性呼吸困难。

（3）咽下困难　为肿瘤侵犯或压迫食管引起，还可引起支气管－食管瘘，导致肺部感染。

（4）声音嘶哑　肿瘤直接压迫或转移至纵隔淋巴结，肿大后压迫喉返神经所致。

（5）上腔静脉阻塞综合征　肿瘤侵犯纵隔、压迫上腔静脉，使头部静脉回流受阻，出现头面部、颈部和上肢水肿以及胸前部淤血和静脉曲张，并有头痛、头晕或眩晕等。

（6）Horner 综合征　可压迫颈部交感神经，引起病侧眼睑下垂、瞳孔缩小、眼球内陷，同侧额部与胸壁无汗或少汗；压迫臂丛神经可引起同侧肩关节、上肢内侧疼痛和感觉异常，夜间尤甚。

3. 由肿瘤远处转移引起的症状 脑转移、肝转移、骨转移、皮下转移可触及皮下结节。

4. 肿瘤作用于其他系统引起的肺外表现 包括内分泌、神经－肌肉、结缔组织、血液系统和血管的异常改变，又称副癌综合征。

【辅助检查】

（1）胸部普通X线检查 包括X线胸透、胸片等。①中央型肺癌显示靠近肺门一侧类圆形块影，边缘毛糙，有分叶；肿瘤阻塞气管时，可出现肺不张、阻塞性肺炎、局限性肺气肿；②周围型肺癌可见肺边缘部位出现圆形或类圆形块影，密度高、边缘相对清晰，常见分叶、毛刺、切迹，转移至胸膜时可有胸腔积液或骨骼破坏。

（2）电子计算机X线体层显像（CT） CT的优点在于能够显示一些普通的X线检查所不能发现的病变，包括小病灶和位于心脏后、脊柱旁、肺尖、近膈面及肋骨头部位的病灶，CT还可显示早期肺部和纵隔淋巴肿大。CT更易识别肿瘤有无侵犯领近器官。

（3）磁共振成像（MRI） MRI对肺癌的诊断价值基本与CT相似，但又各有特点。如MRI在明确肿瘤与大血管之间的关系上明显优于CT，而在发现小病灶（<5mm）方面则不如CT敏感。

（4）单光子发射计算机断层显像（SPECT） 目前应用的方法有2种，一种是放射性核素肿瘤阳性显像，另一种是放射免疫肿瘤显像。前者以亲肿瘤的标记化合物作为显像剂进行肿瘤显像，虽性能稳定，但特异性差。后者以放射性核素标记的肿瘤抗原或其相关抗原制备的特异抗体为显像剂进行肿瘤的定位诊断，其特异性高，但制备过程复杂，影响因素多，稳定性不如前者。

（5）正电子发射计算机体层显像（PET） PET可探查局部组织细胞代谢有无异常。与正常细胞相比，肺癌细胞的代谢及增殖加快，对葡萄糖的摄取增加，作为反映葡萄糖在肿瘤细胞内代谢的标记物，注入体内的18－氟－2－脱氧D－葡萄糖（FDG）相应地在肿瘤细胞内大量积聚，其相对摄入量可以反映肿瘤细胞的侵袭性及生长速度，故PET可用于肺癌及淋巴结转移的定性诊断，诊断肺癌骨转移的价值也优于SPECT。

（6）痰脱落细胞检查 痰细胞学检查的阳性率取决于标本是否符合要

求、病理医生的水平、肿瘤的类型以及送检标本的次数（以3～4次为宜）等因素，非小细胞肺癌的阳性率较小细胞肺癌的阳性率高，一般在70%～80%。

（7）纤维支气管镜检查（简称纤支镜检） 可获取组织供组织学诊断。对位于近端气道内可视的肿瘤，经纤支镜刷检结合钳夹活检的阳性率为90%～93%。对位于远端气道内不能直接窥视的病变，可在透视指导下经纤支镜肺活检，对于直径小于2cm的肿瘤，组织学诊断阳性率为25%，对于较大的肿瘤为65%。也可采用经支气管针刺吸引。

（8）经胸壁细针穿制活检 经胸壁、胸腔对可疑的周边病灶做细胞和组织活检比纤支镜更为可靠。通常在X线或超声引导下进行，如果病灶在大血管附近，在CT引导下进行更好。有报道成功率达90%。常见的并发症是气胸。

（9）纵隔镜检查 纵隔镜检查是一种对纵隔转移淋巴结进行评价和取活检的创伤性检查手段，它有利于肿瘤的诊断及TNM分期。

（10）胸腔镜检查 主要用于确定胸腔积液或胸膜肿块的性质。

（11）其他 细胞或病理检查如胸腔积液细胞学检查、胸膜、淋巴结、肝或骨髓活检。

（12）开胸肺活检 若经痰细胞学检查、支气管镜检查和针刺活检等项检查均未能确立细胞学诊断，则考虑肺活检，但必须根据患者的年龄、肺功能等仔细权衡利弊后决定。

（13）肿瘤标记物检查 肺癌的标记物很多，其中包括蛋白质、内分泌物质、肽类和各种抗原物质如癌胚抗原（CEA）及可溶性膜抗原如CA50、CA125、CA19－9，某些酶如神经特异性烯醇酶（NSE）、cyfra21－1等虽然对肺癌的诊断有一定帮助，但缺乏特异性。对某些肺癌的病情监测有一定参考价值。

【治疗原则】

肺癌的治疗是根据患者的机体情况、肿瘤的病理类型、病变的范围和发展倾向，考虑合理有效地治疗，最大限度地发挥各种治疗手段的作用，以提高患者的治愈率和生活质量。

二、主要护理问题

(1) 疼痛 与癌细胞浸润、肿瘤压迫或转移有关。

(2) 营养失调，低于机体需要量 与癌肿致机体过度消耗、化疗反应致食欲下降、摄入量不足有关。

(3) 气体交换受损 与继发胸腔积液、有效面积减少有关。

(4) 潜在并发症 化疗药物毒性反应。

(5) 恐惧 与肺癌的确诊和预感到死亡的威胁有关。

三、护理措施

1. 常规护理

(1) 心理护理 多与患者沟通，建立良好的护患关系，正确评价目前面临的情况，根据患者的心理承受能力及个性特征，采用恰当的语言将诊断结果告知患者，对于不愿和害怕知道诊断的患者，应协同家属采取保护性医疗制度，合理隐瞒，帮助建立良好的社会支持网，鼓励家庭成员和亲朋好友定期探视患者，引导患者及时体验治疗的效果，以增加治疗的信心。

(2) 饮食护理 制订合理的饮食计划，如动植物蛋白的合理搭配，有吞咽困难者应给予流质饮食，化疗期间少量多餐，避免过热、粗糙、酸、辣刺激性食物，病情严重者应采取喂食、鼻饲，必要时酌情输血、血浆等增强抗病能力。

(3) 留取痰标本时必须新鲜痰及时送检，否则，因痰液搁置过久，癌细胞可自行溶解，而得不到正确结果。

2. 专科护理

(1) 与患者共同寻找减轻疼痛的方法，给予舒适体位，避免剧烈咳嗽，分散注意力等；物理方法止痛，如按摩、局部冷敷、针灸等；遵医嘱使用止痛药。胸水过多，出现压迫症状，可协助医生抽胸水。

(2) 化疗的护理 化疗前对患者解释化疗的目的、方法、可能产生不良反应。治疗前后 2 小时内避免进餐，若有恶心、呕吐时可减慢药物滴注速度或遵医嘱给予甲氧氯普胺 10～20ml，肌内注射。严密观察血象变化，每周检查1～2 次白细胞计数，当白细胞计数降至 $3.5\times10^{9}/L$ 应及时报告医生并暂停化疗药物，遵医嘱给予利血生、鲨肝醇等药物，以促进机体造血功能，当白细胞计数降至 $1\times10^{9}/L$ 应遵医嘱输白细胞及使用抗生素以预防感染，并进行保护性隔离。化疗后患者涎液分泌常减少，出现口干、口腔 pH 下降，易致牙周病和口腔真菌感染。口腔护理可用盐水复方硼酸液漱口，并局部涂制霉菌素。

注意保护和合理使用静脉血管。静脉给药时应在输注化疗药物前后输注无药液体，以防药液外漏使组织坏死，并可减少对血管壁的刺激。若化疗药液不慎外漏，应立即停止输注，迅速用 0.5% 普鲁卡因溶液 10～20ml 局部封闭，并用冰袋冷敷，局部外敷氟轻松或氢化可的松软膏，以减轻组织损伤，切忌热敷，以免加重组织损伤。

对由于药物毒性作用使皮肤干燥、色素沉着、脱发和甲床变形者，应做好解释和安慰，向患者说明停药后可使毛发再生，以消除患者顾虑。

（3）放疗患者的护理　对于接受放疗的患者，应向患者说明放疗的目的、方法以及照射后可出现红斑、表皮脱屑、色素沉着、瘙痒感等，应注意有效保护，防止进一步损伤。

在皮肤放射部位涂上的标志在照射后切勿擦去，皮肤照射部位忌贴胶布，不用红汞、碘酊涂搽。照射时协助患者取一定体位，不能随便移动，以免损伤其他部位皮肤。

告知患者皮肤部位应避免搔抓、压迫和衣服摩擦，洗澡时不用肥皂和搓擦，避免阳光照射和冷热刺激。如有渗出性皮炎可暴露、局部涂具有收敛、保护作用的鱼肝油软膏。

3. 健康指导

（1）宣传吸烟对机体的危害，提倡不吸烟或戒烟。

（2）注意改善劳动和生活环境，指出防治慢性肺部疾病对肺癌防治积极意义。

（3）对肺癌高危人群、地区要健全肿瘤防治网，做到早发现、早治疗。

（4）给予患者心理援助，正确认识疾病，增强治疗信心，提高生命质量。

（5）合理安排休息，补充营养，保持良好的精神状态，适当运动，避免呼吸道感染，提高机体免疫力，促进疾病康复。

（6）督促患者按时用药，继续化疗的患者，交代下次化疗时间及注意事项，做好必要的准备；晚期癌肿转移的交代患者及家属对症处理的措施，坚持出院后定期到医院复查。

第十二节　自发性气胸

一、疾病概述

【概念与特点】

气体进入胸膜腔，造成积气状态，称为气胸。一般是由于肺脏和脏层胸膜破裂，空气通过破裂孔进入胸膜腔，从而使胸腔内压力升高，常致负压变成正压，导致肺脏压缩，静脉回心血流受阻，可产生不同程度的肺、心功能障碍。临床上以自发性气胸最多见，主要表现有突然胸痛、胸部憋闷和气急。严重者可出现焦躁不安，极度呼吸困难、发绀，甚至意识障碍和休克。

根据有无原发疾病，自发性气胸可分为原发性和继发性气胸两种类型。

诱发气胸的因素为剧烈运动、咳嗽、提重物或上臂高举、举重运动、用力排便等。50% ~60% 病例找不到明显诱因，极少患者甚至在卧床休息时发病。

（1）原发性气胸　又称特发性气胸。它是指肺部常规 X 线检查未能发现明显病变者所发生的气胸，好发于青年人，特别是男性瘦长者。根据国外文献报道，这种气胸占自发性气胸首位，而国内则以继发性气胸为主。本病发生原因和病理机制尚未十分明确。大多数学者认为由于胸膜下微小泡和肺大疱的破裂所致。Vsnderscheren 根据胸腔镜下肺泡病变与胸膜粘连的情况，将自发性气胸在临床上分为 4 级：Ⅰ级为特发性气胸，内镜下观察肺组织无明显异常；Ⅱ级为气胸伴有脏层、壁层胸膜粘连；Ⅲ级为脏层胸膜大疱和直径 <2cm 的肺大疱；Ⅳ级有多个直径 >2cm 的肺大疱。本分级方法对指导选择合理的治疗方法有临床实用价值。自发性气胸的形成并不一定要以大疱破裂为前提，而可能是由于胸膜间皮细胞稀少或完全缺乏（如 Reid Ⅰ型），在肺内压增高的情况下，空气通过大疱壁的裂孔进入胸膜腔引起，强调胸膜间皮细胞在自发性气胸发生中起着重要作用。某些学者认为肺组织的先天性发育不全是肺大疱形成的原因。

（2）继发性气胸　均继发于原有的基础疾病，以慢性支气管炎、肺气肿、反复支气管哮喘及由这些疾病形成的肺气肿大疱破裂所致者最常见，其次是肺结核空洞或干酪样坏死灶破入胸膜腔、肺脓肿、支气管癌侵蚀并穿破胸膜、肺纤维化、肺尘埃沉着症等。当肺气肿时大疱连同脏层胸膜破裂气体进入胸膜腔即形成气胸，如原有的胸膜粘连带撕裂常可致血气胸。偶因胸膜上具有异位的子宫内膜，在月经期可破裂而发生自发性气胸。上述原因发生的气胸统称为自发性气胸。因均存在原发疾病，故也称继发性气胸。

【临床特点】

典型症状为突发性胸痛，继之有胸闷和呼吸困难，并可有刺激性咳嗽。这种胸痛常为针刺样或刀割样，持续时间很短暂。刺激性干咳因气体刺激胸膜所致。大多数起病急骤，气胸量大，或伴肺部原有病变者，则气促明显。部分患者在气胸发生前有剧烈咳嗽、用力屏气大便或提重物等的诱因，但不少患者在正常活动或安静休息时发病。年轻健康人的少量气胸很少有不适，有时患者仅在体格检查或常规胸部透视时才被发现；而有肺气肿的老年人，即使肺压缩不到10%，亦可产生明显的呼吸困难。

张力性气胸患者常表现精神高度紧张、恐惧、烦躁不安、气促、窒息感、发绀、出汗，并有脉搏细弱而快、血压下降、皮肤湿冷等休克状态，甚至出现意识不清、昏迷，若不及时抢救，往往引起死亡。

气胸患者一般无发热，白细胞计数升高或血沉增快，若有这些表现，常提示原有的肺部感染（结核性或化脓性）活动或发生了并发症（如渗出性胸膜炎或脓胸）。

【辅助检查】

（1）X线检查　为诊断气胸最可靠的方法。可显示肺压缩的程度、肺部情况、有无胸膜粘连、胸腔积液以及纵隔移位等。典型X线表现为外凸弧形的细线条形阴影，系肺组织和胸膜腔内气体的交界线，线内为压缩的肺组织，线外见不到肺纹理，透亮度明显增加。气胸延及下部，则肋膈角显示锐利。少量气体往往局限于肺尖部，常被骨骼掩盖。深呼气时，使萎缩的肺更为缩小，密度增高，与外带积气区呈更鲜明对比，从而显示气胸带。

（2）CT 检查　表现为胸膜腔内出现极低密度的气体影，伴有肺组织不同程度的压缩改变。一般应在低窗位的肺窗条件下观察，含极少量气体的气胸和主要位于前中胸膜腔的局限性气胸，X 线平片上可漏诊，而 CT 上则无影像重叠的缺点，诊断非常容易。多数学者认为，对外伤患者，尤其是进行机械呼吸器通气者，作 CT 扫描时，应对上腹部、下胸部的 CT 图像进行肺窗观察，以便发现隐匿型少量气胸；CT 还可鉴别位于纵隔旁的气胸与纵隔气肿以及肺气囊，对有广泛皮下气肿存在的患者，CT 检查常可发现 X 线平片阴性的气胸存在。

（3）胸膜腔内气体成分压力的测定　有助于鉴别破裂口是否闭合。通常抽出胸膜腔内气体作分析，若 $PaO_2 > 6.67kPa$（50mmHg），$PaCO_2 < 5.33kPa$（40mmHg），应怀疑有持续存在的支气管胸膜瘘；反之，$PaO_2 < 5.33kPa$（40mmHg）及 $PaCO_2 > 6kPa$（45mmHg），则提示支气管胸膜瘘大致已愈合。

（4）胸腔镜检查　是诊治胸膜疾病的重要手段。为寻找自发性气胸的病因，指导选择合理的治疗方法，以胸腔镜检最为理想。

（5）胸膜造影　是将造影剂注入胸膜腔，在 X 线下观察胸膜内解剖结构关系和相应肺脏病变部位的一项特殊诊断技术，有助于对胸膜病变的诊断和鉴别诊断。

【治疗原则】

自发性气胸的治疗目的是排除气体，缓解症状，促进患侧肺复张、消除病因及减少复发。治疗具体措施有保守治疗、胸腔减压、经胸腔镜手术或开胸手术等。应根据气胸的类型与病因、发生频次、肺压缩程度、病情状态及有无并发症等适当选择。

二、主要护理问题

（1）低效性呼吸形态　与肺扩张能力下降、疼痛、缺氧、焦虑有关。

（2）疼痛胸痛　与胸膜摩擦、胸腔闭式引流术有关。

（3）焦虑　与行胸腔穿刺或胸腔闭式引流术有关。

三、护理措施

1. 常规护理

（1）绝对卧床休息，避免一切增加胸腔压力的活动，如屏气、咳嗽等。

（2）吸氧。

（3）饮食　多进食富含蛋白质、维生素的饮食，多食粗纤维食物，如芹菜、竹笋，多食新鲜蔬菜和水果，保持大便通畅，防止便秘，便秘者可给予缓泻剂。

2. 专科护理

（1）协助医生进行胸腔穿刺抽气或胸腔闭式引流术，并做好术前术后护理。

（2）对于胸痛的患者，据疼痛原因采取相应的措施，减轻或控制疼痛，如深呼吸，自我放松，必要时遵医嘱给止痛药。

（3）嘱患者避免用力咳嗽，必要时给镇静、镇咳，以免因咳嗽而加重气胸。

3. 病情观察

（1）观察呼吸频率、幅度，发绀及血压变化。

（2）观察有无气胸加重的表现，如呼吸困难加重，发绀、大汗、脉速、血压下降等。

（3）协助医生穿刺时，观察患者有无特殊不适，如头晕、出汗，观察引流管是否通畅及排气情况，术后局部可无渗血等。

4. 健康指导

（1）环境　清洁、安静、舒适，温湿度适宜。

（2）饮食　指导嘱患者不挑食，不偏食，多进粗纤维食物、多食蔬菜水果防止便秘。

（3）日常活动　注意多休息，气胸痊愈后 1 个月内避免剧烈活动，如跑步、打球、骑自行车，避免抬提重物，避免屏气用力过度增加胸腔内压，使气胸复发。

（4）心理指导　使患者心情愉快、稳定，告知疾病的知识，如对胸腔引流的患者，肺复张后可引起胸痛，做好必要的解释工作，以消除紧张心理。

（5）医疗护理措施的配合　气胸大部分可治愈，但复发率较高 5% ~ 30%，其中特发性气胸复发率更高，患者一旦出现胸闷、胸痛或气急则提示气胸复发的可能，应及时就医。

第十三节　胸腔积液

一、疾病概述

【概念与特点】

胸腔积液为最常见的胸膜病变，可由多种病因而引起。如损伤、感染、心血管疾患、自身免疫失调、代谢障碍和肿瘤等。

胸腔积液是常见的内科问题，肺、胸膜和肺外疾病均可引起。临床上常见的病因和发病机制有：

（1）细血管静水压增加　心功能不全时，体循环和（或）肺循环的静水压增高，前者使滤至胸膜腔的液量增加，而后者则使胸膜腔液体吸收减少。临床上充血性心力衰竭、缩窄性心包炎或上腔静脉受压时，患者的体循环静水压增加，可使壁层胸膜毛细血管的液体大量滤出，尤其肺静脉高压减少脏层胸膜的毛细血管再吸收时导致胸腔积液。

（2）血浆胶体渗透压降低　肝硬化、肾病综合征或严重营养不良致低蛋白血症，均可使血浆胶体渗透压降低，导致壁层胸膜毛细血管滤过增加，脏层胸膜再吸收减少，严重者甚至停止吸收。

（3）毛细血管通透性增加　胸膜腔及其邻近的脏器组织炎症、感染或肿瘤时，由于炎症直接破坏或受损的细胞释放各种酶、补体以及生物活性物质，如组胺等致使胸膜毛细血管通透性增加，大量含有蛋白质和细胞的液体进入胸膜腔。进一步促使胸膜腔积液。

（4）淋巴回流受阻　胸液中的液体和蛋白通过淋巴系统返回循环系统，故淋巴系统的疾病常产生胸腔积液，伴高蛋白含量。由于淋巴回到循环的静脉端，所以全身静脉高压可阻止胸液的淋巴引流。

【临床特点】

（1）症状　结核性胸膜炎常有发热，炎性积液常伴有胸痛及发热。积液量少于300ml时症状多不明显；若超过500ml，患者渐感胸闷；大量积液时，临近肺组织和纵隔脏器受压，患者可有心悸、呼吸困难。

（2）体征　少量积液时，体征不明显。大量积液时，患侧呼吸运动受限，肋间隙较饱满，心尖冲动向健侧移位，语颤减弱或消失。积液区叩诊呈浊音；听诊积液区呼吸音减弱或消失。急性胸膜炎时，病变区可闻及胸膜摩擦音，积液增多时，摩擦音即消失。

【辅助检查】

1. 实验室检查　胸腔积液检查发现患者有胸腔积液时，均应行胸腔穿刺以明确胸腔积液性质是漏出液还是渗出液，检查内容包括胸腔积液外观、细胞数、病原体、葡萄糖、蛋白质、酶等。

2. 特殊检查

（1）X线胸片　少量积液仅有肋膈角消失；中等量积液在胸片上显示密度均匀阴影，其上缘呈下凹弧形；大量积液时患侧全部为致密影，仅肺尖透亮，纵隔移位。肺底积液有时会被误认为膈肌抬高。有胸膜粘连时，胸液被包裹局限。

（2）超声波检查　有助于积液的定位，可鉴别胸膜增厚的实质性病变。

（3）胸部CT检查　其主要意义在于发现引起胸腔积液的病因。

【治疗原则】

（1）治疗原发病。

（2）胸腔穿刺抽液，胸腔内注药（胸腔内的用药根据原发病的不同而不同）。

（3）顽固性胸腔积液、慢性脓胸者行胸腔闭式引流术。

（4）慢性脓胸者可考虑手术治疗。

二、主要护理问题

（1）低效性呼吸形态　与肺扩张能力下降、疼痛、缺氧、焦虑有关。

（2）胸痛　与胸膜摩擦感、胸腔闭式引流术有关。

（3）体温过高　与感染有关。

（4）营养失调，低于机体需要量　与感染使机体需要量增加、食欲减退、营养摄入减少有关。

三、护理措施

1. 常规护理

（1）休息与运动　大量胸腔积液致呼吸困难或发热者，应卧床休息。待体温恢复正常或胸液抽吸或吸收后，鼓励患者逐渐下床运动，增加活动量，以防肺失去功能。

（2）胸痛的护理　可嘱患者患侧卧位，必要时用宽胶布固定胸壁，以减少胸部活动幅度，减轻疼痛。或遵医嘱给予止痛药。

2. 病情观察　注意观察患者胸痛及呼吸困难的程度、体温的变化。对胸腔穿刺抽液后的患者，应密切观察其呼吸、脉搏、血压的变化，注意穿刺处有无渗血或液体渗出。

3. 用药及注意事项　病因治疗尤为重要。漏出液常在纠正病因后可吸收。渗出性胸膜炎的常见病因为结核病、恶性肿瘤和肺炎。

（1）结核性胸膜炎　抗结核药物治疗；糖皮质激素应用。

（2）脓胸　多为细菌性胸膜炎未能有效控制所致。治疗原则是控制感染，引流胸腔积液，促进肺复张，恢复肺功能。可全身和局部应用抗菌药物。

（3）恶性胸腔积液　积极治疗原发肿瘤，进行全身化疗。亦可胸腔内注入阿霉素、顺铂、氟尿嘧啶等抗肿瘤药物，亦可注入生物免疫调节剂。

4. 健康指导

（1）向患者及家属解释病情，介绍治疗方法、药物剂量、用法和不良反应。对结核性胸膜炎的患者要特别强调坚持用药的重要性。

（2）合理安排休息，逐渐增加活动量，避免过度劳累。

（3）嘱患者加强营养，进食高能量、富含蛋白质和维生素的食物，增强机体抵抗力。

第十四节　呼吸衰竭

一、疾病概述

【概念与特点】

呼吸衰竭是指由各种原因引起的肺通气或换气功能严重障碍以及不能进

行有效的气体交换，导致缺氧，伴或不伴二氧化碳潴留，从而引起一系统生理功能和代谢紊乱的临床综合征。一般来说动脉血氧分压低于60mmHg，动脉血二氧化碳分压大于50mmHg，为呼吸衰竭。

【临床特点】

（1）呼吸困难　胸闷、发憋、呼吸费力、喘息等是患者最常见的主诉，并伴“三凹征”，中枢性呼吸衰竭呈现潮式、间歇或抽泣样呼吸。

（2）发绀　是呼吸衰竭的主要表现。因通气不足或通气与血流比例失调所引起口唇、指甲、舌头的发绀。

（3）精神神经症状　急性缺氧可出现精神错乱、躁狂、昏迷、抽搐等症状。慢性缺氧出现表情淡漠、反应迟钝、智力或定向障碍，逐渐出现头痛、多汗、烦躁、白天嗜睡、夜间失眠，严重者有谵妄、昏迷、抽搐、扑翼样震颤、视盘水肿，重症可因脑水肿、脑疝而死亡。

（4）血液循环系统症状　早期血压升高，心率增快；晚期严重缺氧，酸中毒引起循环衰竭、血压下降、心律失常、心脏停搏。二氧化碳潴留出现皮肤潮红、湿暖多汗。

【治疗原则】

通过各种护理措施，防止各种并发症的发生。

二、主要护理问题

（1）清理呼吸道无效　与痰液过多、痰液黏稠、咳嗽无力有关。

（2）气体交换受损　与肺组织功能下降有关。

（3）有受伤的危险　与缺氧、二氧化碳潴留导致的烦躁、意识障碍有关。

（4）有感染的危险　与痰液潴留、肺的防御系统损害有关。

（5）有皮肤完整性受损的危险　与缺氧、被动体位有关。

三、护理措施

1. 常规护理

（1）急性呼吸衰竭时要卧床休息，慢性呼吸衰竭代偿期可适当下床活动。

（2）给予营养丰富，易消化的饮食。

（3）给予持续低流量吸氧，流量为1～2L/min。

（4）准确记录出入量，注意电解质紊乱。

（5）做好皮肤护理，定时翻身，防止压疮发生。

2. 专科护理

（1）对于烦躁不安或出现昏迷的患者要注意安全，必要时专人护理或加床档以防坠床。

（2）病情危重者做好抢救准备，如吸痰器、气管切开、呼吸机等。

（3）保持呼吸道通畅，促进痰液引流。①指导并协助患者进行咳嗽、咳痰。②指导并协助患者更换体位，给予拍背，每1～2小时翻身1次。③及时清除痰液，保持呼吸道通畅，以增加通气量，给不能咳嗽的患者经口鼻机械吸痰，建立人工气道，吸痰时注意无菌操作。

（4）协助和指导患者取端坐位或半坐位，有利于呼吸。指导、教会病情稳定的患者缩唇，通过腹式呼吸时膈肌的运动和缩唇，促使气体均匀而缓慢的呼出，以增加肺的有效通气量，改善通气功能。

（5）指导患者安排好适当的活动量，避免采取一切增加耗氧量的活动以及安排合理、舒适的体位等，教会患者解决呼吸困难的办法。嘱呼吸困难明显的患者绝对卧床休息。

（6）教会患者各种缓解焦虑的办法，以缓解呼吸困难，改善通气。

3. 病情观察

（1）按医嘱正确给药，密切观察其不良反应。

（2）发现病情恶化及时抢救，保证赢得抢救时间，提高抢救成功率。

（3）密切观察痰的色、质、量，并正确留取痰液检查标本，发现变化及时与医生联系。

4. 健康指导

（1）向患者及其家属讲解疾病的发病机制、发展和转归。使患者理解康复保健的目的。

（2）促进患者康复，延缓肺功能恶化，教会患者缩唇、腹式呼吸、体位引流、有效的咳嗽咳痰的技术。

（3）遵医嘱正确用药，熟悉药物的剂量、用法和注意事项，指导家属合理的氧疗方法及注意事项。

（4）增强体质，避免各种引起呼吸衰竭的诱因。教会患者预防上呼吸道感染的方法；鼓励患者加强营养，增强体质；避免吸入刺激性气体；避免日常生活中不良因素刺激；减少与感冒者接触，减少呼吸道感染的机会。

（5）若痰液增多色变黄，咳嗽加剧，气急加重或出现神志改变等应尽早就医。

第三章
消化系统

第一节　一般护理常规

一般护理内容包括如下：

（1）环境　应安静舒适、通风良好、清洁卫生和安全。

（2）做好患者的基础护理，保证患者充足的睡眠，关心患者个人卫生（眼、耳、鼻、口腔、皮肤、指甲和毛发等）。

（3）密切观察病情变化，注意腹痛部位、性质、时间、放射与否以及伴随症状；恶心呕吐的性质、次数，呕吐物的性状和量；腹胀的原因、性质及伴随症状；观察腹泻的性质、次数以及伴随腹痛、里急后重、恶心呕吐和脱水等现象；观察呕血与黑粪颜色、性质、次数和伴随症状；黄疸应观察巩膜、皮肤、大小便颜色和伴随症状包括有无瘙痒（为血中胆酸盐增高引起）等；了解便秘原因等，发现异常及时通知医生。

（4）饮食护理　饮食除提供必需的营养素外，消化系统疾病的饮食应以无渣、易消化、无刺激性不易产气的软食为主，需少量多餐，不同的疾病有所不同。

（5）保证氧的供给　首先保持呼吸通畅，对有呼吸困难者可给吸氧等护理。

（6）排泄的护理　大小便是人体排出的代谢产物，注意大小便的量、色、性质和次数，从中可发现有关疾病病情变化。

（7）心理护理　人类具有高级思维和心理活动，大脑皮质在人的情感中起主导作用，人的情感变化可引起体内一系列生理反应。患者患病后心理活动多比健康的人为活跃，甚至产生病态心理，护士应了解和重视，才能通过护理措施来帮助和诱导患者建立健康心理。人的精神、情绪对疾病的发生发展关系密切，人的情绪变化受各种刺激的影响，任何刺激过于强烈或持久，超过人体的生理活动所能调节的范围即可致病。因此人的心情、心理因素对身心健康关系极大，护士应做好心理护理有利于患者康复。

（8）药物护理　应熟悉和掌握治疗消化系统疾病药物的疗效和不良反应，以便合理用药，如消化性溃疡服抑酸剂应在饭后服，可延长中和胃酸的作用，抗胆碱能药应饭前服，且不能单独用于溃疡病，以免延缓胃排空引起的胃窦部潴留，禁用于幽门梗阻患者。急性胰腺炎剧烈腹痛时不可单独使用吗啡，因可引起 Oddi 括约肌痉挛加重。镇静剂禁用于肝昏迷前期患者等。

（9）急救措施护理　做好一切急救措施准备工作。例如对上消化道出血患者应及时开放静脉滴注和备血、输血等，对肝硬化、食管静脉出血者应准备好三腔管等抢救措施。

（10）有关检查的护理　做好各种化验标本取样。胃肠 X 线检查：指导和帮助患者配合检查，嘱咐患者检查当日应空腹，在吞服钡剂时易引起恶心呕吐，可在钡剂中加调味品以减少反应。咽下钡剂后先透视、然后照 X 线片。在照片时要改变各种体位，查毕有时需服泻剂以加快钡剂排出，排出粪便呈钡剂色。钡剂滞留在肠内时间过久可变硬引起肠梗阻或直肠内堵塞。钡灌肠：要求检查前排尽大便，必要时在检查前限制饮食，服泻剂或使用塞剂，或灌肠。当钡剂灌入后请患者忍住不让钡剂排出，才能完成检查，查毕应休息，用温水洗肛门等。B 型超声检查护理：检查肝脏不需特殊准备，检查胆囊、胰腺应空腹，并应排尿观察胆囊排空情况可用脂肪餐实验，准备炸鸡蛋。电子计算机 X 线体层摄影护理要求让患者检查前少食有渣和产气食物，作碘过敏实验，检查当日空腹，必要时用胃管抽尽胃内容物和积气。

第二节　慢性胃炎

一、疾病概述

【概念与特点】

慢性胃炎系胃黏膜的慢性炎症，胃黏膜层以淋巴细胞和浆细胞浸润为主。

本病十分常见，占接受胃镜检查患者的80% ~90%，慢性胃炎的发病率随年龄增加而增加，男性多于女性。慢性胃炎根据病变部位及发病机制可分慢性胃窦炎（B型胃炎）及慢性胃体炎（A型胃炎），B型胃炎主要与幽门螺杆菌感染有关，而A型胃炎主要由自身免疫反应引起。

发病机制尚未完全阐明，可能与物理、化学及生物性等有害因素长期反复作用于易感人体有关。

1. 食物与药物 浓茶、咖啡、油炸或辛辣食品及各种佐料，可促进胃液分泌，使原有胃炎者症状加重，但尚无引起慢性胃炎的直接证据。非甾体抗炎药如阿司匹林，可引起胃黏膜糜烂，糜烂愈合后可遗留慢性胃炎。

2. 吸烟与饮酒 严重吸烟者，慢性胃炎的发病率明显上升，每日吸烟20支以上的人，40%可发生胃黏膜炎症。慢性嗜酒者多有浅表性胃炎，若不戒酒，可发展成萎缩性胃炎，但也有资料证实饮酒与胃炎没有因果关系。

3. 幽门螺杆菌（helicobacter pylori，HP）感染 胃腔中有高浓度的胃酸存在，在这种酸性条件下，普通细菌很难生长。1983年澳大利亚两位学者由胃窦部分离出HP，此菌可抵御胃酸侵蚀，长期在胃窦部寄生。这与HP菌体内的尿素酶分解尿素产生氨，中和了胃酸，使菌体周围呈现局部中性环境有关。目前认为慢性胃炎最主要的病因是HP感染，研究表明慢性胃炎患者HP感染率为90%以上，其致病机制与以下因素有关：①HP呈螺旋状，具鞭毛结构，可在黏液层中自由活动，并与黏膜上皮紧密接触，直接侵袭黏膜；②HP代谢产物（如氨）及分泌毒素（如空泡毒素蛋白）可致炎症反应；③HP抗体可造成自身免疫损伤。

4. 免疫因素 胃黏膜萎缩伴有恶性贫血者80% ~90%患者血液内因子抗体为阳性，胃体萎缩性胃炎常可检测到壁细胞抗体（PCA），萎缩性胃炎常有细胞免疫功能异常，这些都说明胃炎特别是萎缩性胃炎的发生与免疫因素有关。

5. 十二指肠液反流 当幽门括约肌功能不全时，胆汁、胰液和十二指肠液反流入胃，削弱胃黏膜屏障功能，使胃黏膜遭受胃酸和胃蛋白酶的侵袭产生炎症。

6. 其他因素 遗传、缺铁性贫血、铅接触、放射线、其他细菌或肝炎病毒感染等。

慢性萎缩性胃炎多见于老年人，50 岁以上者发病率达 50% 以上，这可能与胃黏膜一定程度退行性病变及黏液拟黏膜屏障功能低下有关。慢性右心功能衰竭、肝硬化门静脉压均可致黏膜淤血，使新陈代谢受影响而发病。

【临床特点】

临床特点是病程迁延，大多无明显症状，而部分有消化不良表现，可有上腹部不适（以进餐后为甚），无规律的隐痛、嗳气、泛酸、烧灼感、食欲不振、恶心、呕吐等，少数可有消化道出血症状，一般为少量出血。A 型胃炎可以明显表现厌食和体重减轻，也可伴贫血，有典型恶性贫血发生时，可出现舌炎、舌萎缩周围神经病变如四肢感觉异常，特别是两足。

【辅助检查】

1. 胃液分析 目前常用的为五肽胃泌素试验。慢性浅表性胃炎与 B 型胃炎胃酸多为正常，少数可增高或降低（如大量 G 细胞消失时出现）。A 型胃酸降低甚至无基础胃酸，与腺体萎缩成正比。

2. 血清学检查 A 型胃炎血清胃泌素含量增高。血清中可测到抗壁细胞抗体（90%）和抗体内因子抗体（75%），维生素 B_{12} 水平明显降低。B 型胃炎血清胃泌素含量降低，血清 70% 测不到抗壁细胞抗体和抗体内因子抗体，存在者滴度低。

3. X 线钡餐造影 用气钡双重造影方法，可较清晰显示胃黏膜，但一般浅表性和萎缩性胃炎可无异常表现，因此，钡餐透视检查无异常，不能完全否定胃炎。严重萎缩性胃炎者，可见黏膜皱襞变细、减少，或结构紊乱。

4. 胃镜及活组织检查 胃镜及活组织检查是诊断胃炎最可靠的诊断方法。

（1）浅表性胃炎 病变以胃窦部为主，呈弥散性，也可呈局限性的黏膜充血、水肿，有时有糜烂、出血，黏膜呈红白相间或花斑状，黏液分泌增多，常有灰白色或黄白色渗出物。活组织检查可见炎性细胞浸润，胃腺体正常。

（2）萎缩性胃炎 病变呈弥漫性，也可为局限性。黏膜呈灰白色或苍白色，黏膜红白相间以白为主。皱襞变细、平坦，黏膜变薄而使血管分支透现。因病变分布不均，见高低不平。胃小凹上皮增生，使黏膜表现呈颗粒状或小结节状。活组织检查除炎性细胞浸润外，主要为腺体减少或消失。

活组织标本还可做 HP 检查，常用的有快速尿素酶试验，也可做 Giemsa

或 Warthin – Starry 染色寻找 HP。

【治疗原则】

主要采取消除病因，缓解症状，控制胆道细菌感染，防止胆汁反流，纠正低胃酸及短期抗菌治疗。有癌变的可采取手术治疗。总体来说，慢性胃炎的预后较为良好，绝大多数浅表性胃炎经积极治疗可痊愈，仅有少数发展为萎缩性胃炎。

二、主要护理问题

（1）舒适的改变——上腹饱胀不适、腹痛　与胃部病变有关。

（2）营养失调　与食欲不振、胃酸缺乏、消化不良有关。

（3）知识缺乏　与不会自我调节饮食、疾病难以控制、易复发等有关。

三、护理措施

1. 常规护理

（1）缓解身心不适　指导患者避免精神紧张，如可用转移注意力、做深呼吸等方法，以利于疼痛的缓解。急性发作时应卧床休息。护理人员应为患者创造安静、舒适的休养环境，保证患者充足的睡眠。慢性胃炎急性发作或伴有消化道出血时应卧床休息，及时了解并减轻各种焦虑，以解除患者的心理负担，并注意腹部保暖。

（2）饮食护理　饮食宜富有营养，易于消化，少量多餐，注意饮食卫生，纠正不良的饮食行为。进餐定时定量，避免吃生硬、油腻、辛辣等刺激性食物，忌暴饮暴食，饮烈性酒，吸烟以消除可能的致病因素。

2. 专科护理

（1）胃酸缺乏时的治疗　遵医嘱，可口服稀盐酸，胃酶合剂。急性发作不宜服稀盐酸，以免刺激胃黏膜，服用时应用吸管送至舌根部咽下，避免接触牙齿，服用后温开水漱口。

（2）可用针灸内关、合谷、足三里等穴位缓解疼痛，也可用热水袋热敷胃部，以解除痉挛，减轻疼痛。

（3）遵医嘱给患者进行灭菌治疗时，注意观察药物疗效及不良反应，如出现食物不振、恶心、呕吐、腹泻等不良反应，应报告医生，进行对症处理。

（4）鼓励患者晨起、睡前、进食前刷牙、漱口，保持口腔清洁。

3. 病情观察 观察并记录患者每日进餐次数、量、品种，以了解其摄入营养能否满足机体需要。

4. 健康指导 指导患者加强饮食卫生和强调规律进食，使生活规律化，去除病因。注意劳逸结合，保持身心健康，学会自我护理，定期复诊。

第三节 消化性溃疡

一、疾病概述

【概念与特点】

消化性溃疡主要是指发生在胃和十二指肠球部的慢性溃疡，也可发生于食管下端、胃空肠吻合口附近以及 Meckel 憩室，是由于胃、十二指肠黏膜的防卫因子削弱，攻击因子加强，使胃酸胃蛋白酶消化作用占优势，导致胃十二指肠慢性溃疡形成，其缺损超过了黏膜肌层。临床上胃溃疡（gastric ulcer，GU）和十二指肠溃疡（duodenal ulcer，DU）最常见，故通常所指的消化性溃疡是指 GU 和 DU。据我国资料，两者之比约为 3∶1。10% ~15% 的消化性溃疡无症状，以 GU 较为多见。DU 好发于青壮年。GU 的发病年龄较迟，平均晚 10 年。消化性溃疡的发作有季节性，秋冬和冬春之交远比夏季常见。

病因尚不完全明了。比较明确的病因为幽门螺杆菌感染及应用非甾体抗炎药。

1. 幽门螺杆菌（HP）感染 大量研究充分证明 HP 感染是消化性溃疡的主要病因。正常人十二指肠黏膜不能生长 HP，但如有胃上皮化生，则能生长。十二指肠黏膜的胃上皮化生，主要是胃酸和胃蛋白酶不断刺激所致，可为 HP 定居和感染创造条件，引起十二指肠球炎，削弱了黏膜抵抗力，然后在某种情况下发生溃疡。HP 的毒素、有毒性作用的酶和 HP 诱导的黏膜炎症反应均能导致胃十二指肠黏膜的损害。

2. 胃酸分泌过多 胃酸的存在是溃疡发生的决定因素，溃疡只发生于与胃酸相接触的黏膜，抑制胃酸分泌可使溃疡愈合，充分说明了胃酸的致病作用。最典型的例子是胃泌素瘤（gastrinoma），有过度的胃酸分泌破坏黏膜屏障，加强胃蛋白酶的消化作用，结果可在球后甚至空肠上段产生多发性顽固性溃疡。

3. 应用非甾体抗炎药（NSAID） 某些药物可引起胃十二指肠黏膜损害，其中以 NSAID 最为明显。临床研究表明，长期服用 NSAID 可诱发消化性溃疡、阻止溃疡愈合、增加溃疡的复发率和穿孔、出血等并发症的发生率。NSAID 损伤胃十二指肠黏膜的机制除了直接局部作用外，这类药物还能抑制环氧合酶（COX），使前列腺素合成减少，从而使胃黏膜对胃酸、胃蛋白酶的防御作用减弱，导致黏膜损害，溃疡形成。

4. 遗传因素 消化性溃疡患者一级亲属中的发病率明显高于对照人群，统计资料表明单卵双生儿患相同类型溃疡患者占 50%。遗传素质是发病因素之一。O 型血者十二指肠溃疡的发病率较其他血型高 30% ~40%，近年来研究发现 O 型血者细胞表面的黏附受体有利于 HP 的定植，提示 O 型血者消化性溃疡家族聚集现象与 HP 感染环境因素有关，而不仅仅是遗传起作用。

5. 胃黏膜防御机制受损 正常情况下，各种食物的理化因素和酸性胃液的消化作用均不能损伤胃黏膜而导致溃疡形成，是由于正常胃黏膜具有保护功能，包括胃黏膜屏障完整性、丰富的黏膜血流、快速的细胞更新和修复、前列腺素、生长因子作用等，任何一个或几个因素受到损伤，保护性屏障便遭到破坏。

6. 环境因素 本病发病有显著的地理环境差异和季节性，长期吸烟者本病发病率显著高于对照人群，这是由于烟草能使胃酸分泌增加，血管收缩，抑制胰液和胆汁的分泌而减弱其在十二指肠内中和胃酸的能力，导致十二指肠持续酸化；使幽门括约肌张力减低，胆汁反流，破坏胃黏膜屏障。因此，长期大量吸烟不利于溃疡的愈合，容易复发。

7. 精神因素 心理因素可影响胃液分泌，如愤怒使胃液分泌增加，抑郁则使胃液分泌减少。火灾、空袭、丧偶、离婚、事业失败等因素所造成的心理影响，往往可引起应激性溃疡，或促发消化性溃疡急性穿孔。

【临床特点】

（1）腹痛　为本病的主要症状。胃溃疡的疼痛部位多位于剑突下正中或偏左，十二指肠溃疡常在上腹偏右。疼痛性质可为钝痛、灼痛、胀痛甚至剧痛，或呈饥饿样不适感。十二指肠溃疡的患者约2/3的疼痛呈节律性：早餐后1～3小时开始出现上腹疼痛，持续至午餐后才缓解，午餐后2～4小时又出现疼痛，进食缓慢，亦称空腹痛，约半数有午夜痛，患者常被痛醒。如此状况持续几周，并可反复发生。胃溃疡也可出现规律性疼痛，但餐后出现较早，亦称餐后痛，午夜痛可出现，但较十二指肠溃疡少。部分患者无上述典型疼痛，而仅表现为无规律性、较含糊的上腹隐痛不适，可因并发症的发生，疼痛的性质、程度、节律也随之发生改变。

（2）其他　常有泛酸、嗳气、恶心、呕吐等胃肠道症状，也可有失眠、多汗、脉缓等自主神经功能失调的表现。少数患者首发症状可以是呕血和排黑粪。

【辅助检查】

1. 实验室检查

（1）幽门螺杆菌检测　幽门螺杆菌的检测是消化性溃疡的常规检查项目。检查方法可分为侵入性和非侵入性。侵入性检查需在胃镜下钳取胃黏膜活组织进行检查，快速尿素酶是侵入性试验中首选的方法，操作简便，费用低。非侵入性试验主要有^{13}C或^{14}C尿素呼气试验（$^{13}CUBT$或$^{14}CUBT$）和血清学试验等。

（2）胃液分析　GU患者胃酸分泌正常或稍低于正常；DU患者则常有胃酸分泌过高，但也只见于1/4～1/3病例，以基础分泌（BAO）和夜间分泌五肽胃泌素刺激的最大酸排量（MAO）为明显，其余则在正常偏高范围。胃液分析多用五肽胃泌素刺激法，因所得胃酸值与正常人多有重叠，故已不作常规应用。

（3）血清胃泌素测定　消化性溃疡时血清胃泌素较正常人稍高，DU患者餐后应答可较正常人为强，但诊断意义不大。故不应列为常规。但如怀疑有胃泌素瘤，应做此项测定。

（4）血常规检查　如伴有消化道出血，则有血红蛋白下降。

（5）大便隐血检查　应素食3日后收集大便检查隐血，以了解溃疡有无活动。现有采用人血红蛋白单克隆抗体检查法，无须素食，检查更为准确而特异。

2. 特殊检查

（1）胃镜及活检　为确诊本病的主要方法，可见圆形、椭圆形或线形的溃疡，边缘光滑，由灰白色或灰黄色苔所覆盖，周围黏膜充血、水肿，病理证实为良性溃疡。

（2）X线钡餐检查　气钡双重对比造影可以清楚显示龛影及周围黏膜情况，亦可根据检查时压痛、痉挛及激惹等间接征象协助判断，但效果远较胃镜为差，主要用于有胃镜检查禁忌证或不愿做胃镜者。

【治疗原则】

消除症状，促进溃疡愈合，防止复发，预防和避免并发症的发生。治疗消化性溃疡的策略是减少侵袭因素，增强胃、十二指肠黏膜的防御能力。

二、主要护理问题

（1）疼痛　与胃酸、胃蛋白酶的分泌过多有关。

（2）营养失调，低于机体需要量。

（3）医护合作性问题——消化道出血、穿孔、幽门梗阻、癌变　与长期消化不良有关。

三、护理措施

1. 常规护理

（1）缓解躯体不适　观察腹痛的部位、性质与饮食、服药的关系，与患者家属共同探讨发生疼痛的诱因和生活注意事项，及时给予相应的处理，疼痛剧烈时卧床休息。日常生活应有规律，避免过度劳累，保证充足的睡眠。

（2）心理护理　长期心理应激状态，使胃黏膜损害因素增加，则保护因素削弱，因此心理护理对胃溃疡患者十分重要。护士应经常与患者接触，向患者说明本病规律及治疗效果，增强其对治疗的信心，指导患者保持乐观情绪和松弛技巧，采取分散注意力的措施，尽可能满足护理需要。

（3）摄取合理营养　有效的饮食能促进溃疡愈合。①选择营养丰富，易消化食物。②忌刺激性食物，食物温度适宜，过冷、过热的食物也会刺激胃黏膜。③进餐规律，少量多餐，每日 4 ~5 次，定时进餐，充分咀嚼。

2. 专科护理

消化性溃疡患者生活应有规律，注意劳逸结合，疾病活动期或有并发症时需要绝对卧床休息。观察、预防和处理并发症。教患者识别溃疡复发、出血的症状和体征，包括疼痛、头晕、呕血、黑粪、苍白、虚弱等以便及时就诊。

3. 病情观察

（1）规则治疗 1 个月应复查胃镜。停药物有条件者定期复查胃镜，停药或服药期间出现呕血、便血、突发的上腹疼痛应随时就诊。

（2）根据医嘱给患者进行药物治疗，并注意观察药效及不良反应。抗酸药如氢氧化铝凝胶等，应在饭后 1 小时和睡前服用。抗酸药乳剂给药前要充分摇匀，服用片剂时应嚼服。抗酸药与奶制品相互作用可形成络合物，要避免同时服用。酸性的食物及饮料不宜与抗酸药同服；H_2 受体拮抗剂药物应在餐中或餐后即可服用，也可把 1 日剂量在夜间服用，但不能与抗酸药同时服用。静脉滴注时，要注意控制速度，速度过快可引起低血压和心律失常。用药期间注意监测肝、肾功能和血象。

第四节　胃　癌

一、疾病概述

【概念与特点】

胃癌是胃上皮来源的恶性肿瘤，在我国不少地区属最常见的恶性肿瘤。多年研究发现环境因素中，饮食因素与疾病发生关系密切。亚硝胺类化合物、苯并芘、霉变食物中真菌毒素为公认的致癌物质，而新鲜水果、蔬菜、蛋白质则可降低胃癌危险性。研究发现，幽门螺杆菌（HP）与活动性胃炎的密切关系，提示在胃炎到胃癌的进程中仍起重要作用。由于萎缩性胃炎、恶性贫血、胃息肉、胃溃疡、残胃等都可能经肠腺化生、异型增生而致癌变，故称为癌前状态。

在正常情况下，胃黏膜上皮细胞增殖和凋亡保持动态平衡，一旦失控，多个癌基因被激活而抑癌基因被抑制，则可能逐渐导致癌的形成。胃癌的病因尚未阐明，目前认识到有多种因素共同参与胃癌的发病。

1. 环境因素 环境因素与胃癌的发生有密切关系。日本是胃癌高发国家，日本移民到美国，其后代胃癌发病率明显下降。一般认为寒冷潮湿地区、泥炭土壤及石棉矿地区的居民发病率高；也有人认为某些化学元素及微量元素比例失调与胃癌发生有关，胃癌高发区水土中含硒、镍、钴、铜、较高。

我国胃癌的发病率在不同地区差别也相当悬殊，死亡率高的青海（40.62/10 万）与死亡率低的广西壮族自治区（5.16/10 万）之间，相差7.9 倍。

2. 饮食因素 食品加工、贮存或烹饪的方法对胃癌发生有影响。流行病学家指出，长期吃霉变食品（含黄曲霉素）、油炸食品（含多环碳氢化合物）、熏制食品（含3，4－苯并芘）、腌菜咸肉（含亚硝酸盐）、腐烂鱼类及高盐饮食可增加胃癌发生的危险性。因熏制的食物中有相当高的多环烃类物质，有致癌作用。多吃新鲜蔬菜、水果、乳制品、蛋白质及维生素 C 等则会降低危险性。

3. 遗传因素 胃癌的家族聚集现象以及可发生于同卵孪生儿，支持了遗传因素对胃癌的发病亦起重要作用的观点。而更多学者认为遗传因素使致癌物质对易感者更易致胃癌。

4. 幽门螺杆菌感染 1994 年世界卫生组织属下的国际癌肿研究机构（IARC）宣布 HP 是人类胃癌的第Ⅰ类（肯定的）致癌原。HP 具有粘附性，其分泌的毒素有致病性，引起胃黏膜病变，由活动性浅表性炎症发展为萎缩、肠化与不典型增生，在此基础上易发生癌变。HP 还是一种硝酸盐还原剂，具有催化亚硝化作用而起到致癌作用。

5. 癌前病变和癌前状态 如慢性萎缩性胃炎、腺瘤型胃息肉、残胃炎等癌前病变及胃黏膜肠化与不典型增生等癌前状态均易发生癌变。

【临床特点】

早期胃癌多无症状，也无体征，多在胃镜普查时发现。常见症状：上腹疼痛、不适、呕吐、吞咽困难、呕血、黑粪，晚期可出现全身症状，如消瘦、贫血、精神萎靡，中、晚期胃癌的体征以中、上腹压痛为最常见，1/3 患者可在上腹部扪及肿块，肝脏因肿瘤转移而肿大，质硬表面不规则，晚期亦可有黄疸、腹水。

【辅助检查】

1. 实验室检查

（1）大便隐血　约半数患者呈反复阳性。

（2）红细胞沉降率（血沉）　约 2/3 患者增速。

（3）胃液分析　约 20% 无酸，其余呈低酸或酸度正常。

以上三项检查越是早期，则阳性率越低，因而不能认为结果正常即可排除本病。

（4）其他实验室检查　多种免疫检查如癌胚抗原（CEA）、甲胎蛋白（AFP）等对胃癌诊断的特异性均不高。进展期患者血清中 CA50、CA125、CA19－9 等肿瘤标记物水平常明显增高，与病灶大小呈部分相关。

2. 特殊检查

（1）上消化道钡餐检查　常见：①充盈缺损；②腔内龛影，溃疡直径通常 >2.5cm，外围并见新月形阴影，边缘不齐，附近黏膜皱襞粗乱、中断或消失；③狭窄与梗阻。近年来由于 X 线检查方法改进，使用双重对比摄影法等，可以观察到黏膜皱襞间隙所存在的微细病变，因而能够发现多数的早期胃癌。

（2）胃镜及胃黏膜活检细胞学检查　是胃癌诊断的重要依据，活检病理检查更是胃癌诊断的惟一最直接的指标。对溃疡性病变，尽管胃镜肉眼下如溃疡较大，溃疡周围隆起结节性病变均可作为胃癌的诊断依据，但有时需多块溃疡口内侧边缘的活检方能确诊。

（3）胃脱落细胞学检查　对胃癌诊断亦有帮助。

【治疗原则】

早期选择外科手术治疗，进展期实施内、外科综合疗法。注意营养补充、纠正贫血，注意维持水、电解质及酸碱平衡，预防感染。如有上消化道出血，则应予以补液、止血、补充血容量等治疗。

二、主要护理问题

（1）舒适的改变——上腹疼痛、不适　与胃部病变有关。

（2）营养失调，低于机体需要量　与呕吐、吞咽困难有关。

（3）知识缺乏　与不会自我调节饮食、疾病难以控制，有潜在并发症如出血、梗阻、倾倒综合征等有关。

三、护理措施

1. 常规护理　保持安静、整洁和舒适的环境，有利于睡眠和休息。早期胃癌患者，经过治疗后可从事一些轻工作和锻炼，应注意劳逸结合。中晚期胃癌患者需卧床休息，以减少体力消耗。做好生活护理和基础护理，使患者能心情舒畅地休息治疗。

2. 专科护理

（1）教患者缓解疼痛的方法，如转移，当患者注意力转移时，对疼痛的敏感性可降低，为患者提供舒适的环境，保证患者休息。

（2）及时了解患者的需要，给予精神上的支持，以提高患者对疼痛的耐受能力。

（3）按医嘱进行化学药物治疗，以抑制杀伤癌细胞，使疼痛减轻，病情缓解。

（4）贲门癌有吞咽困难者，中、晚期患者应按医嘱静脉输入高营养物质或鼻饲，以维持机体代谢的需要。

（5）幽门梗阻时，可行胃肠减压，同时遵医嘱静脉补充液体。

（6）做好精神护理，树立正确对待疾病的观念，积极配合治疗。

（7）有癌前病变情况者，应定期检查，以便做到早期诊断、早期根治。

3. 病情观察　注意观察疼痛的特点，遵医嘱给予相应的止痛药，或采用患者自控镇痛（PCA）法。

4. 健康指导

(1) 指导患者保持乐观态度，情绪稳定，养成锻炼身体的习惯，以增强机体抵抗力，以积极的心态面对疾病。

(2) 饮食应以合乎患者口味，又能达到身体基本热量的需求为主要目标。给予高热量、富含蛋白质、易消化的食物。忌油腻、辛辣、硬固和粗纤维食物。

第五节 溃疡性结肠炎

一、疾病概述

【概念与特点】

溃疡性结肠炎是一种原因不明的慢性结肠炎症，病变主要位于直肠与结肠远端，可向近端扩展，甚至累及整个结肠。病程漫长，病情轻重不一，常反复发作，可见于任何年龄，但以20~30岁的年轻人最为多见。近年来，我国非特异性溃疡性结肠炎的发病率呈增多趋势。

原因不明，但其发病可能与下列因素有关。

1. 遗传因素 单卵双胎可同患本病，发病率为6%~16%，而双卵双胎为0~5%。白人的发病率为黑人的3倍，犹太人为非犹太人3~5倍。Farmer等调查316例溃疡性结肠炎者，29.4%有家族史，50例为一级家属。

2. 感染因素 溃疡性结肠炎的病理变化和临床表现与结肠感染性疾病如细菌性痢疾等相似。一般认为如有感染存在，可能是本病的继发病变。

3. 免疫因素 目前认为免疫因素可能是该病的主要发病原因，有如下证据：①研究证明，细胞成分如中性粒细胞、巨噬细胞、肥大细胞、T和B淋巴细胞等参与了肠黏膜的免疫炎症反应，它们释放出的抗体、细胞因子、炎症递质引起组织破坏及炎症性病变；②本病患者血清中能检出抗结肠上皮抗体，患者大肠组织中也曾分离出作用于肠黏膜上皮的抗体，病变肠黏膜大量浆细胞浸润及免疫复合物沉积；③利用免疫荧光技术可以在患者结肠黏膜的固有膜中发现IgG、补体及免疫复合物的存在；④患者常伴有关节炎、结节性红斑、虹膜睫状体炎、顽固性口腔溃疡、自身免疫性溶血性贫血、系统性红斑狼疮等肠外自身免疫性疾病。

一般认为，患者由于遗传等方面存在的某些缺陷，改变了肠黏膜的正常防御屏障功能，使得一些不易通过正常肠黏膜、对正常人无害的肠道共生菌群及食物等抗原，可以进入肠黏膜，从而引起一系列的特异性免疫反应。

4. 环境因素 本病在社会经济较发达的国家发病率较高。随着经济的发展，我国也呈现上升趋势，而且暴发性病例屡有报道。社会经济地位较高、室内工作及平时活动较少的人群中发病率高，而贫困地区、体力劳动者中发病率低。随着环境条件的改善，人们接触致病菌的机会减少，婴儿期肠黏膜缺乏足够微生物刺激，削弱黏膜屏障防御作用，黏膜中 IgA 减少，以致针对病原菌不能产生有效的免疫应答。流行病学调查显示，行阑尾切除术后溃疡性结肠炎发病率下降，目前机制尚不清楚。

【临床特点】

多为慢性起病，偶有急性起病者。病程呈慢性经过，常表现为发作期与缓解期交替出现，可因饮食失调、精神刺激、过度劳累而诱发或使病情加重。

1. 消化系统表现

（1）腹泻 腹泻是溃疡性结肠炎的常见症状。炎症使肠黏膜分泌增加，肠道蠕动加快，肠内水、钠吸收障碍，表现为糊状或稀水样便，由于黏膜糜烂及溃疡形成，可伴有黏液便或脓血便，病变累及直肠者可仅有血便，并伴里急后重或排便不尽感，少数患者可腹泻与便秘交替出现。大便次数轻者每日 3 ~4 次，重者十余次甚至更多，一般每次排便量不多。

（2）腹痛 下腹部或左下腹部轻、中度腹痛，表现为隐痛、钝痛、胀痛、偶有绞痛，有腹痛—便意—便后缓解的规律。轻度或缓解期患者可无腹痛或仅有腹部不适。

（3）里急后重 因直肠炎症刺激所致。常有骶部不适。

（4）其他 有上腹饱胀不适、嗳气、恶心、呕吐等。

2. 全身症状 一般体温正常，可有轻度贫血。急性期可有发热。重症时出现全身毒血症，水、电解质、维生素、蛋白质等从肠道丢失致体重减轻，体力下降。偶尔出现恶心、呕吐、纳差等。

【辅助检查】

1. 实验室检查

（1）血液检查 可有贫血、白细胞计数增高及血沉增快。

（2）粪便检查 黏液脓血便，显微镜检查有红、白细胞及脓细胞。反复检查无特异病原体发现。

2. 特殊检查

（1）结肠镜检查 最有价值，可明确病变范围及严重程度，通过肉眼观察及黏膜活检还可做出诊断并与其他疾病鉴别。内镜下可见病变黏膜充血、水肿，血管纹理模糊不清或消失，表面呈颗粒状，脆性增加，触之易出血，常有糜烂及溃疡。严重者溃疡可融合成片，表面附着黏液或脓性分泌物。重症患者做此检查应慎防结肠穿孔。因本病多位于直肠、乙状结肠，故病变范围局限者直肠乙状结肠镜检查即可明确诊断。

（2）X 线钡剂灌肠检查 X 线钡剂灌肠检查是溃疡性结肠炎诊断的主要手段。气钡双重对比造影有利于观察黏膜状况，明显优于单纯钡剂造影。急性期因黏膜充血、水肿，可见黏膜呈颗粒样改变，呈“雪花点”征，随着病变进展，黏膜发生糜烂、溃疡，钡灌肠表现为黏膜颗粒粗大，在此基础上，肠壁边缘轮廓线变粗呈毛刺状或锯齿状。有假息肉形成时可见圆形、卵圆形充盈缺损。肠壁纤维组织增生时，可见结肠袋消失、肠腔变窄、肠壁变硬呈铅管状。重症及暴发型患者宜做此检查，以免引起中毒性巨结肠或促使病情恶化。

【治疗原则】

采取内科治疗、控制急性发作，维持缓解，防治并发症。掌握好分级、分期、分段治疗的原则，参考病程和过去治疗情况确定治疗药物、方法及疗程，尽早控制病情，防止复发。

二、主要护理问题

（1）舒适的改变——腹痛 与结肠病变有关。

（2）营养失调，低于机体需要量 与长期腹泻有关。

（3）有体液不足的危险 与长期腹泻有关。

（4）焦虑 与病程长、易反复有关。

（5）知识缺乏 与病程长、缺乏自我保健知识有关。

三、护理措施

1. 常规护理

（1）缓解疼痛　①遵医嘱给药。②舒适的体位。③指导患者使用放松术，并与营养师协调，调整合理的饮食。

（2）合理的饮食　①给予高热量、富含蛋白质、低渣饮食，以促进热量吸收。②急性期禁食，给予足够的静脉营养。③保持室内空气新鲜，提供良好的进餐环境。④遵医嘱补充维生素，保证足够热量。⑤准备所喜欢的食物，遵医嘱给予止泻药。

2. 专科护理

（1）向患者解释情绪波动是本病起因或加重的诱因。应保持乐观积极情绪配合治疗。

（2）在患者情况许可时，可参加适当的活动分散注意力，使其自己能控制情绪，调节心理状态。

3. 疾病观察

（1）解痉剂在使用时应掌握其不良反应，注意有无诱发结肠扩张。

（2）患者不可以随意自行更改药物或随便加减药量，特别是激素类药物。

（3）不宜使用强烈的止泻药，以免诱发本病。

（4）注意保持局部清洁，长期卧床者，特别强调臀部护理。

4. 健康指导

（1）饮食合理　给予富含蛋白质、多种维生素、柔软、低渣纤维的饮食，少量多餐，避免食用冷的、刺激性的、易产生过敏反应的食物。

（2）活动病　重者、体质衰弱者应卧床休息，保证睡眠；轻者应鼓励患者参加一般的轻工作，生活应有规律，注意劳逸结合。

（3）如有腹痛、腹泻、食欲下降、消瘦等症状应随时复查。

（4）避免精神过度紧张焦虑，避免因压力过大使高级神经功能紊乱，进而加重病情。

第六节 上消化道出血

一、疾病概述

【概念与特点】

上消化道出血是指屈氏韧带以上的消化道，包括食管、胃、十二指肠、胰、胆等部位的出血，其临床表现为不同程度的呕血和黑粪。上消化道大出血是指在数小时内失血量超过1000ml或循环血量的20%以上，常伴有急性周围循环衰竭。它是临床常见的急症之一，应及时诊断，积极合理治疗。

消化道出血可因消化道本身的炎症、机械性损伤、血管病变、肿瘤等因素引起，也可因邻近器官的病变和全身性疾病累及消化道所致。临床上最常见的上消化道出血病因是消化性溃疡、食管胃底静脉曲张破裂、急性糜烂出血性胃炎和胃癌，这些病因占上消化道出血的80%～90%。按消化道解剖位置分述如下。

1. 食管疾病 食管炎（反流性食管炎、食管憩室炎）、食管溃疡、食管肿瘤、食管贲门黏膜撕裂症、器械检查或异物引起损伤、放射性损伤、强酸和强碱引起化学性损伤。

2. 胃、十二指肠疾病 消化性溃疡、急慢性胃炎（包括药物性胃炎），胃黏膜脱垂、胃癌、急性胃扩张、十二指肠炎、残胃炎、残胃溃疡或癌；还有淋巴瘤、平滑肌瘤、息肉、肉瘤、血管瘤、神经纤维瘤、膈疝、胃扭转、憩室炎、钩虫病、杜氏（Dieulafoy）病等。

3. 门静脉高压 食管胃底静脉曲张破裂出血、门静脉高压性胃病、门静脉炎或血栓形成的门静脉阻塞、肝静脉阻塞。

4. 上消化道邻近器官或组织的疾病

（1）胆管出血 胆管或胆囊结石、胆管蛔虫症、胆囊或胆管癌、肝癌、肝脓肿或肝血管病变破裂。

（2）胰腺疾病累及十二指肠 胰腺脓肿、胰腺炎、胰腺癌等。

（3）胸或腹主动脉瘤破入消化道。

（4）纵隔肿瘤或脓肿破入食管。

5. 全身性疾病在胃肠道表现出血

（1）血液病　白血病、再生障碍性贫血、血友病等。

（2）尿毒症。

（3）结缔组织病　血管炎。

（4）应激　严重感染、手术、创伤、休克、肾上腺糖皮质激素治疗及某些疾病，如脑血管意外、肺源性心脏病、重症心力衰竭等引起的应激性溃疡和急性糜烂出血性胃炎等。

（5）急性感染性疾病　流行性出血热、钩端螺旋体病等。

【临床特点】

呕血、黑粪，常伴有出血容量减少引起的急性周围循环衰竭。当失血量在短期内超过全身总量的25%时，会出现心跳加快、血压下降、引起头晕、心悸、出冷汗、口渴、精神萎靡、意识模糊甚至由于灌注量不足引起休克等症状。

【辅助检查】

1. 实验室检查

（1）血象、血细胞比容　上消化道大出血后均有急性失血性贫血。出血6～12小时后红细胞数、血红蛋白量及血细胞比容下降，白细胞计数升高，止血后2～3日白细胞降至正常。肝硬化、食管胃底静脉曲张破裂出血，由于常伴脾功能亢进，白细胞增高不明显，甚至白细胞与血小板计数偏低。

（2）便常规及粪便隐血试验　肉眼见柏油样便，若出血量较少仅见粪便隐血试验阳性。

（3）肝功试验，肝功试验异常有助于肝硬化的诊断。血胆红素定量增高，应考虑胆管疾病、肝硬化、壶腹部肿瘤等。

2. 特殊检查

（1）胃、十二指肠镜检查　胃、十二指肠镜检查对明确上消化道出血病因和部位极其重要。为及时诊断，多主张出血后24～48小时内进行紧急内镜检查。为进一步明确病变性质，可经内镜直视下取活组织检查，做出相应的病理诊断，并可进行内镜止血治疗。

（2）X线检查

钡餐检查：在出血期间做此检查可加重出血，如检查过迟。一些病变如浅小的消化性溃疡或急性胃黏膜病变可短期内愈合而不被发现，故应选择适宜时机，最好在出血停止或病情稳定数日后进行。上消化道气钡双重造影可观察黏膜相，能发现细小病变。

选择性动脉造影：上消化道出血，胃、十二指肠镜检查无异常发现，而仍有活动性出血者，可采用肠系膜上动脉造影确诊，并可经动脉插管注入垂体加压素进行止血。

逆行胰、胆管造影：对胆管、胰腺出血的诊断有帮助。

经皮穿刺门静脉造影：可显示门静脉高压所致胃左静脉、食管静脉曲张程度并可同时进行栓塞治疗。

（3）B 超检查　B 超检查有助于胰、胆管出血的诊断与鉴别。

【治疗原则】

控制出血，预防循环衰竭。上消化道大出血常导致周围循环衰竭而危及患者生命，应积极抗休克、迅速补充血容量以维持生命体征的平稳，为其他的治疗措施提供时间。

二、主要护理问题

（1）潜在并发症

①消化道出血　与溃疡或食管胃底静脉曲张破裂出血有关。

②肝性脑病　与消化道出血后氨中毒有关。

（2）恐惧　与出血有关。

（3）有感染的危险　与肠道内积血有关。

（4）生活自理能力缺陷　与失血后头晕、乏力、心悸有关。

三、护理措施

1. 常规护理

（1）安慰患者，使之卧床，尽量保持镇静。呕血者抬高床头 10°～15°或保持患者头侧位，防止血液吸入呼吸道。

（2）迅速建立静脉通道，宜选择粗大血管，根据生命体征适当加快补液速度，在心率、血压基本平稳后可减慢速度，以免补液量大引起肺水肿或再次出血。补液过程中注意晶体和胶体的搭配。

（3）监测生命体征，观察患者神志，嘱其禁食、禁水。有条件者立即给予床旁心电、血压、血氧监测。认真记录24小时出入量。监测血常规、肝、肾功能及粪便潜血结果，注意患者肠鸣音是否活跃。

2. 专科护理

（1）备好抢救车、负压吸引器、麻醉机、三腔两囊管等各种抢救仪器。

（2）进一步明确是否消化道出血，需与鼻出血、吞咽血液、咯血及服用某些药物所致的黑粪相鉴别。

（3）初步估计出血量　出血约20ml时，便潜血试验可为阳性；出血达50～70ml时，可表现为黑粪；出血量为1000ml时，粪便为鲜红色，潜血可持续1周阳性，黑粪可持续1～3日。

（4）遵医嘱正确使用止血药及各种抢救用药，必要时输全血。

（5）及时清理患者的呕吐物或黑粪，以减少不良刺激。随时开窗通风，保持空气清新。床单位整洁。

（6）如果需要做内镜下止血或下三腔两囊管或手术治疗，则应做好相应准备。

3. 健康指导

（1）注意保暖，加盖棉被。

（2）出血活动期应禁食、禁水。出血停止3～4日后，可先吃冷流质饮食。进食后未再出血可逐步过渡，忌饱餐、热饮、坚硬及刺激食物。溃疡病者遵循溃疡病饮食原则，肝硬化、食管胃底静脉曲张者遵循静脉曲张饮食原则。

第七节　肝硬化

一、疾病概述

【概念与特点】

肝硬化是一种常见的由不同病因长期或反复作用造成的以肝组织弥漫性纤维化、假小叶和再生结节形成为特征的慢性肝病。临床有多系统受累，以肝功能损害和门静脉高压为主要表现，晚期易并发消化道出血、肝性脑病、继发感染等。

一般在临床上可按病因分为：①血吸虫性肝硬化；②肝炎后肝硬化；③营养性或酒精性肝硬化；④胆汁性肝硬化；⑤心源性肝硬化；⑥铁或铜代谢障碍引起的代谢性肝硬化；⑦原因不明的肝硬化等。按病理形态亦可分为：①小结节型，结节 $<1cm$；②大结节型，结节 $>1cm$，可达 5cm，大小不等；③混合型；④不完全分隔型。

【临床特点】

肝功能代偿期：症状较轻，缺乏特征，乏力、食欲不振出现较早，较突出；其次有消化不良、恶心、厌食、腹胀、肝区不适等表现，上述症状多呈间歇性，经适当休息或治疗可缓解。

肝功能失代偿期：随着病程发展，上述症状加重，出现肝功能减退和门静脉高压的表现，并可出现各种并发症。

1. 肝功能减退的临床表现

（1）全身表现　有消瘦、乏力、精神不振、舌炎、夜盲、营养不良、不规则低热等症状。还可见皮肤干枯、面色黝黯无光泽及水肿等。

（2）消化道症状　食欲不振、胃肠胀气、恶心、呕吐、腹泻，晚期出现中毒性鼓肠。以上症状是由于肝硬化门静脉高压时胃肠道淤血，消化吸收障碍及肠道菌群失调等所致。半数患者有轻度黄疸，少数可出现中、重度黄疸。

（3）出血倾向及贫血　常表现为鼻衄、齿衄、皮肤黏膜出血、消化道出血，出血是由于肝功能减退，合成凝血因子减少、脾功能亢进引起。贫血是由胃肠道失血和脾功能亢进等因素所致。

（4）内分泌失调　肝功能减退对雌激素、醛固酮和抗利尿激素的灭活功能减弱，使这些激素在体内蓄积增加，雌激素增多，通过负反馈，抑制垂体－性腺轴、垂体－肾上腺轴的功能，导致雄激素减少。雌激素增多出现蜘蛛痣、肝掌等。性激素失衡多表现为男性性欲减退、睾丸萎缩、毛发脱落、乳房发育，女性月经不调、闭经、不孕等。醛固酮增多使钠重吸收增加，抗利尿激素增加致水重吸收增多，尿量减少，水与钠的潴留产生水肿，也是腹水形成的重要因素。肾上腺皮质功能减退则皮肤色素沉着。

2. 门静脉高压的临床表现

（1）脾大　门静脉内压增高，致脾脏充血肿大，继发脾功能亢进，血中白细胞、红细胞及血小板减少。肿大的脾脏可在左肋弓下触及，少数患者可增大致脐。当上消化道出血后，脾脏常能缩小。若发生脾周围炎时，出现左上腹隐痛或胀痛。

（2）侧支循环的建立和开放　肝硬化出现门静脉高压，超过200mmH_2O时，消化道及脾脏回心血流经肝受阻，导致侧支循环的建立。对诊断门静脉高压有特殊意义。重要的侧支循环有：①食管下段和胃底静脉曲张，为门静脉系的胃冠状静脉与腔静脉系的食管静脉、肋间静脉、奇静脉等开放形成。黏膜下曲张的静脉缺乏良好的保护，常因破裂出血而发生呕血、黑粪及休克等症状。②腹壁和脐周静脉曲张，门静脉高压时脐静脉重新开放并扩张，与副脐静脉、腹壁静脉等沟通，形成以脐为中心的静脉曲张。③痣核形成，为门静脉系的直肠（痔）上静脉与腔静脉系的直肠（痣）中、下静脉吻合、扩张、形成痣核，破裂时引起便血。

（3）腹水　是肝硬化最突出的表现。大量腹水时，腹部膨隆，腹壁皮肤张紧发亮，状如蛙腹，有时腹压显著增高可发生脐疝，由于横膈抬高可出现端坐呼吸。腹水的产生与下列因素有关：①门静脉压力增高使其所属腹腔脏器毛细血管滤过压增高，促使血浆外渗而形成腹水。②肝功能减退，使白蛋白合成障碍，血浆白蛋白浓度降低，胶体渗透压下降，致血浆外渗。③继发性醛固酮和抗利尿激素增多，引起钠和水的重吸收增加。④肝淋巴液生成过多，由肝包膜表面和肝门淋巴管渗出至腹腔。

【辅助检查】

1. 实验室检查

（1）血常规　可有轻重不等的贫血，有呕血和（或）黑粪者红细胞及血红蛋白明显下降，脾功能亢进者，血红蛋白、白细胞计数及血小板均减少。

（2）尿、粪常规　有黄疸时尿中可出现胆红素和尿胆原增加；有呕血和（或）黑粪者，大便隐血试验阳性。

（3）肝功能检查　代偿期一般正常或轻度异常，而失代偿期，血清总胆红素和结合胆红素均有升高，氨基转移酶轻至中度升高。总胆固醇常低于正常，白蛋白降低，球蛋白增高，白蛋白、球蛋白比值倒置，蛋白电泳示白蛋白减少，γ-球蛋白增高。

（4）血凝常规　凝血时间有不同程度延长。

（5）腹水检查　一般为漏出液：腹水淡黄清亮，比重低于1.018，Rivalta反应阴性，蛋白质定量30g/L以下，白细胞计数常小于1×10^{9}/L。

（6）血免疫功能测定　血清免疫球蛋白IgG、IgA、IgM常增高，一般以IgG增高最为显著。

（7）血清肝炎标志物检测　如为病毒性肝炎所致，则乙型或丙型等肝炎病毒标志阳性。

2. 特殊检查

（1）腹部B超　早期可见肝脏非特异性改变，肝实质呈不规则的点状回声，晚期则肝实质回声不均匀的增强，表面不光滑，有结节状改变，肝左叶增大，右叶萎缩，尾叶增大。有腹水时可见液性暗区。多普勒超声能定量检测门静脉的血流速度、血流量以及向肝血流或离肝血流的情况，有助于判断预后。

（2）X线上消化道钡餐　食管静脉曲张时可见蛔虫样或蚯蚓状充盈缺损，胃底静脉曲张时可见菊花样充盈缺损。

（3）胃镜　可直接窥见静脉曲张的部位和程度，有时见曲张静脉呈蓝色征或红色征提示近期有出血的可能。

（4）腹部CT和MRI　可显示早期肝大，晚期肝左、右叶比例失调，肝表面不规则、腹水等，并对肝占位的鉴别诊断有较大价值。

（5）腹腔镜检查　可直接观察肝外形、表面、色泽边缘等改变，并可在直视下对病变处做活组织检查，对明确肝硬化的病因及鉴别肝硬化、慢性肝炎、原发性肝癌很有帮助。

（6）肝穿刺活检　若发现假小叶形成，则可确定本病诊断，一般此项检查仅在上述检查难以肯定诊断时进行。

【治疗原则】

本病尚无治疗方法，关键是早期诊断，针对病因加强一般治疗，缓解病情及延长其代偿期。失代偿患者主要是对症治疗，改善肝功能，防治并发症。

二、主要护理问题

（1）个人应对无效　与病程漫长、症状复杂多变、易产生悲观情绪有关。

（2）营养失调，低于机体需要量　严重肝功能损害使血氨升高，能量代谢障碍造成食欲不振、恶心、呕吐和疲倦等现象；肝细胞代谢功能差导致营养不良、贫血的现象。

（3）体液过多　与门静脉压力增高、低蛋白血症等因素引起腹水的发生有关。

（4）有体液不足的危险（体液和电解质不平衡）　与肝功能减退和门静脉高压引起的腹水、水肿、体液潴留（导致低钠血症）、低钾血症等电解质代谢紊乱有关。

三、护理措施

1. 常规护理　肝硬化病程漫长，久治不愈，症状多变。尤其进入失代偿期时，患者常有消极悲观情绪，应给予精神上的安慰和支持，使其保持愉快心理，安心休养，有助于病情缓解。黄疸可致皮肤瘙痒，而患者血小板低，抵抗力差，随意搔抓易引起皮肤损伤、出血、感染。应向患者解释清楚，做好皮肤护理。

2. 专科护理

（1）大量腹水患者卧床时可取半卧位，以使膈肌下降，有利于呼吸运动，减轻呼吸困难和心悸。大量腹水时，应避免使腹内压突然剧增的因素，如剧烈咳嗽、打喷嚏、用力排便等。

（2）限制水盐摄入　一般食盐每日2g，进水量1000ml左右，如显著低钠血症，应限制在500ml内，氯化钠0.6～1.2g。

（3）腹腔穿刺放腹水的护理　术前说明注意事项，测量体重、腹围、生命体征，排空膀胱以免误伤；术中及术后监测生命体征，观察有无不适反应；术毕用无菌敷料覆盖穿刺部位，如有溢液，可用吸收性明胶海绵处置；术毕缚紧腹带，以免腹内压骤然下降；记录抽出腹水的量、性质和颜色，标本及时送检。

3. 病情观察

（1）保持皮肤完整性、并保持清洁，注意压疮等。

（2）观察腹水和下肢水肿的消长，准确记录出入量，测量腹围、体重，并教会患者正确的测量和记录方法。进食量不足、呕吐、腹泻者，或遵医嘱应用利尿剂。放腹水后更应密切观察。监测血清电解质和酸碱度的变化，以及时发现并纠正水电解质、酸碱平衡紊乱，防止肝性脑病、功能性肾衰竭的发生。

（3）使用利尿剂时，需注意水、电解质、酸碱平衡。

4. 健康指导

（1）休息可减少患者体能消耗，减轻肝脏负担、增加肝脏血流量，有助于肝细胞修复和改善腹水、水肿。充足的睡眠可以增加糖原和蛋白质的合成，代偿期可轻体力活动，失代偿期应卧床休息。

（2）宜给予高热量、富含蛋白质和维生素、含适量脂肪的饮食。戒烟、酒，忌食粗糙、刺激性食物、肝性脑病患者宜低蛋白质饮食，有腹水发生时宜采用低盐饮食。

（3）每日用温水沐浴，避免水温过高，因热水易刺激皮肤，加重干燥和瘙痒。避免使用对皮肤有刺激的皂类或沐浴液。沐浴后使用性质柔和的润肤品，以减轻皮肤干燥。

（4）保持皮肤清洁，衣着宜柔软、宽大，床铺易平整，洁净，定时更换体位，以防止局部组织长期受压、皮肤损伤、发生压疮或感染。

（5）皮肤瘙痒者给予止痒处理，嘱患者勿用手搔抓，以免皮肤破损和继发感染。

第八节　肝性脑病

一、疾病概述

【概念与特点】

肝性脑病是严重肝病引起的、以代谢紊乱为基础、导致中枢神经系统功能失调的综合征，其主要临床表现是意识障碍、行为失常和昏迷。一般根据患者意识障碍的程度、神经系统表现及脑电图改变，分为前驱期（Ⅰ期）、昏迷前期（Ⅱ期）、昏睡期（Ⅲ期）、昏迷期（Ⅳ期）。急性肝功能衰竭几乎均并发肝性脑病，而慢性肝功能衰竭患者大约1/3并发肝性脑病。

大部分肝性脑病是由各型肝硬化（肝炎后肝硬化最多见）引起，也包括治疗门静脉高压的外科门体分流手术后引起的病例。如果将亚临床肝性脑病也计算在内，肝硬化患者发生肝性脑病的比例可达70%。肝性脑病还见于重症病毒性肝炎、中毒性肝炎和药物性肝病的急性或暴发性肝功能衰竭阶段。较少见的病因有原发性肝癌、妊娠期急性脂肪肝、严重胆管感染等。肝性脑病，特别是门体分流性脑病多有明显的诱因，常见的诱因有上消化道出血、大量排钾利尿、放腹水、高蛋白质饮食、使用安眠镇静药或麻醉药、便秘、尿毒症、外科手术、感染等。

到目前为止，肝性脑病的发病机制尚未完全明了。普遍认为肝性脑病发生的病理生理基础取决于两方面的因素，即肝细胞功能不全和门腔静脉分流。在临床上，“纯”的肝功能不良性脑病，如暴发性肝昏迷，或“纯”的门腔分流性脑病，如先天性门-体静脉分流均少见。而大部分肝性脑病患者既有一定程度的肝细胞功能不全，又具有一定程度的门-体静脉分流。两方面综合作用则会发生肝性脑病。由于肝脏是人体内物质代谢的中枢，它所引起的代谢紊乱涉及多个途径和多个环节，这也就决定着肝性脑病的发病机制具有复杂性和多样性。

【临床特点】

意识障碍和肝昏迷为主的一系列精神神经症状。临床上起病缓慢，以慢性反复发作性昏迷为突出表现。除原发肝病特征外，主要是脑病表现。一般根据意识障碍程度、神经系统表现和脑电图改变将肝性脑病的表现分为4期。

（1）前驱期　轻度性格改变和行为失常。

（2）昏迷前期　以意识错乱、睡眠障碍、行为失常为主。

（3）昏睡期　以昏睡和精神错乱为主。

（4）昏迷期　神志完全丧失，不能唤醒。

【辅助检查】

1. 实验室检查

（1）血氨　正常人空腹静脉血氨为50～70mmol/L，慢性肝性脑病尤其是门体分流性脑病患者多有血氨增高，急性肝功能衰竭所致脑病的血氨多正常。

（2）肝功能　多有明显损害，A/G倒置，低蛋白血症。

（3）血气分析　可示呼吸性碱中毒，晚期为代谢性酸中毒。

（4）电解质测定　可有低钾、低钠血症，部分患者尿少时可有高钾。

（5）肾功能　可有尿素氮、肌酐升高。

（6）血糖测定　部分患者可有升高。

（7）其他　凝血酶原时间延长。

2. 特殊检查

（1）脑电图检查　其演变与肝性脑病的严重程度一致，早期脑电图的节律弥漫性减慢、波幅增高，由正常的α节律（8～13次/秒）变为θ节律（4～7次/秒），δ波则为Ⅱ期肝性脑病的特征性改变。

（2）诱发电位　可分为视觉诱发电位（VEP）、听觉诱发电位（AEP）、躯体诱发电位（SEP）等，诱发电位以峰阳性（P）或阴性（N）显示，并把峰依次分为P_1、P_2和P_3或根据各个峰的潜伏期命名，SEPs的延迟部分对肝性脑病临床分期有用，N_1～N_3的峰间潜伏期与肝性脑病分期一致；根据VEPs N_3潜伏期的延长和波形的改变可鉴别出亚临床型肝性脑病和肝性脑病；与SEPs及VEPs相反，AEP不随肝性脑病的进展而改变，但能检测出脑功能的不可逆改变。这些检查可用于对不同程度的肝性脑病包括亚临床脑病的诊断。

（3）简易智力测验　常用的是数字连接试验和符号数字试验，对诊断本病尤其是对诊断早期肝性脑病包括亚临床脑病最有用。方法是：随意地将1～25的阿拉伯数字印在纸上，嘱患者按自然数大小用笔连接起来，记录连接完毕所需的时间（常不超过60秒）并检查连接错误的频率。

（4）CT检查　可发现本病有脑水肿或脑萎缩，但一般无出血灶或梗死灶。

【治疗原则】

积极采取预防措施，避免一切诱发肝性脑病的因素，严密观察病情，及时在前驱期和昏迷前期诊疗。肝性脑病无特异性治疗方法，仍以综合治疗为主。药物治疗是最重要的治疗方法。有条件可以进行肝移植。

二、主要护理问题

（1）感知改变　与肠道内的氨不经肝脏而直接进入体循环、透过血-脑屏障有关。

（2）营养失调，低于机体需要量　与氨基酸、脂肪及碳水化合物代谢异常有关。

（3）知识缺乏　与缺乏有关肝性脑病诱发因素的知识有关。

三、护理措施

1. 常规护理

（1）加强监测　密切观察患者思维、认识的变化，以判断意识障碍的程度。加强对患者血压、脉搏、呼吸、体温、瞳孔的监测并做记录。定期抽血复查肝肾功能、电解质的变化，有情况及时报告并协助医生处理。

（2）提供情感支持　安慰患者，提供感情支持，切忌伤害患者的人格，更不能嘲笑患者的异常行为。

（3）专人护理　尽量安排专人护理，患者清醒时向其讲解意识模糊的原因，训练患者的定向力，利用电视、收音机、报纸、探视者等提供环境刺激。

（4）防止意外　患者如有烦躁应加床档，必要时使用约束带，防止发生坠床及撞伤等意外。

2. 专科护理

（1）评估并协助医生迅速去除和避免诱发因素。①避免应用镇静安眠药、麻醉药等，因其可直接抑制大脑和呼吸中枢，造成缺血加重肝脏损害，脑细胞缺氧还可降低对氨的耐受性。②防止大量输液，过多液体可引起低血钾、稀释性低血钠、脑水肿等从而加重肝性脑病。③避免快速利尿和大量放腹水，防止有效循环血量减少及大量蛋白质和水电解质丢失，肝脏损害加重。④防止感染，机体感染加重肝脏吞噬，免疫及解毒功能的负荷，并引起机体分解代谢提高，使氨的产生增加及耗氧量增加。⑤保持大便通畅，肝性脑病患者由于肠蠕动减弱，易发生便秘，便秘使含氨及其他有毒物质在肠道存留时间延长，促进毒素吸收。⑥上消化道出血可使肠道产氨增多，从而使血氨增高诱发本病，故出血停止后应灌肠和导泻。⑦禁食或限食者，避免发生低血糖。

（2）用药护理　①应用谷氨酸钠或谷氨酸钾时，要注意观察患者的尿量，腹水和水肿状况，尿少时慎用钾剂，明显腹水和水肿时慎用钠盐。应用精氨酸时，滴注速度不宜过快，以免引起流涎、面色潮红与呕吐。②应用苯甲酸钠时注意患者有无饱胀、腹绞痛、恶心、呕吐等。③长期服新霉素不宜超过1个月，并做好听力和肾功能的监测。④根据医嘱及时纠正水、电解质和酸碱失调，做好出入量的记录。⑤保护脑细胞功能，可用冰帽降低颅内温度，以减少能量消耗。根据医嘱静脉快速滴注高渗葡萄糖、甘露醇以防止脑水肿。

（3）做好昏迷患者的护理　①保持患者呼吸道通畅，保证氧气的供给。②做好口腔、眼的护理　对眼睑闭合不全角膜外露的患者可用生理盐水纱布覆盖眼部。③尿潴留患者给予留置导管导尿，并详细记录尿量、颜色、气味。④预防压疮的护理　定时翻身，保持床褥干燥、平整。⑤给患者做肢体的被动运动，防止静脉血栓形成及肌肉萎缩。

（4）指导患者家属做好家庭护理　①与家属建立良好的关系，让其了解本病特点，与其家属一起讨论护理问题，了解其顾虑和感受，帮助合理安排时间，制订一个切实可行的照顾计划。②关心并强调家属需要注意保护自己的健康，使睡眠、营养等保持平衡。③与家属讨论其他可能的资源和社会支持，如患者工作单位、居委会等，告诉家属一些可以利用的条件，如社会服务设施，交通情况等。④家属要给予患者精神支持和生活照顾，指导家属学会观察患者病情的变化，一旦发现有性格行为、睡眠等有关精神神经的改变，应及时治疗，防止病情恶化。

3. 健康指导　减少饮食中蛋白质的供给量。昏迷开始数日内禁食蛋白质，供给以碳水化合物为主的食物，每日供给足够的热量和维生素。神志清醒后可逐步增加蛋白质饮食，以植物蛋白为佳。

第九节　原发性肝癌

一、疾病概述

【概念与特点】

原发性肝癌是指肝细胞或肝内胆管上皮细胞发生的肿瘤，我国以肝细胞癌为多见，死亡率在消化系统恶性肿瘤中列第3位。本病可发生在任何年龄，以40～49岁为最多，男女之比为（2～5）∶1。原发性肝癌的病因和发病机制尚未完全清楚，近年研究认为，乙型和丙型病毒性肝炎病毒、黄曲霉毒素和其他化学致癌物质与肝癌的发病关系密切。

病因和发病机制迄今未明，可能与下列多种因素有关。

1. 乙型和丙型病毒性肝炎病毒　约1/3原发性肝癌患者有慢性病毒性肝炎病史。流行病学显示，肝癌高发区人群HBsAg阳性率高于低发区，肝癌患者血清乙型病毒性肝炎标志物的阳性率高达90%以上，说明乙型病毒性肝炎病毒与肝癌高发有关。近年研究表明，肝细胞癌中5%～8%患者抗HCV阳性，提示丙型病毒性肝炎与肝癌的发病密切有关。乙型和丙型病毒性肝炎病毒作为肝癌的直接病因目前虽未得到证实，但肯定是促癌因素之一。很可能为其他致癌因素的作用提供一定的病变基础。

2. 肝硬化　50%～90%原发性肝癌患者常合并肝硬化，病理检查发现肝癌合并肝硬化多为乙型病毒性肝炎后的大结节肝硬化。丙型病毒性肝炎发展成肝硬化的比例并不低于乙型病毒性肝炎。在欧美国家中，肝癌常发生在酒精所致的肝硬化基础上。肝细胞癌变可能在肝细胞损害后引起再生或不典型增生过程中发生。

3. 黄曲霉毒素　动物实验证明，黄曲霉素的代谢产物黄曲霉毒素B_1有强烈的致癌作用。流行病学调查发现在粮油、食品黄曲霉毒素B_1污染严重的地区，肝癌发病率也较高，因此认为黄曲霉毒素B_1可能是某些地区肝癌高发的因素。

4. 饮用水污染　流行病学调查发现，某些地区饮池塘水的居民与饮井水的居民肝癌死亡率有明显差异，饮池塘水的居民发病率高。研究认为池塘中生长的蓝绿藻产生的藻类毒素污染水源，可能与肝癌的发病有关。

5. 其他 一些化学物质如亚硝胺类、偶氮芥类、有机氯农药等均是可疑的致癌物质。华氏睾吸虫感染可刺激胆管上皮增生，为导致原发性胆管细胞癌的原因之一。

【临床特点】

此病起病隐匿，早期缺乏典型症状（经甲胎球蛋白 AFP 普查检出的早期病例可无任何症状和体征，称亚急性肝癌），自行就诊患者多属中晚期，常有肝区疼痛、食欲减退、乏力、消瘦、肝大等症状。

（1）肝区疼痛 最常见，间歇或持续性钝痛或胀痛，由癌肿迅速生长使包膜绷紧所致。肿瘤侵犯膈肌，疼痛可放射至右肩或右背。向右后下方生长的肿瘤可致右腰疼痛。突然发生的剧烈肝区疼痛或腹痛提示有癌结节的破裂出血，如有腹水、腹膜刺激征和休克的体征则提示向腹腔破溃。

（2）消化道症状 食欲减退、腹胀、恶心、呕吐，因缺乏特异性而易被忽视。腹水或门静脉癌栓可导致腹胀、腹泻等症状。

（3）乏力、消瘦 全身衰弱，晚期少数患者可呈恶病质状态。

（4）发热 一般为低热，偶达 39℃以上，呈持续性或午后低热或弛张型高热。发热与癌肿坏死产物吸收有关。有时癌肿压迫或侵犯胆管可并发胆管感染而引起发热。

（5）全身症状 发热、乏力、消瘦、衰竭，晚期出现恶病质。可有出血倾向，如鼻衄、齿衄和皮下瘀斑等，部分患者可因门静脉高压而致食管胃底静脉曲张而出现呕血和黑粪。肝外转移可以发生相应的症状，肺转移表现为咯血、气短；骨转移以骨痛为主等。

（6）肝大 进行性肝大为最常见的特征性体征之一。肝脏质地坚硬，表面及边缘不规则，常呈结节状，少数肿瘤深埋于肝实质内者则肝表面光滑，伴或不伴明显的压痛。肝右叶膈面癌肿可使右侧膈肌明显抬高。

【辅助检查】

1. 血清肿瘤标志物

（1）AFP 测定 迄今仍为肝癌最好的定性诊断方法。国内（2001 年，广州）根据 AFP 诊断肝癌的标准：AFP $>400\mu g/L$，排除妊娠、生殖系胚胎原性肿瘤、活动性肝病及转移性肝癌，体检触及肿大、坚硬及有大结节状肿块的肝脏，或影像学检查有肝癌特征的占位性病变；AFP < 400μg/L，能排除妊娠、生殖系胚胎原性肿瘤、活动性肝病及转移性肝癌，并有 2 种影像学检查有肝癌特征的占位性病变，或有 2 种其他的肝癌标志物（γ－GT 同工酶Ⅱ、DCP 等）阳性及一种影像学检查有肝癌特征的占位性病变。

（2）其他标志物　均为非特异性，主要作为 AFP 阴性肝癌的辅助诊断。γ－谷氨酰转肽酶（γ－GT）：同工酶Ⅱ，检测肝癌 90% 阳性，转移性肝癌阳性率也达 90%。血浆异常凝血酶原（DCP）：阳性率为 67% ~94%，但特异性问题上尚有不同看法。AFP 变异体：检测豌豆凝集素结合型 AFP（AFP－R－PSA）。若以 >25% 为界诊断肝癌，阳性率为 82.3%，良性活动性肝病为 5.5%，因此对鉴别诊断有帮助。

2. 影像学检查

（1）单光子发射断层扫描（SPECT）　灵敏度比不上 B 超、CT、MRI 等，且缺乏定性作用。只有在鉴别肝癌和肝血管瘤时，做放射性核素血池填充扫描，对区分两者的诊断有帮助。

（2）B 超　为最简便和有效的检查方法，可分辨直径 1cm 的肝癌结节，可作为早期肝癌定位诊断的首选。用于检查肝癌与周围组织的关系，与肝囊肿和肝海绵状血管瘤进行鉴别，还可在 B 超引导下做肝穿刺或肿瘤局部治疗。

（3）选择性（腹腔动脉）肝动脉造影属损伤性检查，分辨低限为 1 ~ 2cm，对多血管小肝癌可显示 0.5cm 大小的病变。采用计算机减影动脉造影机（DSA），使血管显示更为清晰。但对小血管或左叶病变显示不良，并对肝肾功能损害和碘过敏者禁忌。

（4）CT　分辨低限为 2cm，动态增强扫描时，早期肝癌病灶呈高密度，其后密度很快下降呈低密度，是肝癌影像学的特征表现之一。应用动态增强扫描还有助于与其他肝脏占位性病灶进行鉴别。

（5）MRI　一般无须注射造影剂，灵敏度和 CT 一样，可检出直径 2cm 以上的肝癌病灶，T_1 加权显示低信号强度，T_2 加权显示不均匀的高强度信号。无放射线，对软组织分辨率优于 CT。

（6）肝动脉造影　多用于其他影像学方法不能明确诊断的肝癌或行化学栓塞治疗。

（7）X 线胸片和（或）透视　可见右膈抬高，运动受限，有局限性隆起时，提示肿瘤在右叶顶部，同时还可发现肺转移灶。

【治疗原则】

原发性肝癌的手术治疗仍然是最有效的治疗方法。化疗和放疗作为肝癌的辅助治疗越来越受到人们的重视。综合治疗，提高生存质量。

二、主要护理问题

(1) 舒适的改变　与肝区不适、常有被迫体位、肝脏肿胀、牵拉包膜放射至右肩有关。

(2) 绝望　与所患疾病有关。

(3) 营养失调，低于机体需要量　与进食减少、疾病消耗增多有关。

(4) 医护合作问题　意识障碍、上消化道出血、感染。

(5) 知识缺乏　缺乏自我保健意识。

三、护理措施

1. 疼痛的护理

(1) 转移注意力，避免患者专注于疼痛。

(2) 安排舒适环境，减少引起患者压迫感的因素。

(3) 适当予以止痛药，如镇静剂或少量地西泮，但必须让患者了解药物不是惟一控制疼痛的方法，鼓励患者自我控制。

(4) 预防其他感染引起的疼痛。

2. 心理护理、精神支持

(1) 建立良好的护患关系，深入了解患者内心活动，维护患者的独立与尊严，了解患者对治疗、护理的需求，尽可能给予满足。

(2) 给家属以心理支持和具体指导，使家属保持镇静，并配合诊疗；根据患者情况，必要时采取保护性医疗措施。

(3) 鼓励患者，使患者树立信心，延长其存活期，提高生命质量。

3. 饮食护理　安排良好的进食环境，注意口腔护理，促进患者食欲。疼痛剧烈时应暂停进食，待疼痛减轻再进食。有恶心、呕吐时，服用止吐剂后进少量食物，增加餐次，尽量增加摄入量。予以富含蛋白质和维生素、适当热量的饮食。选择患者喜好的食物种类，烹调方式，以促进食欲，保持环境的温馨、舒适。

4. 密切观察病情 参与诊断治疗，密切观察病情发展，注意有无潜在意识障碍、上消化道出血、继发感染。

5. 日常监测 密切观察患者体温、脉搏、呼吸，询问有无咽痛、咳嗽、尿痛等不适，发现感染迹象应及时报告医生并配合处理。

6. 环境 病房应定时紫外线消毒，减少探视人员，保持室内空气新鲜。

7. 预防交叉感染 严格遵循无菌原则进行各项操作，防止交叉感染。

8. 肝动脉栓塞化疗患者的护理 对实行肝动脉栓塞化疗的患者，应做好术前及术后护理。术前给患者解释有关治疗的方法、步骤及效果，使患者心中有数，减轻对手术的疑惑，做好术中的配合，术后由于肝动脉供血量突然减少，可产生栓塞后综合征，即出现腹痛、发热、恶心、人血白蛋白降低、肝功能异常等改变，应做好相应护理。

（1）术后禁食 2 ~3 日，逐渐过渡到流质饮食，注意少量多餐，以减轻恶心、呕吐，同时避免因食物消化吸收过程消耗门静脉含氧量。

（2）术后应观察体温变化，高热者应采取降温措施，避免机体消耗增加。

（3）鼓励患者深呼吸、排痰，预防肺部感染，必要时吸氧，以提高血氧分压，利于肝细胞的代谢。

（4）栓塞术 1 周后，因肝缺血影响肝糖原储存和蛋白质的合成，应根据医嘱静脉输入清蛋白，适量补充葡萄糖溶液，准确记录出入量，如出汗、尿量和尿比重，以作为补液的依据。

（5）密切观察病情变化，注意局部有无出血，如发现肝性脑病前驱症状应配合医生及时处理。

第十节 急性胰腺炎

一、疾病概述

【概念与特点】

急性胰腺炎是胰腺的急性炎症，轻症急性胰腺炎为自限性，无明显的器官功能障碍，对液体治疗反应良好，一般数日可完全恢复；重症急性胰腺炎则有胰腺坏死、出血，炎症可波及胰周组织，甚至累及远处器官，可出现局部并发症，如胰腺坏死、胰腺假性囊肿、胰腺脓肿等，亦可并发多器官功能衰竭，死亡率10%~20%。急性胰腺炎最常见的病因为胆囊炎、胆石症，其次为大量饮酒和暴饮暴食。

1. 病因

（1）机械性　胆管梗阻、胰管梗阻、十二指肠反流、手术等。胆石症是急性胰腺炎发病的两大主因之一，在我国，一半以上的急性胰腺炎患者的诱因为胆石症。有胆石症并发急性胰腺炎患者如不解决胆石症的问题，其急性胰腺炎可反复发作。

（2）代谢性　酒精中毒、甲状旁腺功能亢进等。酒精中毒在急性胰腺炎的发病中也占重要地位，在整个急性胰腺炎患者中，以酒精中毒和胆石症为病因者可达80%。

（3）感染性　病毒如腮腺炎病毒、柯萨奇病毒B、埃可病毒等。

（4）血管性　低血容量性休克、结节性多动脉炎等。

（5）药物性　许多药物均与急性胰腺炎的发病有关，其中以糖皮质激素和口服避孕药最重要。

（6）其他病因　包括胰腺癌、壶腹部癌和部分转移性癌、高脂血症等。

2. 发病机制

（1）胰管梗阻结石（如甲状旁腺功能亢进、恶性肿瘤骨转移）、虫卵、肿瘤、胰液蛋白沉积（可由酗酒引起），使胰管出现完全或不完全堵塞，一旦有胰腺分泌过量的情况出现（如暴饮暴食），如过量的分泌物不能通过胰管及时排泄，则会使胰管内压力增高而胀破胰管，胰液流入胰实质，引起胰腺破坏。

（2）十二指肠液反流　十二指肠腔内压力异常增高（呕吐、肠系膜上动脉压迫综合征）或感染等因素引起肝胰壶腹部括约肌松弛，其诱发急性胰腺炎的机制与上述过程相似。

（3）酒精中毒　酒精性胰腺炎的发病机制仍不很清楚，实验发现，单纯使用酒精并不能引起酒精性胰腺炎。胰酶的分泌受胆碱能途径和促胰酶素途径的调节。长期饮酒可明显增强胰腺对胆碱能和促胰酶素的反应而引起富含酶的胰液的分泌增加，另外，长期饮酒者的胰腺溶酶体的脆性增加，溶酶体酶可激活胰蛋白酶。

【临床特点】

以急性腹痛、发热伴有恶心、呕吐及血淀粉酶增高为特点，是常见的消化系统急症之一，多见于青壮年。依病变轻重不同，分为急性水肿型胰腺炎、急性出血坏死型胰腺炎两种。前者较为常见，预后良好，后者少见，病情重，并发症多。

【辅助检查】

1. 实验室检查

（1）血常规　多数白细胞计数增高（$>10\times10^9/L$），重症者可$>20\times10^9/L$，血红蛋白下降，如有大量脱水，则血细胞比容可增高。

（2）淀粉酶　血淀粉酶常在起病后6～12小时升高，48小时开始下降，持续3～5日。血淀粉酶活性增高≥正常值上限的3倍以上则有较大诊断价值。

（3）血清脂肪酶　血清脂肪酶常在发病后24～72小时开始升高，持续7～10日，对发病后就诊较晚的急性胰腺炎患者诊断具有重要临床价值，尤其是血清淀粉酶活性已经下降至正常，或其他原因引起的血清淀粉酶活性增高，注意血脂肪酶活性变化与病情严重程度并不呈相关性。

（4）血清标志物　C反应蛋白（CRP）对判断急性胰腺炎病情很有帮助，发病后72小时CRP>150mg/L则提示胰腺组织坏死可能。动态测定血清白介素6（IL-6）水平增高提示预后不良。

（5）血液生化　血糖可升高，部分患者血甘油三酯升高；部分患者血钾下降，重症者血钙下降，如低于1.75mmol/L，则提示预后不良。如有肾功能不全，则血钾升高。如为胆源性引起本病，则血清胆红素、碱性磷酸酶、氨基转移酶等升高。

2. 特殊检查

（1）X线检查　可排除其他原因的急腹症和提供支持急性胰腺炎的间接证据。邻近胰腺的小肠节段性扩张、横结肠痉挛，邻近的结肠胀气扩张为胰腺炎的间接征象。部分患者X线胸片可见到一侧或双侧横膈抬高或胸腔积液以及肺部感染的征象。

（2）腹部B超 可确定是否并发胆系结石。重症急性胰腺炎时，示胰腺呈普遍性增大，界限模糊，胰腺呈低回声；重症急性胰腺炎往往呈混合性回声，但受急性胰腺炎时胃肠道积气的影响，对急性胰腺炎常不能做出准确判断。

（3）CT 动态增强CT是诊断急性胰腺炎的标准诊断方法，对本病诊断与预后判断尤为重要，可列为常规检查方法。

（4）心电图 部分患者有ST段改变。

【治疗原则】

（1）减少胰腺分泌，可24～72小时不经口给食物。

（2）补充液体 防治脱水和休克，保证血容量，改善全身和胰腺的血流。

（3）消除疼痛 用止痛剂。

（4）控制感染及并发症 用广谱抗生素治疗。

（5）胰腺炎后期如有脓肿、肉芽形成等并发症时，须手术疗法。有糖尿病并发时，按糖尿病治疗。

（6）由病原微生物和寄生虫引起的胰腺炎，应治疗原发病。

二、主要护理问题

（1）舒适的改变——腹痛 与胰腺炎性质不同、腹膜炎有关。

（2）体液不足——脱水、少尿 与禁食、呕吐、发热等引起有关。

（3）潜在的生命体征变化 与急性出血坏死型胰腺炎引起的休克及心、肺、肾衰竭有关。

（4）知识缺乏 与缺乏康复保健知识有关。

三、护理措施

1. 缓解或解除疼痛

（1）患者绝对卧床休息，保证睡眠时间，以降低代谢率，增加肝脏血流量，促进组织修复和体力恢复。协助患者选择舒适的体位，如弯腰、屈膝仰卧，以减轻疼痛，并鼓励患者翻身。因剧痛辗转不宁者要防止坠床，周围不要有危险物，以保证安全。

（2）向患者解释禁食的意义，让患者严格禁食、禁饮1~3日，明显腹胀者行胃肠减压，以防止进食刺激胃酸分泌，进而刺激胰腺分泌消化酶，加重胰腺炎症。口渴者可含漱或湿润口唇，做好口腔护理。

（3）遵医嘱给解痉止痛剂，注意观察止痛效果，效果不佳时报告医生，配合使用其他药物如哌替啶。禁用吗啡，以防引起Oddi括约肌痉挛，加重疼痛。

（4）观察疼痛有无减轻，其性质和特点有无改变。

（5）安慰患者，减轻患者紧张、恐惧，指导患者减轻腹痛的方法，如松弛疗法、皮肤刺激疗法。满足患者的需求，协助做好生活护理。

（6）阿托品持续应用时注意有无心动过速、加重肠麻痹等不良反应，有高度腹胀时也不宜使用。

2. 保持体液平衡

（1）密切监测生命体征，定时测量患者体温、脉搏、呼吸，特别是血压、神志及尿量的变化。如出现神志改变、血压下降、尿量减少、皮肤苍白、冷汗等低血容量性休克的表现，应配合医生进行抢救。①患者取平卧位，吸氧，保暖。②迅速建立静脉通道，必要时静脉切开，按医嘱输注液体、血浆或全血，补充血容量。根据血压调整给药速度，必要时测量中心静脉压，以决定输液量和速度。③迅速准备好抢救用物如静脉切开包、人工呼吸器、气管切开包等。④如循环衰竭症状不见好转或有心力衰竭，按医嘱给升压药物或强心剂。同时注意有无弥散性血管内凝血的发生，及早给予治疗。

（2）按医嘱根据脱水程度、年龄大小和心肺功能调节输液速度，及时补充因呕吐、发热及禁食所丢失的液体和电解质，纠正酸碱失衡。

（3）注意呕吐物的量及性质，行胃肠减压者，保持引流管通畅，观察和记录引流量及性质。做好出入量的记录，作为补液依据。观察皮肤色泽弹性有无变化，判断失水程度。定时留取标本，监测血尿淀粉酶的变化，监测血钾离子、血钠离子、血钙离子、血糖变化，做好酸碱平衡的测定。

（4）行胃肠减压术时应保持引流管通畅，观察引流液的性质、量和颜色。

3. 心理护理

（1）认识到患者的焦虑，承认其感受，对患者表示理解。

（2）主动向患者介绍环境、消除患者陌生和紧张感。

（3）耐心向患者解释病情、医院规章制度、治疗护理信息，消除心理紧张和顾虑，使其能积极配合治疗和充分休息。

4. 其他

（1）监测患者体温的变化，注意热型及升高的程度，监测血象中白细胞计数的变化。

（2）高热时可采取头部冰敷、乙醇擦浴等物理降温的方法，并观察降温效果。

（3）遵医嘱使用抗生素，严格执行无菌操作。

（4）病房注意定期进行空气消毒，减少探视人数。协助患者做好个人清洁。

（5）指导患者及家属掌握饮食卫生知识，患者应有规律进食，宜食用低脂、无刺激性的食物，戒烟酒，以防止复发。

第十一节　克罗恩病

一、疾病概述

【概念与特点】

克罗恩病（Crohn 病）是一种原因不明的胃肠道慢性、反复发作性、非特异性的全壁层炎症性疾病。病变呈节段性分布，以末段回肠、邻近结肠多见，但从口腔至肛门各段消化道均可受累，临床上以腹痛、腹泻、腹部包块、瘘管形成和肠梗阻为特点，伴有发热、贫血、营养障碍以及关节、皮肤、眼、口腔黏膜、肝脏等肠外损害，组织学特征为肉芽性炎性改变，同时伴纤维化和溃疡。发病年龄多在 15 ~ 30 岁，无性别差异，病程迁延反复，难以治愈。

病因尚未明了，可能为多种致病因素的综合作用，与免疫异常、感染和遗传因素有关。

1. 遗传 本病发病有明显家族聚集性。通常一级亲属中的发病率显著高于普通人群。对双胞胎调查发现单卵双生子与双卵双生子发病率分别是20%～50%和0～7%，表明本病有一定遗传倾向。本病还存在种族差异，白种人发病率较高，黑人、亚洲人发病率低，同一地区犹太人发病率也高于其他民族。

2. 感染因素 研究显示，Crohn 病的发病可能与结核菌类似的分枝杆菌和一种微小病毒感染有关。20 世纪 70 年代末和 80 年代初，有学者从 Crohn 病切除的肠段和肠系膜淋巴结中培养出 Kansasii 分枝杆菌或结核菌类似的分枝杆菌，并观察到，若把这些细菌接种于小鼠腹腔，可在动物肝脾中产生肉芽肿，出现抗酸杆菌；把这些抗酸杆菌再给乳羊口服，2～3 周后可产生体液和细胞介导的免疫反应，5 个月后在羊的回肠末端发生非干酪性肉芽肿，从而认为分枝杆菌可能是 Crohn 病的病因。但也有人观察到这些分枝杆菌在一些非炎症性肠病或正常人的肠道组织中也存在，所以还不能肯定其是否为本病的确切致病因素。

3. 宿主易感性的改变 目前认为，Crohn 病的发生可能与机体对致病微生物免疫应答反应的异常有关。①炎性病变中有淋巴细胞、浆细胞和肥大细胞增生；②Crohn 病可伴随其他免疫异常的疾病；③本病许多肠外表现，说明它是一个系统性疾病；④应用免疫抑制剂或激素可改善 Crohn 病的临床症状；⑤可出现自身抗体、免疫复合物、T 细胞和吞噬细胞活力的异常。以上几方面说明免疫异常在 Crohn 病的发病机制中所起的重要作用。近年来的研究还发现 Crohn 病患者的免疫功能异常和遗传素质及某些组织相关抗原（HLA）的类型有关。

4. 其他因素 精神因素似与 Crohn 病的发病有一定关系，也有研究表明本病常伴有抑郁症。

【临床特点】

本病临床表现多种多样，与肠内病变的部位、范围、严重程度、病程长短及有无并发症有关。典型病例多在青年期缓慢起病，病程常在数月至数年以上。活动期和缓解期长短不一，相互交替出现，反复发作中呈渐进性进展。本病主要有下列表现。

1. 肠道症状

（1）腹痛　绝大多数患者有腹痛，性质多为隐痛，阵发性加重或反复发作，以右下腹多见，与末端回肠病变有关；其次为脐周或全腹痛，餐后腹痛与胃肠反射有关。

（2）呕吐　可继发于肠梗阻或因肠痉挛而引起的反射性呕吐。

（3）排便习惯改变　可有腹泻或便秘，或两者交替出现。以腹泻为主，每日排便2～5次或更多，呈稀糊状或黏液便，很少脓血便。病变活动期或结肠受累时可有较多血便。病变累及直肠与肛门者可有里急后重。当小肠病变广泛时可出现脂肪泻。

（4）腹块　多位于回盲部所在的右下腹，质中等硬度，移动度小，包块的出现常提示有内瘘及腹内脓肿等。易与腹腔结核和肿瘤等混淆。

（5）肛门症状　偶有以肛门内隐痛、肛旁周围脓肿、肛瘘管形成为首发症状。

（6）其他表现　有恶心、呕吐、纳差等并发症引起的临床表现。

2. 全身症状

（1）发热　活动性肠道炎症及组织破坏后毒素的吸收等均能引起发热。1/3者可有中等程度热或低热，常间歇出现。急性重症病例或伴有化脓性并发症时，多可出现高热、寒战等毒血症状。

（2）营养不良　因肠道吸收障碍和消耗过多，常引起患者消瘦、贫血、低蛋白血症等表现。

（3）其他表现　全身性病变有关节痛（炎）、口周疱疹性溃疡、结节性红斑、坏疽性脓皮病、炎症性眼病、慢性活动性肝炎、脂肪肝、胆石症、硬化性胆管炎和胆管周围炎、肾结石、血栓性静脉炎、强直性脊椎炎、血管炎、白塞（Behcet）病、淀粉样变性、骨质疏松和杵状指（趾）等，年幼时患者可有生长受阻表现。

【辅助检查】

1. 实验室检查

（1）血常规　常有血红蛋白下降，活动期血白细胞计数可增高 $>10\times10^9/L$，血沉增快。

（2）便常规　粪便中可见红、白细胞，大便隐血试验可阳性；病变活动时，粪便中α_1-抗胰蛋白酶水平升高，如伴有吸收不良综合征，则粪脂含量增加。

（3）血液检查　血清α_1和α_2-球蛋白增高，血浆糖蛋白上升，黏蛋白增加。血清钾、钠、钙、镁等可低于正常水平；血浆凝血酶原时间延长。血清溶菌酶水平升高。

2. 特殊检查

（1）结肠镜和活组织检查　通过结肠镜行全结肠及回肠末段检查，可见病变呈节段性（非连续性）分布，可见纵行或葡行性溃疡，溃疡周围黏膜正常或增生呈鹅卵石样，肠腔狭窄，炎性息肉，病变肠段之间黏膜外观正常。活检病理显示黏膜固有层内有非干酪性肉芽肿或大量淋巴细胞聚集。

（2）X线全消化道钡餐造影　可见病变呈节段性分布，纵行和横行溃疡相交错使黏膜呈现本病所特有的卵石征，一般靠肠系膜侧肠壁僵直而狭窄，而其对侧呈假憩室样扩张，这是本病特点之一。

（3）X线钡剂灌肠　可见有末端回肠黏膜增粗、结肠管腔缩小、狭窄并缩短，有时溃疡间有炎性息肉样充盈缺损。

（4）X线腹部平片　有时可见肠襻扩张和肠外肿块影。

（5）腹部CT　无肠管狭窄者表现无特征性，仅见小肠皱襞增厚、模糊，肠壁轻度增厚。而肠管变形狭窄者可出现“双晕征”，病变肠襻附近系膜脂肪增厚形成肿块样高密度影，并且可显示窦道和脓肿。

【治疗原则】

（1）掌握分级、分期、分段治疗的原则。①分级治疗：指确定疾病严重度，按轻、中、重不同程度采用不同的药物及治疗方法。②分期治疗：指活动期，以控制症状为主要目标，缓解期则应继续控制发作，预防复发。③分段治疗：指根据病变范围选择不同药物和治疗方法。肠道炎症一般分为小肠型、回结肠型和结肠型等。

（2）参考病程和过去治疗情况选择药物、确定疗程及治疗方法，以尽快控制发作，防止复发。

（3）注意疾病的并发症及患者全身情况，确定适当的治疗终点及内、外科治疗的界限，提高患者的生活质量。

（4）除药物治疗外，还包括支持、对症、心理治疗，特别是营养治疗的综合应用；对具体病例则十分强调个体化的处理原则。

（5）治疗取决于疾病的主要表现，一般可分为炎症、瘘道和纤维狭窄三大形式。对以炎症为主要表现的，根据炎症细胞的活动指数（CDAI），轻、中度活动而病变在结肠者给予 SASP 或 5 - ASA；病变在回肠者可给予美沙拉嗪等 5 - ASA。

二、主要护理问题

（1）腹泻 与肠内炎性病变、肠道功能紊乱和肠吸收不良有关。

（2）体温过高 与肠道炎性病变及组织破坏后毒素吸收有关。

（3）营养失调，低于机体需要量 与肠吸收不良有关。

（4）潜在并发症

①消化道出血：与溃疡浸润血管有关。

②激素的不良反应：与长期应用肾上腺皮质激素有关。

（5）活动无耐力 与腹泻、腹痛及营养不良有关。

（6）焦虑 与病情反复迁延不愈有关。

三、护理措施

1. 常规护理

（1）急性期应卧床休息，保持环境安静，避免体力消耗。缓解期可适当增加活动量。

（2）饮食 饮食应以高营养、富含维生素和易消化为原则，可根据患者情况给予美味可口的饮食，只要体重不再下降，排便次数不再增加即可。若有消化道出血或肠穿孔则应禁食。

2. 专科护理 有计划地使用患者外周血管，遵医嘱给予静脉高营养及必要的抗感染治疗。患者情况允许时可给予要素饮食。输注血液或血液制品时要严格核对，并密切注意有无变态反应发生。一旦发生及时处理。

3. 病情观察

（1）监测患者生命体征及体重，观察腹泻次数、性状及腹痛等症状变化。及时发现问题及时处理。持续高热按高热护理常规处理。

（2）做好患者的生活护理，尤其腹泻次数多时要做好肛周护理，以防频繁腹泻刺激局部皮肤，并注意观察有无肛瘘发生。除便后清洗外，还可每晚用高锰酸钾液坐浴。

（3）要遵医嘱服药，尤其服用肾上腺皮质激素的阶段，不能自行停药或更改剂量。注意观察激素的不良反应。

（4）服用水杨酸偶氮磺胺吡啶（SASP）的患者也不能自行停药或增减剂量。SASP 在肠内可分解为 5 - ASA，即 5 - 氨基水杨酸和磺胺吡啶。5 - ASA 是 SASP 的有效成分，具有抑制前列腺素的作用，可减少腹泻。磺胺吡啶主要的不良反应，如胃肠道症状、白细胞减少、皮疹等，使用时应注意观察。饭后服用，以减少胃肠道刺激。

（5）对有些患者可以做保留灌肠治疗，如用灌肠 2 号，中药苦参加锡类散、激素等药物。灌肠前一定让患者排净粪便，灌肠后嘱患者做膝胸位或俯卧以枕头垫高臀部 15 ~20 分钟，以保证药液充分流入肠内。灌肠后嘱患者尽量保留药液。灌肠每日早晚各 1 次或每晚 1 次。

（6）对于急性期患者，护士要有随时做好抢救工作的心理准备，一旦有消化道大出血应及时处理。若出现肠穿孔，及时与外科联系，尽早手术治疗。

（7）注意观察患者的情绪变化，疾病迁延不愈，反复发作，易使患者灰心，甚至不配合治疗。护士要做好患者的心理护理，结合患者情况给予卫生宣教，帮助其树立战胜疾病的信心。

4. 健康指导 炎症性肠病虽然是慢性病，但却迁延不愈且反复发作，患者不仅常年被腹痛、腹泻所困扰，而且克罗恩病呈进行性加重。不仅给患者身体上带来痛苦，而且也在精神上给患者造成很大的压力。因此，必要对患者进行教育，使他们了解炎症性肠病的性质、类型、病因以及发生和发展的规律；更要使他们相信，只要进行精心的治疗和切实的预防保健，炎症性肠病是完全可以缓解甚至可以长期缓解的。让患者了解炎症性肠病的预后一般是比较好的，轻症患者的缓解率可达 80% ~90%。这样可以树立起患者战胜疾病的信心，鼓励他们积极配合医生的治疗。

第四章

泌尿系统

第一节　一般护理常规

一般护理内容包括如下：

（1）按内科一般护理常规　①按分级护理医嘱：指导患者卧床休息或参加适当活动。②生命体征的测量：尤其是体温和血压的变化。体温升高和血象检查异常往往提示有感染征象；血压升高并伴有水肿或尿的改变提示肾性高血压；对于高血压患者，应严密观察体液变化，如尿量减少、水肿程度加重、心率增快、呼吸困难等心力衰竭表现立即通知医生。③病情观察：除密切观察生命体征、神志变化外，要注意患者身体的评估，患者水肿发生的诱因、时间、部位、程度及特点；水肿变化和进展情况、有无出现全身性水肿；有无伴随症状；肺部有无啰音及胸腔积液征，是否有心包摩擦音的出现，如有变化，应立即报告医生，及时做必要处理。

（2）严格记录24小时液体出入量，如有高血压、心功能不全和水肿者应限制水分摄入，每日入水量应控制在前1天的排出量（尿、呕吐物、大便等）+500ml左右。定期测量患者的体重并观察其变化，有水肿者每周测2次，水肿明显或使用利尿剂者宜每日测量。

（3）加强饮食管理　肾病综合征、大量蛋白尿及低蛋白血症患者给予富含蛋白质的饮食。有氮质血症者应予高热量，并限制蛋白质摄入（按医嘱执行）。如有高血压、肾功能不全和水肿者，应予低盐或无盐饮食。少尿、无尿患者应限制高钾食物，如柑橘、香蕉、西瓜等水果。高磷血症者应限制含磷多的蛋白质摄入。

（4）按不同的送检项目，采用不同的方式留尿标本，如晨尿、清洁中断尿、1小时尿、3小时尿、12小时尿或24小时尿等，并按送检要求进行相应处理。如留24小时尿标本，应按送检项目的要求加入相应适量防腐剂；如行尿红细胞形态学检查，应留新鲜尿，容器宜加盖。应将留尿方法和注意事项在前1日告知患者并嘱及时送检。

（5）对慢性肾脏疾病患者，应注意保护肢体静脉，特别是上肢静脉，以备将来进行血透析之用。透析患者按血液或腹膜透析常规护理。

（6）注意皮肤、口腔及外阴（女性患者）护理，避免受凉、感冒和接触病毒感染患者。

第二节　慢性肾小球肾炎

一、疾病概述

【概念与特点】

慢性肾小球肾炎（慢性肾炎）系指以蛋白质、血尿、高血压、水肿为基本临床特点，起病方式不同，病情迁延，病程进展缓慢，可有不同程度的肾功能减退，最终将发展为慢性肾衰竭的一组肾小球疾病。

急性链球菌感染后肾炎迁延不愈，病程在1年以上，可转入慢性肾炎。但大部分慢性肾炎并非由急性肾炎迁延而来。其他细菌及病毒感染，特别是乙型病毒性肝炎病毒感染亦可引起慢性肾炎。

慢性肾炎是一组原发于肾小球的疾病，其发病机制各不相同。大部分是免疫复合物疾病，可由循环内可溶性免疫复合物沉积于肾小球，或由抗原与抗体在肾小球原位形成免疫复合物，激活补体，引起组织损伤。也可不通过免疫复合物，而由沉积于肾小球局部的细菌毒素、代谢产物等通过“旁路系统”激活补体，从而引起一系列的炎症反应而导致肾小球肾炎。

【临床特点】

由于本组疾病的病理类型及病期不同，主要临床可有所不同，蛋白尿、血尿、高血压、水肿为基本临床特点，可有不同程度肾功能减退，病情迁延，渐进发展为慢性肾衰竭。

（1）慢性肾炎普通型　患者有持续性蛋白尿，24小时尿蛋白定量，一般常在1～3g，血尿，轻度高血压及水肿、肾功能损害，各种症状多不突出，易于误诊或漏诊。

（2）慢性肾炎高血压型　患者具有普通型的表现，但高血压较为突出，血压常持续在21.3～14.7kPa以上，伴有头痛、头晕、心悸等症状，可出现心脑血管病及肾功能损害，预后较差。

（3）慢性肾炎急性发作型　在慢性肾炎病情稳定或缓解期中，可因感染、过劳或其他因素而引起急性发作。感染引起的急性发作，常在感染后1～3日内即有急性肾炎的临床表现，甚至出现肾功能不全，经治疗后又可逐渐恢复到急性发作前的情况。

【辅助检查】

1. 实验室检查

（1）尿液检查　尿常规可有血尿、蛋白尿、管型尿等一种或一种以上异常。尿蛋白电泳，本病提示为中高分子蛋白或混合性蛋白为主，尿白蛋白分泌排泄率＞20～200mg/min。

（2）血常规　部分患者有血红蛋白下降。

（3）内生肌酐清除率测定　本病可为正常或降低（正常值为80～120ml/min）。

（4）尿纤维蛋白原测定　有助于对本病病因的判断。升高的程度从高到低依次为膜增殖性肾炎、新月体肾炎、弥漫性增殖性肾炎、局灶节段性肾小球硬化、局灶节段性肾炎、微小病变。

（5）抗核抗体检测　如继发系统性红斑狼疮，则为阳性。

2. 特殊检查

（1）双肾B超　可示肾脏大小正常，可有双肾皮质回声增强。

（2）肾活检　可发现有原发病的各种病理类型，对于指导治疗和估计预后很有帮助。

【治疗原则】

防止或延缓肾功能进行性恶化，改善或缓解临床症状及防止并发症的发生。

二、主要护理问题

(1) 营养失调，低于机体需要量　与摄入减少、尿蛋白损失、代谢紊乱有关。

(2) 体液过多　与肾功能减退、血浆白蛋白过低、饮食蛋白摄入过少、钠盐摄入过多有关。

(3) 焦虑　与长期卧床、治疗效果不显著、患者感到明显不适有关。

(4) 潜在并发症

①药物中毒：与慢性肾炎患者常需应用利尿、激素、细胞毒类药、降压药物，多与不良反应有关。

②感染：与营养不良免疫功能低下，长期使用糖皮质激素等因素有关。

③肾功能不全：与肾小球病变引起肾功能损害有关。

④心功能不全：与长期血压升高致动脉硬化，引起心脏扩大，心律失常，甚至心力衰竭有关。

(5) 知识缺乏　与患者对本病相关的危险因素，如感染、高血压、劳累等可促使病情发展的知识缺乏等有关。

三、护理措施

1. 常规护理

(1) 饮食指导　饮食应注意易消化、热量充足和富含维生素，热量一般为125.5kJ/(kg·d)，碳水化合物和脂类在饮食热量中的比例应适当增加。明显水肿、高血压患者应限制水、钠的摄入。对有氮质血症的患者，应限制蛋白质的摄入，量为0.5~0.8g/(kg·d)，其中60%以上应为优质蛋白。

(2) 用药护理　有明显水、钠潴留的患者遵医嘱用利尿剂，注意观察利尿剂的效果、不良反应，如有无出现电解质紊乱、有无出现高凝状态和加重高脂血症等。肾功能不全的患者在使用血管紧张素转化酶抑制剂时，要注意监测有无出现高血钾等。合理应用抗生素。

(3) 加强生活护理　①保持清洁的病区环境，定期做好病室空气消毒。

②减少病区的探访人数，有上呼吸道感染的探视者应限制探视。③指导和协助患者做好全身皮肤黏膜的清洁卫生，同时保护好水肿部位的皮肤。

（4）促进身心休息 卧床休息能增加肾血流量和尿量，减少蛋白尿，改善肾功能。对有明显水肿、大量蛋白尿、血尿、高血压或急性发作期患者，应指导卧床休息为患者创造一个安静、舒适的环境。对患者出现的不良情绪，鼓励其说出原因，协同家属帮助解决问题。使患者减轻思想负担，解除烦躁、焦虑情绪，安心休息。对轻症者亦应增加卧床时间，避免过劳、受凉，防止呼吸道感染。

2. 专科护理

（1）维持体液平衡 轻度水肿患者通过适当休息、低盐饮食，水肿可消退或减轻。重度水肿伴少尿量，应限制液体摄入量，每日 1500ml 左右，或按 24 小时液体出入量记录，补充每日所排出液体量，必要时按医嘱应用利尿剂，或间歇补充白蛋白制剂，提高血浆胶体渗透压，以加强利尿效果。

（2）并发症的预防和护理 ①感染的预防和护理 加强环境和个人卫生防治措施，保持室内清洁和良好通风，每日紫外线消毒或消毒剂喷雾 1 次，加强个人卫生，保持口腔和皮肤清洁，注意保暖，预防感冒，若有咽痛、鼻塞等症状，应卧床休息及时治疗。②心功能不全 积极治疗高血压，严密观察血压变化情况，按医嘱及时调整降压药物，指导患者重视身心休息，限制水盐摄入，经常检查患者心率、心律、呼吸情况，如发现心率增快、心律不规则、呼吸困难、烦躁不安等现象，应立即按医嘱给药，并进行心功能不全的护理。

3. 病情观察

（1）密切观察患者水肿的情况，包括水肿的分布、部位、特点及消长等，注意观察患者有无出现胸腔积液、腹腔积液等全身水肿的征象。密切观察血压的变化，定期测量体重。

（2）严格记录 24 小时的出入量，尤其是尿量的变化情况。

4. 健康指导

（1）让患者了解引起慢性肾炎反复发作及加重的因素，如感染、劳累、妊娠、使用肾毒性药物，这些因素往往会使肾脏功能进一步恶化，应注意避免。

（2）向患者解释低蛋白饮食的重要性，尤其是对于有氮质血症的患者，更应注意蛋白质的合理摄入，以免加重肾衰竭。

（3）让患者了解慢性肾炎的疾病过程及治疗方案，药物治疗的目的及观察用药的治疗反应及不良反应。

（4）指导患者注意休息，避免长期的精神紧张、焦虑、抑郁等，以免加重病情、加速肾功能的衰退。

第三节　急性肾小球肾炎

一、疾病概述

【概念与特点】

急性肾小球肾炎是以急性肾炎综合征为主要临床表现的一种疾病。

大部分急性肾炎发生于β-溶血性链球菌A族（所谓致肾炎菌株）感染之后。这种前驱感染在冬春季节常见于咽峡炎、扁桃体炎等上呼吸道感染后，在夏秋季多见于皮肤化脓性疾病引起，其根据：做咽拭子培养常有链球菌存在，检查血中链球菌溶血素“O”（ASO）的滴定度常升高，在感染季节用抗生素治疗链球菌感染后可减少急性肾炎的发病率。但也有一部分患者是由其他细菌，如肺炎球菌、流感杆菌、原虫如疟原虫或病毒（如乙型病毒性肝炎病毒、埃可病毒）等感染引起。

患者在链球菌感染后2～3周发生急性肾炎说明不是由链球菌直接感染肾脏，而符合感染后免疫反应的出现期，在急性肾炎患者血清中补体CH_{50}、C_3、C_4均明显降低，免疫荧光镜检查在肾小球基膜上找到IgG、G_3，在电镜下可见到肾小球基膜与上皮细胞之间有致密的块状驼峰样物存在，内含免疫复合物及补体，故证明本病发病机制是属于免疫复合物性肾炎。

【临床特点】

（1）水肿　大约有90%的患者有不同程度的水肿，轻者晨起眼睑及面部水肿、下肢水肿。重者可有全身水肿甚至出现胸水、腹水。

（2）高血压　急性肾炎大约有80%患者出现高血压症状，大部分患者血压为21.3/13.3kPa（160/100mmHg），数日后当尿量增多水肿消退，血压逐渐下降。

（3）尿液的异常　①尿量、尿比重：每日尿量400～700ml，而比重高于1.020，1～2周后尿量逐渐增加。②血尿：90%以下患者有镜下血尿，40%左右患者为肉眼血尿，呈血红色、棕褪色或酱油色。③蛋白尿。

（4）肾功能不全　随着尿量增多，血压下降，2～3周恢复正常。

（5）其他症状　急性肾炎患者若前驱感染仍存在，常有发热，多见于儿童。常有全身不适、疲乏无力、食欲不振、腰部酸痛，少数患者有排尿不适等症状。

【辅助检查】

1. 实验室检查

（1）尿常规　可有肉眼血尿或镜下血尿，尿中红细胞多为严重变形红细胞，此外还可见红细胞管型，尿沉渣检查还常见肾小管上皮细胞、白细胞、大量透明管型和颗粒管型。尿蛋白通常为（+）～（++），尿蛋白多属非选择性，尿中纤维蛋白降解产物（FDP）增多。尿常规一般在4～8周内大致恢复正常。残余镜下血尿或少量蛋白尿或持续半年或更长。

（2）血常规　红细胞计数及血红蛋白可降低，白细胞计数可正常或增高，与原发感染灶是否存在有关。红细胞沉降率增加，一般2～3个月内恢复正常。

（3）血生化及肾功能检查　临床常见有一过性氮质血症，血中尿素氮、肌酐增高。不限饮水量的患者，可有轻度稀释性低钠血症。此外，可有高血钾及代谢性酸中毒。部分病人可有高血脂。肾小球滤过率（GFR）呈不同程度的下降，但肾血浆流量仍可正常，滤过分数常减少。

（4）有关链球菌感染的细菌学血清检查　急性肾炎发病后自咽部或皮肤感染灶培养出β溶血性链球菌的阳性率约为30%，早期接受青霉素治疗者更不易检出。链球菌感染后可产生相应抗体，常借检测抗体证实前驱的链球菌感染。抗链球菌溶血素“O”抗体（ASO）滴度>1∶200，阳性率达50%～80%，通常于链球菌感染后2～3周出现，3～5周滴度达高峰，50%患者半年内恢复正常。尚可检测抗脱氧核糖核酸酶B及抗透明质酸酶，并应注意2～3周后复查，如滴度升高，则更具诊断价值。

（5）补体测定　急性肾炎早期血总补体及C_3均明显下降，补体C_3下降<0.8g/L，CH50<30U/ml（mayer改良法），6～8周后恢复正常，此规律性

变化为本病的典型表现。血补体下降程度与急性肾炎病情程度无明显相关，但低补体血症持续8周以上，应考虑有其他类型肾炎的可能，如膜增生性肾炎、冷球蛋白血症或狼疮肾炎等。

2. 特殊检查

（1）双肾B超检查　了解肾脏大小，本病肾脏大小多为正常，此为与慢性肾炎的鉴别点。

（2）肾活检　与快速进展性肾小球肾炎鉴别困难或起病后3个月仍有高血压、持续低补体血症或肾功能损害者可行肾活检。

【治疗原则】

控制感染、对症治疗、改善肾功能。

二、主要护理问题

（1）体液过多　与肾小球滤过率降低、钠潴留增多、蛋白丢失过多有关。

（2）疼痛　与炎症反应、感染有关。

（3）知识缺乏　缺乏疾病相关知识。

（4）有皮肤完整性受损的危险　与炎症反应、钠潴留有关。

三、护理措施

1. 常规护理　提供良好、舒适的环境，保持病室空气流通、新鲜。防止呼吸道感染，避免受凉，注意保暖。

2. 专科护理

（1）遵医嘱给予利尿剂，抗高血压药，并观察药物的疗效及不良反应。尽量避免肌内或皮下注射，注射后按压稍长时间，防止继发感染。

（2）下肢水肿严重时，少站立，抬高下肢，会阴部肿胀明显时，应及时用纱布垫托起，防擦伤皮肤或糜烂。水肿明显者给无盐饮食，水肿减轻后，给低盐饮食不超过每日3g。

（3）使用热水袋时，水温不可超过50℃应有护垫相隔。

（4）限制摄入水及液体入量，一般为前1日尿量再加500ml。

（5）准确记录24小时出入量，监测体重、血压。尿少时，限制钾的摄入，出现氮质血症少尿症状时，限制蛋白质摄入量20～30g/d。给予富含维生素的低盐饮食。

（6）穿舒适的全棉内衣。急性期嘱患者卧床休息，无肉眼血尿、水肿；血压正常后，可逐渐活动，避免过度劳累。

（7）向患者说明疾病过程及治疗方案，讲解定期复查的必要性，70%的患者能康复，女性患者近期不宜妊娠，部分患者可能会导致慢性肾小球肾炎或急性肾衰竭。

3. 健康指导

（1）环境　创造舒适、整洁的环境，给予高营养、富含维生素C、高碳水化合物、适当的脂肪、易消化的食物。

（2）饮食指导　水肿、高血压的患者应限制入水量，低盐饮食，小于2g/d，适当限制蛋白质的摄入量，提供优质蛋白。清淡易消化的高热量、富含蛋白质的流质或半流质饮食。

（3）日常活动　急性期绝对卧床休息2～3周，直至肉眼血尿消失，血压恢复正常及水肿减退，然后逐渐进行室内活动。

（4）心理指导　树立战胜疾病的信心。

（5）医疗护理措施的配合　遵医嘱定期复查。①在治愈后1年内，若出现腰酸无力、水肿、高血压、血尿、蛋白尿应及时就诊检查。②若有反复的扁桃体炎，在适当时可做扁桃体摘除，有利于治愈及预防复发。避免使用肾毒性药物。

第四节　急性间质性肾炎

一、疾病概述

【概念与特点】

急性间质性肾炎又称为急性肾小管－间质性肾炎，是一组肾间质水肿和炎性细胞浸润为主要病理改变，临床以肾小管－间质急性炎症为特征的一组疾病，据其病因要分为药物过敏性、感染相关性及特发性。现认为其发病机制可能是体液和细胞免疫介导的肾间质免疫性损伤。

【临床特点】

原发病表现为血尿、蛋白尿、白细胞尿、肾功能损害。

【辅助检查】

1. 实验室检查

（1）尿常规　可见有轻、中度血尿，轻度蛋白尿（$<3.5g/d$），以低分子蛋白尿为主。亦可有无菌性脓尿，尿中嗜酸性粒细胞增多。也可有白细胞管型。尿比重、尿渗透压一般明显下降。

（2）血常规　常有嗜酸性粒细胞增多，有时也可有淋巴细胞或中性多形核细胞比例增高，重者可有血红蛋白轻度下降。

（3）肾功能　血肌酐、尿素升高，肌酐清除率下降，钠排泄分数增高。

（4）血免疫功能检查　血清 IgE 增高，补体成分无明显变化。

（5）β_2 - 微球蛋白测定　部分患者 β_2 - 微球蛋白升高，升高者提示肾小管损害。

2. 特殊检查

（1）肾脏 B 超检查　B 超示双肾大小正常或增大。

（2）肾活检检查　对诊断有困难的，可行肾活检，这是确诊急性间质性肾炎的主要方法。可见有肾间质水肿、肾小管间距增宽，肾皮质和髓质中见单核细胞和中性粒细胞浸润，部分患者可伴有区域性肾小管细胞坏死。

【治疗原则】

针对感染性急性间质性肾炎抗感染疗法治疗。去除病因。免疫抑制剂的使用。支援疗法及并发症治疗肾功能不全者，必要时进行血液净化治疗。

二、主要护理问题

（1）体温过高　与炎症反应有关。

（2）自理能力缺陷　与疾病本身有关。

（3）有皮肤完整性受损的危险　与炎症反应有关。

三、护理措施

1. 常规护理

（1）保持病室温湿度适宜，空气新鲜。

（2）出汗后要及时更换衣被，注意保暖，做好晨晚间护理，鼓励患者生活自理。

2. 专科护理

（1）体温超过38.5℃给予物理降温，慎用药物降温，因为退热剂易致敏而加重病情，物理降温半小时后测体温并记录于体温单上。

（2）指导患者识别并及时报告体温异常的早期表现和体征。

（3）鼓励患者生活自理，将传呼器置于患者伸手可及的位置。

（4）呼吸困难者取半坐卧位给氧，吞咽能力下降者应防呛咳，外出时应有专人护送，防止发生意外。

（5）监测血电解质变化。

（6）鼓励患者多饮水或饮料，给予清淡易消化的高热量、富含优质蛋白的流质或半流质饮食。

（7）卧床休息，限制活动量。

（8）主诉有疲乏、呼吸困难、肌肉酸痛、肌无力或手脚抽搐等时应及时通知医生。

（9）指导患者避免接触紫外线，如在太阳下使用遮阳伞，禁日光浴等，正确使用护肤品及外用药。

3. 健康指导

（1）环境　环境清洁，舒适，空气流通。

（2）饮食指导　清淡易消化的高热量、富含蛋白质的流质或半流质饮食。

（3）日常活动　鼓励患者生活自理，做好个人皮肤清洁，外出有专人护送；预防感冒，避免劳累，适当锻炼，提高机体抵抗力。

（4）心理卫生　树立战胜疾病的信心，当有较大精神压力时应设法释放。

（5）医疗护理措施的配合　遵医嘱连续用药，定期复查；大多数为可逆性，愈后较好，少数10%～25%是导致肾功能减退的常见原因；避免使用肾毒性药物。

第五节 肾病综合征

一、疾病概述

【概念与特点】

肾病综合征是肾小球疾病的常见表现，包括了因多种肾脏病理损害导致的严重蛋白尿及相应的临床表现，最基本特征是大量蛋白尿（>3.5g/d）及低蛋白血症（<30g/L），并常伴有水肿和（或）高脂血症。各种肾小球疾病，如慢性肾炎、急进性肾炎以及各种继发性肾小球疾病等，均可能出现肾病综合征的表现。患者的年龄不同，发生肾病综合征的病因也不同，如老年多为膜性肾病；儿童常为微小病变，育龄女性要排除系统性红斑狼疮。

【临床特点】

“三高一低”，即大量蛋白尿（>3.5g/d）、水肿、高脂血症，血浆蛋白低（<30g/L）。

【辅助检查】

1. 实验室检查

（1）尿常规　通过尿蛋白定性、尿沉渣镜检，可以初步判断是否有肾小球病变存在。24 小时尿蛋白定量>3.5g 是诊断的必备条件。

（2）血液生化检查　血白蛋白<30g/L，这是诊断本病的必备条件之一。可有血脂升高，如血浆胆固醇、甘油三酯和磷脂均升高。

（3）肾功能检查　血容量不足及并发急性肾衰竭时，可有血肌酐升高。

（4）血电解质测定　部分可有低血钾；如少尿，则可有高血钾。

2. 特殊检查

（1）肾脏 B 超检查　可了解肾脏大小，部分患者可有肾脏增大或缩小，多数患者皮质回声增强。

（2）X 线胸片　部分患者可发现肺部感染、胸腔积液等。

（3）肾活检　了解肾脏病理组织学改变可有助于临床医生判断病情、治疗疾病和估计预后。

【治疗原则】

消除蛋白尿、水肿，防止并发症。

二、主要护理问题

(1) 营养失调，低于机体需要量　与尿中丢失大量蛋白有关。

(2) 体液过多　与血浆蛋白的降低有关。

(3) 有感染的危险　与机体抵抗力低有关。

(4) 有皮肤完整性受损的危险　与水肿有关。

(5) 潜在并发症　血栓形成。

三、护理措施

1. 常规护理

(1) 提供舒适的环境，让患者安静休息，每日通风2次，每次15~20分钟，每周紫外线消毒1次，指导患者不串门，防止医院感染，限制探视，防感冒，每日常规测体温2次，测血常规每周1次。注意口腔、饮食卫生。

(2) 指导患者穿宽松全棉内衣，舒适松口软布鞋，因患者体内蛋白质长期丢失水肿及血循环障碍，致皮肤抵抗力降低弹性差容易受伤，若病重者卧床休息更应加强皮肤护理。使用坐便器应抬高臀部，不可拖拉，以防损伤皮肤。高度水肿患者可用气垫床，床单要保持平整、干燥；督促或帮助患者经常更换体位；每日用温水擦洗皮肤，衣着宽大柔软，勤换内衣裤；每天会阴冲洗1次。有阴囊水肿时可用提睾带将阴囊提起，以免摩擦破溃。

2. 专科护理

(1) 预防并发症　肾病综合征患者易感染，好发部位为呼吸道、泌尿道、皮肤和腹膜等。注意观察感染的征象，如咳嗽、咳痰、膀胱刺激征、皮肤破损、腹痛等。各种治疗应严格无菌操作，防止交叉感染。

(2) 按医嘱正确使用扩容剂、抗凝剂、利尿剂、白蛋白等，观察疗效及不良反应。

(3) 给予高热量、富含蛋白质和维生素的饮食，限制水、钠（<3g/d）、钾的摄入量（尿少时应限制钾的摄入量）。

（4）严重水肿、体腔积液应卧床休息，水肿消失、一般情况好转可起床活动。

3. 病情观察 严密观察体温的变化，观察患者有无出现呼吸道、泌尿系、皮肤、腹腔等部位的感染，定期监测血、尿常规等。观察水肿的部位、分布、程度、特点，定期测量体重和腹围。胸腹腔积液的患者，应注意观察胸闷、气促、腹胀等症状的变化，给予半坐卧位，必要时给予吸氧。严格记录好24小时的出入液量，注意尿量的变化。

4. 健康指导

（1）环境 保持居室空气新鲜，不到人群密集的场所，保持皮肤清洁，预防皮肤损伤，预防感染，有感染及时诊治。

（2）饮食指导 ①进易消化、清淡的半流质饮食。②进高热量、富含维生素、低脂（限动物内脏、肥肉及脂肪的食物摄入）、低盐饮食。③肾功能受损者给予优质低蛋白饮食。

（3）日常活动 ①病情较重，严重水肿者卧床休息。②一般情况好转后，可起床活动。③如活动后尿蛋白增加，则酌情减少活动量。

（4）心理卫生 注意身心劳逸结合，增强机体免疫力，注意锻炼身体。

（5）医疗护理措施的配合 ①按时服药，遵医嘱减药或停药。②观察疗效及不良反应，避免应用肾毒性药如庆大霉素、卡那霉素等。③出现出血倾向等不适，及时诊治。④定期复查尿常规、肾功能。

第六节 慢性肾衰竭

一、疾病概述

【概念与特点】

慢性肾衰竭（简称慢性肾衰）是由于各种慢性肾脏疾病发展到后期造成肾实质广泛性损害，使肾脏不能维持其基本功能时，出现以代谢产物潴留、水及电解质紊乱和酸碱平衡失调为主要表现的临床综合征，又称尿毒症。

【临床特点】

（1）水电解质和酸碱平衡失调。

（2）各系统症状 ①一般表现：面色苍白、灰暗、消瘦、营养不良状态；②皮肤表现：皮肤干燥，弹性差；皮肤瘙痒，常有搔抓伤痕；色素沉着，紫癜，尿素霜沉着；③精神神经系统表现：早期有疲乏、头痛、记忆力减退、严重失眠、烦躁不安、感觉障碍、双足及小腿灼痛等症状，有时肌肉痉挛，晚期精神恍惚、表情淡漠、嗜睡、惊厥，甚至昏迷；④胃肠道症状：恶心、呕吐，由于尿素在肠道及口腔被细菌等分解为碳酸铵和氨的刺激而引起舌炎、口炎、腹痛、腹泻等症状；⑤心血管系统表现：高血压、心律失常、心包炎、心功能不全等；⑥造血系统表现：可出现不同程度的贫血、鼻衄、牙龈出血、皮肤瘀斑、胃肠道出血；⑦呼吸系统表现：患者呼气有氨味。酸中毒时呼吸深长。

【治疗原则】

改善肾功能延缓慢性肾衰竭的发展，防治并发症，肾功能替代疗法。

二、主要护理问题

（1）个人应对无效 与病程长、住院时间久、病情逐渐恶化、治疗无效、后期需依赖透析治疗维持生命造成患者和家属巨大的经济和心理压力等有关。

（2）营养失调，低于机体需要量 与厌食、呕吐、代谢障碍以及摄入蛋白质受限制有关。

（3）水、电解质和酸碱代谢紊乱 与钠盐摄入过多或过少、过度利尿、呕吐或腹泻有关。

（4）活动无耐力 与贫血、营养不良、肾性骨病、全身衰竭有关。

（5）潜在感染 与免疫功能低下、低蛋白血症、全身衰竭有关。

（6）潜在心脏损害 与长期高血压、贫血、电解质紊乱及后期出现尿毒症性心包炎有关。

（7）知识缺乏 与患者及家属对疾病的发展和预后认识不足，不能按要求很好地执行饮食及药物治疗，自我防护意识淡薄，容易受感染，水、电解质紊乱等因素影响造成肾功能恶化有关。

三、护理措施

1. 常规护理

（1）增进身心舒适　护士应理解和同情、关心患者，耐心向家属及患者解释疾病的有关知识，指导病情轻者可起床活动，重者卧床休息，避免劳累、受凉，加强与患者沟通，减轻患者思想苦闷和躯体不适，提高治疗信心。

（2）合理营养　少量多餐，应摄取高热量，富含维生素、钙和优质蛋白的低磷饮食，适当限制钠盐和钾盐，蛋白质量不可过多，以减轻肾脏负担，对长期热量不足的患者，需经胃肠外补充热量。

2. 专科护理

（1）调整水、电解质、酸碱平衡　①应准确记录24小时出入量，行动方便时，按时测体重，保证静脉液体的有序进入，有严重高血压、心功不全及少尿、无尿者，应严格控制饮水量。②长期应用利尿剂，呕吐、腹泻致脱水时，饮食中不必严格限制钠盐摄入，水过多时应限制钠盐4～6g/d。③严密观察呼吸深度、血压、心率、心律以及神志变化，遇有不适反应（血 Na^+、K^+ 过低或高），及时通知医生处理。

（2）对症护理

消化系统对症护理：①口腔护理，早晚及餐后协助患者漱口，防止细菌或真菌感染，必要时口腔护理，每日2次；②减少恶心、呕吐，宜少量多餐，晚间、睡前饮水1～2次；③观察呕吐物及粪便颜色如发现有上消化道出血，应给予相应的处理。

神经系统对症护理：如有头痛、失眠、多梦、躁动，应安置患者于光线暗的病室，注意安全。使用镇静剂须防止蓄积中毒。

心血管系统对症护理：严密观察血压、心律和神志变化及降压药物不良反应，发现有颅内压增高及心功能不全表现时，应及时告知医生处理。

呼吸系统对症护理：观察患者有无咳嗽、胸闷等表现，其可提示上呼吸道感染或严重氮质血症；若出现深大呼吸伴嗜睡，提示代谢性酸中毒，应及时与医生联系作必要处理。

造血系统的对症护理：贫血严重者起坐、下床动作宜缓慢，并给予必要的协助，有出血倾向者应避免使用抑制凝血药物及纤溶药物，并注意防止皮肤黏膜受损。

加强皮肤护理：因尿素霜刺激皮肤，患者瘙痒不适，影响睡眠，且抓破皮肤后极易感染，故应勤用温水擦洗，忌用肥皂和乙醇。勤换衣裤被单。对有严重水肿患者，经常按摩受压部位，更换卧姿，预防压疮。

（3）降低血尿素氮的治疗和护理

肾必需氨基酸疗法：常用量为250ml缓慢静脉滴注，隔日1次，滴速过快可引起恶心、呕吐、头晕和发热等不良反应，严重酸中毒者不能使用。也可口服α－酮酸制剂（肾灵）以代替必需氨基酸静脉滴注，可有同样疗效。

胃肠吸附疗法：口服氧化淀粉可从肠腔吸附氨和氮质，常用包醛氧化淀粉5～10g每日2～3次，对轻症患者有一定疗效。注意不与碱性药物合用，以免降低药效，服药后可有头晕、恶心、腹泻等不良反应，应观察患者能否耐受。

蛋白合成激素疗法：常用苯丙酸诺龙或丙酸睾酮25～50mg肌内注射，每周2～3次，可促进蛋白合成，减轻氮质血症。

透析疗法：部分替代失去的肾脏功能，以缓解病情，维持生命的治疗方法。用于终末期尿毒症以及已有明显尿毒症症状，高血容量心力衰竭、高钾血症、酸中毒不易纠正等患者。

（4）肾移植　将同种异体的健康的肾脏移植给尿毒症患者的方法。主要适用于终末期尿毒症，年龄在50岁以下，主要器官无重要病变，亦无使用激素和免疫抑制剂禁忌证者。

3. 健康指导

（1）环境　保持病室空气新鲜、流通。

（2）饮食指导　指导饮食治疗原则，制定及选用优质低蛋白、低磷脂，并补充多种维生素、高热量食谱的方法，高血压、水肿及尿量少者应限盐，如行透析治疗，适当增加蛋白质的摄入。每日尿量少于500ml时，应避免高钾食物及饮料。

（3）日常活动　①注意个人卫生，口腔清洁，皮肤护理，预防感染，避免受凉、受湿和过劳。卧床休息为主，当病情允许时，鼓励起床活动，卧床者起坐或被动运动。②指导患者正确对待疾病，树立战胜疾病的信心，积极配合治疗，延缓疾病的进展。

（4）医疗护理措施的配合　①定期门诊随访。②患者出院后，遇有不适，及时去医院复查。

第七节　急性肾衰竭

一、疾病概述

【概念与特点】

急性肾衰竭是一个综合征，是由各种原因引起的急性肾功能损害，及由此所致的血尿素氮及肌酐迅速升高，水电解质平衡紊乱等一系列病理生理改变，称为急性肾衰竭。尿量突然减少是ARF发生的标志。成人24小时尿量少于400ml称为少尿，尿量不足100ml为无尿。但也有24小时尿总量超过800ml，而血尿素氮、肌酐呈进行性增高者，称为非少尿型急性肾衰竭。

【临床特点】

病因不同临床特点不同。临床可分为少尿期、多尿期、恢复期，部分患者尿量并不减少。

（1）胃肠道症状　食欲不振、恶心呕吐、腹胀腹泻，严重时可呕血、黑粪。

（2）水肿。

（3）高血压。

（4）心血管系统　由于电解质的改变，尤其是高钾血症，可引起心律不齐，严重时可有室性期前收缩、室颤。

（5）精神神经症状　疲倦、乏力、意识淡漠、嗜睡或烦躁不安，重者可致谵语或昏迷，血钙低者可引起手足搐搦症。

【辅助检查】

1. 实验室检查

（1）血液检查　有轻、中度贫血；血肌酐和尿素氮进行性上升，血肌酐每日平均增加≥44.2μmol/L，高分解代谢者上升速度更快，每日平均增加≥176.8μmol/L。血清钾浓度升高，常大于5.5mmol/L。血pH值常低于7.35。

碳酸氢根离子浓度多低于20mmol/L。血清钠浓度正常或偏低。血钙降低，血磷升高。

（2）尿液检查 尿常规检查尿蛋白多为（+）~（++），常以中、小分子蛋白为主。尿沉渣检查可见肾小管上皮细胞、上皮细胞管型和颗粒管型及少许红、白细胞等；尿比重降低且较固定，多在1.015以下，因肾小管重吸收功能损害，尿液不能浓缩所致；尿渗透浓度低于350mmol/L，尿与血渗透浓度之比低于1.1；尿钠含量增高，多在20~60mmol/L；肾衰指数常大于1；滤过钠排泄分数常大于1。应注意尿液指标检查须在输液、使用利尿药、高渗药物前进行，否则会影响结果。

2. 特殊检查

（1）影像学检查 尿路超声显像对排除尿路梗阻和慢性肾功能不全很有帮助。必要时CT等检查显示是否存在着与压力相关的扩张，如有足够的理由怀疑由梗阻所致，可做逆行性或下行性肾盂造影。X线或放射性核素检查对检查血管有无阻塞有帮助，但要明确诊断仍需行肾血管造影。

（2）肾活检 是重要的诊断手段。在排除了肾前性及肾后性原因后，没有明确致病原因（肾缺血或肾毒素）的肾性急性肾衰竭都有肾活检指征。

【治疗原则】

积极治疗原发病；纠正水、电解质、酸碱平衡紊乱；促进肾功能恢复。必要时行透析治疗。

二、主要护理问题

（1）排尿异常 与肾缺血、肾血管损伤有关。
（2）潜在并发症 高钾血症、急性肺水肿、出血。

三、护理措施

1. 常规护理 严密观察病情变化，经常巡视病房，监测血压、脉搏、呼吸，有条件者，可行床旁心电监护。发现呼吸急促、咳泡沫痰等临床表现，应立即通知医生，同时做好紧急处理。备齐急救药品及物品。

2. 专科护理

（1）指导患者正确留取尿标本。准确记录24小时尿量，并观察尿色，监测尿比重。

（2）遵医嘱使用利尿剂，并观察治疗效果及不良反应。严格控制输液量和速度，有条件者监测中心静脉压。

（3）绝对卧床休息，可减少代谢产物生成。提供低钾食物。鼓励患者增加摄入量，以补充大量水分、钠、钙盐。口服困难者，遵医嘱静脉输液。

3. 健康指导

（1）环境　室内空气新鲜，清洁、舒适，温湿度适宜，积极预防各种感染。

（2）饮食指导　少尿期应严格控制水、钠摄入量，保证机体代谢需要；恢复期要注意患者的营养，供给高热量、富含维生素、低蛋白饮食，并应注意适当锻炼。

（3）日常活动　平素起居，饮食有节，讲究卫生，做好口腔护理，保持皮肤清洁，避免外邪侵袭。

（4）心理卫生　保持精神愉快，加强体育锻炼，提高机体防御能力。

（5）医疗护理措施的配合　遵医嘱连续用药，定期复查。发现疲倦、嗜睡、呼吸异常等，及时就诊。

第八节　肾小管性酸中毒

一、疾病概述

【概念与特点】

因远端肾小管腔与管周液间氢离子（H^+）梯度建立障碍，和（或）近端肾小管对碳酸氢盐离子（HCO_3^-）重吸收障碍而引起的酸中毒，即为肾小管性酸中毒。

【临床特点】

（1）高氯性代谢性酸中毒　酸中毒早期代偿阶段可无症状，晚期则有典型表现，如食欲缺乏、呕吐、深大呼吸及意识改变。

（2）电解质紊乱　患者可出现肌肉瘫软无力，严重时可影响呼吸肌，血压偏低、乏力、手足搐搦，有些患者以周期性瘫痪为惟一症状。

（3）骨骼病变　骨质疏松和骨软化。骨质疏松的主要症状是骨痛和肌无力，骨痛为全身性或限于负重部位，如下肢、腰、背、髋关节等处。肌无力主要是下肢无力，行走困难，肌肉有不同程度的萎缩，骨骼病变严重者可出现畸形和自发性骨折。

在儿童，乳齿过早脱落，恒齿过迟萌出，且易于脱落。齿根和齿冠钙化不良，由于骨化紊乱，生长受到严重阻碍，可造成佝偻病或侏儒症。

（4）泌尿系统表现　①尿路结石表现为肾绞痛、血尿、尿路梗阻、肾盂肾炎，严重者可导致高血压和肾衰竭。②由于肾小管病变，再加上低血钾、肾钙化等因素，可使尿浓缩功能减退，而表现多尿、烦渴，尿比重低而固定在1.010上下，尿渗透压低。

（5）如同时有近曲小管病变，可出现葡萄糖尿和氨基酸尿症。

（6）少数患者无全身性酸中毒表现，而只表现肾小管不能产生酸性尿，称为不完全型，其特征是血pH值及HCO_3^-浓度正常，尿pH值增高，可滴定酸减少，但尿NH_4^+排出增多，患者以泌尿系结石或低血钾就诊，需作氧化铵负荷试验来帮助诊断。不完全型也可进展而成为完全型。

【辅助检查】

1. 实验室检查

（1）不同程度低钾、低钠、低钙、高氯血症、低碳酸氢根血症，血pH值较低，尿pH值多大于5.5。

（2）酸负荷试验（氯化铵负荷试验，尿二氧化碳分压测定，硫酸钠负荷试验等），尿pH值大于5.5为阳性结果。

（3）尿常规多轻微改变或正常。有原发病或肾脏有其他病变时可出现改变。

（4）血BUN和Cr多正常或轻度增高。

2. 特殊检查

（1）B型超声检查　依病变不同而异，有的呈肾结石、钙化灶，有的无异常。

（2）血气分析　主要呈代谢性酸中毒，可伴代偿性呼吸性碱中毒。

（3）X 线骨骼检查　骨质疏松、软化明显，以下肢和骨盆为重。有的呈现骨折。核素骨骼扫描可见核素吸收稀疏、不均匀。

【治疗原则】

治疗或去除原发病，纠正酸中毒，防治肾结石、肾钙化及骨病，纠正低钾血症。

二、主要护理问题

（1）体液不足　与肾小管功能受损、呕吐、食欲缺乏等有关。

（2）自理能力缺陷　与低血钾、低血钙、低血镁、骨病有关。

（3）有受伤的危险　与钙磷代谢障碍有关。

三、护理措施

1. 常规护理

（1）患者卧床者应协助其洗漱，进行大小便。其个人卫生、口腔清洁应每日 2 次。将日用品放于易取之处。及时接应呼唤器，经常巡视病房，满足患者所需。

（2）观察生命体征的变化，准确记录 24 小时出入量，监测体重。

2. 专科护理

（1）按医嘱正确补液、给药、并保持液路畅通，维持水、电解质平衡，监测尿渗透压及血电解质变化的情况。

（2）指导患者进食含钾、钙高的食物，鼓励多饮水，遵医嘱补钙、维生素 D。

（3）患者起动应有陪同，最好坐轮椅，减少上下楼梯等运动。地板不能太湿滑，走廊及厕所设扶手，防止摔跤，寻找帮助时按呼唤器。

3. 健康指导

（1）环境　保持周围环境安静、舒适，有利于疾病恢复。

（2）饮食指导　进食含钾、钙高的饮食，如虾、鱼、牛奶、紫菜、干果、冬笋、橘子等食物，鼓励多饮水。

（3）日常活动　病情严重者应绝对卧床休息，外出应有人陪同，减少上下楼及剧烈运动，防摔跤。

（4）心理卫生　正确对待疾病，树立战胜疾病的信心，积极配合治疗。

（5）医疗护理措施的配合　①遵医嘱服药，补钙及维生素 D 等，在医生指导下用药，避免使用对肾脏有毒性的药物。②积极预防和发现由于肾小管性酸中毒引起的尿路结石、梗阻及尿路感染等，一旦发现先兆症状，或突然出现畏寒、发热全身不适，白细胞计数增多，应立即就诊。

第九节　IgA 肾病

一、疾病概述

【概念与特点】

IgA 肾病指肾小球系膜区以 IgA 或 IgA 沉积为主的原发性肾小球病，IgA 肾病是肾小球原性血尿最常见的病因。

IgA 肾病通过近些年来研究，多数学者认为是免疫性复合物性肾炎。IgA 存在于血清和各种体液中，血清中的 IgA 主要为单体，90% 属 IgA_1，分泌液中的 IgA 则为多聚体（PIgA），其中 60% 为 IgA_2。IgA 免疫复合物（IgA－IC）的形成和沉积，其抗原来自呼吸道、胃肠道、泌尿道黏膜感染的链球菌和其他的细菌，或是一种慢性病毒与 IgA 结合，很可能感染刺激了该部的浆细胞或分泌组织的淋巴细胞所产生大量 IgA 经血流达肾小球并激活补体，沉积于系膜区。肾活检标本中免疫复合物洗脱物，及动物实验证实了 PIgA 沉积在肾小球系膜区产生病理改变。

据观察 IgA 肾病存在免疫调节功能的缺陷，患者 B 细胞胞浆内 IgA 大量增加，认为 IgA 特异性的抑制 T 细胞活性降低或特异性辅助 T 细胞活性增加，CD_4/CD_8 比率升高。另外，据研究 IgA 肾病患者的单核吞噬细胞功能受损使机体对免疫复合物的清除能力降低，亦可为 IgA 产生调节紊乱。大分子 IgA－IC 形成激活补体及凝血纤溶障碍等一系列的炎症介质包括细胞因子，IL－1、IL－6，和氧自由基等造成肾小球损害。一些非免疫因素如血流动力学影响，在 IgA 肾病的发生发展中亦起一定作用。据报道遗传因素在 IgA 肾病发病中占重要位置。

【临床特点】

可包括原发性肾小球病的各种临床表现，但几乎所有患者均有无症状血尿，有些伴有腰痛和腹痛，血清 IgA 可增高，依靠病理诊断。

【辅助检查】

1. 实验室检查

（1）尿液检查　尿常规可见有血尿、镜下血尿或间断肉眼血尿；尿红细胞以畸形者为主。有蛋白尿者，尿蛋白/肌酐比值升高，严重者，24 小时尿蛋白定量 >3.5g。尿蛋白电泳示高、中分子或混合性蛋白尿。尿蛋白阴性。

（2）血生化检查　部分患者血白蛋白下降 <30g/L。部分患者则有血尿素氮、肌酐升高。

（3）血免疫功能测定　30% ~50% 的患者血清 IgA 增高，尤其是血清 IgA 纤维连接蛋白聚合物（IgA – FN）增高更有意义。一般 C_3、C_4、CH_{50} 为正常。

2. 特殊检查

（1）肾活检　典型病理表现为光镜下常见有系膜细胞增生、基质增多，常呈局灶节段性分布。轻微者只有轻微系膜增生，亦可呈弥漫增生（常有局灶节段性加重）。约 20% 病例可出现新月体，通常不超过 30% 的肾小球；若新月体超过 50% 肾小球，则为急进性 IgA 肾病。

（2）皮肤活检　50% 患者的前臂掌侧皮肤活检中可见毛细血管内有 IgA 和 C_3 等沉积。

【治疗原则】

预防感染、防止复发、保护肾功能。

二、主要护理问题

（1）疼痛　与肾脏肿胀牵拉肾被膜及肾外小血管有关。

（2）知识缺乏　与患者自我感觉很轻或无自觉症状、不愿接受肾活检术有关。

三、护理措施

1. 常规护理 做好疾病知识的宣教，提供书面材料和介绍国内外最新动态。

2. 专科护理

（1）让患者了解疼痛的原因以及早期确诊的重要性，肾活检的必要性及术前、术后的注意事项。

（2）定期查血压、尿常规、肾功能及血常规。

（3）协助患者更换体位以减轻疼痛，局部热敷或理疗。

（4）让患者听音乐，与人交谈来分散注意力以减轻疼痛。

（5）单纯性血尿者，无论伴或不伴蛋白尿，均应以保养为主，勿劳累，防感冒，及时治愈感染病灶，慎用肾损害药物。

（6）有慢性扁桃体反复发作者，应在急性期过后，行扁桃体摘除术，可减少肾脏损害。

（7）给予优质蛋白饮食。

（8）定时通风，保持室内空气新鲜，减少探视，防止医院感染。

3. 病情观察

（1）观察疼痛的性质、部位、强度及持续时间等。

（2）遵医嘱给予止痛剂并观察疗效及不良反应。

（3）监测体温变化，指导患者预防肺部感染的方法，如经常更换体位、有效咳嗽、加强排痰、防止误吸等。

4. 健康指导

（1）环境 环境应安静舒适，空气新鲜，定时通风，减少探视，防止医院感染。

（2）饮食指导 患者食物中蛋白质入量不要过量，可同正常人。

（3）日常活动 患者可从事轻工作，注意休息，避免劳累，预防感冒，以免加重病情。

（4）心理卫生 指导患者从思想上引起足够的重视，不能轻视，正确对待此病。

（5）医疗护理措施的配合 ①提醒患者勿用对肾脏有损害的药物。②定期复查。

第十节　肾盂肾炎

一、疾病概述

【概念与特点】

肾盂肾炎是泌尿系感染中常见的临床类型，主要由于大量细菌引起的肾盂肾盏和肾实质的感染炎症，病变可累及一侧或两侧肾脏。本病是一种常见病，多见于女性，尤以已婚育龄妇女患病率高，妊娠期患病率最高，其中又以农村妇女多见。

【临床特点】

1. 急性肾盂肾炎

（1）全身表现　起病急，常有寒战、高热、全身不适、疲乏无力、食欲减退、恶心呕吐，甚至腹痛、腹胀或腹泻等。如高热持续不退，提示并存尿路梗阻、肾脓肿或败血症等。

（2）泌尿系统表现　常有尿频、尿急、尿痛等尿路刺激症状，多数伴腹痛或肾区不适。肾区有压痛或叩击痛。腹部上、中输尿管点和耻骨上膀胱区有压痛。

（3）尿液变化　尿液混浊，可见脓尿或血尿。临床上轻症患者全身症状可不明显，仅有尿路局部表现和尿液变化；血行感染者全身症状突出，上行感染者尿路局部症状明显。

2. 慢性肾盂肾炎　慢性肾盂肾炎的临床表现复杂多样，多不典型。

（1）复发型　常多次急性发作，症状类似急性肾盂肾炎。

（2）低热型　以长期低热为主，可伴有乏力、腰酸、食欲降低、体重下降等。

（3）血尿型　镜下或肉眼血尿为主要表现，发作时伴腰痛、腰酸和尿路刺激症状。

（4）隐匿型　仅有尿液的改变，尿细菌培养可呈阳性，又称无症状性菌尿。

（5）高血压型　在病程中出现高血压，偶可发展为急性进行性高血压，伴贫血，但无明显蛋白尿和水肿。

【辅助检查】

1. 实验室检查

（1）血常规检查　血液中白细胞计数和中性粒细胞计数升高，血沉加快。高热时做血培养可发现细菌生长。

（2）尿常规检查　①脓尿：离心尿沉渣白细胞≥5 个/HP。②血尿：约 1/6 患者以突然出现肉眼血尿为主要临床表现。蛋白尿：一般有少量蛋白尿。管型：白细胞管型（特别是粘附有细菌者）对于诊断肾盂肾炎具有重大意义，此外还可出现颗粒管型、透明管型。致病菌：菌尿明显者在直接尿沉渣涂片中即可见到细菌。非鳞状上皮细胞：肾盂肾炎发作时，尿中可见到肾上皮细胞、圆形上皮细胞、尾状上皮细胞显著增多。③尿比重低：晨尿比重多 <1.018。④尿 pH 值：多增高，尤其在分解尿素细菌感染及并发肾小管性酸中毒时更为明显。

（3）尿液细菌学检查　未离心的新鲜中段尿沉渣、革兰染色高倍视野下查见 1 个细菌，即相当于尿培养菌落 $>10^5$ 个/ml；离心后尿沉渣革兰染色涂片，每高倍视野有 15～20 个细菌；中段尿培养，菌落数 $>10^5$ 个/ml；耻骨上膀胱穿刺，取尿进行培养可有细菌生长。

（4）肾功能　一般患者肾功能正常。但有尿路梗阻、严重感染、肾乳头坏死、休克者则肾功能减退，甚至发生急性肾衰竭。多数患者在控制感染后肾功能可恢复正常。

2. 特殊检查

（1）X 线检查　尿路平片可见肾影增大或肾外形不清；静脉尿路造影可见肾盏显影延迟和肾盂显影减弱，可发现输尿管和肾盂无明显梗阻或轻度扩张，同时还可发现肾或输尿管畸形、结石、肿瘤等原发病。

（2）B 超　显示肾皮质和髓质界限不清，还可确定有无梗阻和结石。

（3）CT 检查　弥漫型可显示肾外形增大，增强扫描显示肾强化减弱，肾皮质和髓质交界时间延长，交界边缘模糊，呈多个楔形缺损区；局灶型平扫病灶呈等密度或略低密度，边缘不清；增强扫描病灶无明显强化，相对于周围正常的肾实质呈明显低密度，边缘趋向清晰，通常呈楔形或圆形，病灶可单发或多发。

【治疗原则】

卧床休息，给予足够营养，补液保持体内水、电解质平衡，促进内毒素排出，给予黄酮哌酯解痉止痛。应根据尿培养及药物敏感试验结果选择药物浓度高并从肾排泄为主的药物。

二、主要护理问题

(1) 体温过高　与炎症反应有关。
(2) 疼痛　与炎症反应、感染有关。
(3) 有皮肤完整性受损的危险　与炎性反应有关。
(4) 潜在并发症　肾脓肿、败血症、肾功能不全。

三、护理措施

1. 常规护理

(1) 休息　急性期肾盂肾炎应卧床休息，慢性期应维持适当的运动与休息。

(2) 饮食　鼓励患者多饮水，以增加尿量，保持每日尿量在1500ml以上，以达到冲洗尿路、促进细菌及其分泌物排出，因肾髓质及乳头部高渗环境利于细菌的繁殖。

(3) 排便护理　养成良好的排便习惯，擦拭时应从前至后，以防粪便或阴道分泌物污染，造成上行性尿路感染。

2. 专科护理

(1) 高热护理　39℃以下无特殊情况，可等抗菌药物起效后，体温自行下降，要做好患者及家属的安慰解释工作，体温在39℃以上时，可视具体情况给予物理降温或药物处理。

(2) 腰痛的护理　卧床休息，协助患者满足生活需要，尽可能减少应激因素。对患者主诉疼痛立即给予反应，采取相应措施等，要求患者避免紧张情绪，可以明显缓解排尿次数。

(3) 尿路刺激征的护理　多饮水是减轻尿路刺激征最重要措施之一。分散患者的注意力，如听音乐、看报纸杂志、与谈话等，要求患者避免紧张情绪，可以明显缓解排尿次数。

3. 健康指导

（1）肾盂肾炎是一种能够预防和治愈的疾病，应将本病发生原因、治疗护理措施和个人卫生防护方法告知患者：①加强体育锻炼，提高机体抵抗力；②按医嘱服药，定期检查尿液，出现症状立即就医；③平时多饮水，勤排尿，冲洗膀胱和尿道，每次排尿尽量使膀胱排空；④注意外阴部清洁，女性患者忌盆浴，搞好月经期、妊娠期、产褥期卫生；女婴应勤换尿布，避免粪便污染尿道；⑤避免劳累、便秘和不必要的导尿；⑥与性生活有关的反复发作患者，应于性生活后立即排尿和行高锰酸钾坐浴；⑦育龄女性患者，急性期治愈后1年内应避免妊娠。

（2）密切观察生命体征变化，尤其是体温的变化，高热患者可采用冰敷、乙醇擦浴等物理降温的措施，并注意观察和记录降温的效果。观察腰痛的性质、部位、程度、变化，及有无伴随症状。

（3）用药护理　按医嘱使用抗菌药物，让患者了解药物的作用、用法、疗程的长短。慢性肾盂肾炎患者的治疗较复杂，用药时间较长，应做好药物治疗的解释和指导，使患者能遵从医嘱治疗。按医嘱使用碳酸氢钠等碱化尿液，以减轻尿路刺激症状，必要时服用解痉镇痛剂。

（4）做好生活护理　急性发作期患者、肾区疼痛明显的患者应注意卧床休息，嘱其尽量不要弯腰、站立或坐直。让患者尽量放松，勿过于紧张焦虑。让患者多从事自己感兴趣的活动，如阅读、看电视、听音乐等，以分散患者的注意力，有利于改善尿路刺激症状。可指导患者对疼痛的部位进行局部按摩、热敷。

（5）向患者解释各种检查的意义和方法。作尿细菌定量培养检查时，应取清晨第一次的清洁、新鲜中段尿液送检。

（6）对肾周脓肿的患者，必要时配合医生做好局部切开引流术。

第五章

血液系统

第一节　一般护理常规

一般护理内容包括如下：

（1）为患者提供安静、舒适的环境，帮助患者采取舒适体位，保证休息和睡眠，减少机体耗氧量，改善组织缺氧症状。对严重贫血患者需卧床休息并给予生活照顾，防止跌倒受伤，护理人员要根据患者个人身体情况合理制定活动、休息睡眠计划。

（2）给予富含蛋白质和维生素、高热量、易消化的食物，全面补充营养，增强机体抵抗力，食物要清洁、新鲜、易消化。向患者和家属说明进食的重要性并强调均衡饮食和适宜的进食方法的重要意义。

（3）保持病室整洁，空气新鲜，温度适宜；定期进行空气消毒，用消毒液擦拭家具、地面，限制探视预防外源性感染；护理人员帮助患者搞好个人卫生，预防口腔、皮肤、肛周和肠道感染，必要时行口腔护理、皮肤护理，防止内源性感染；护理人员严格执行无菌技术操作，做到一人一针一管，熟练操作技术做到准、稳，减少皮肤受损或损伤机会加重感染的发生。

（4）病情观察　除观察患者生命体征及神志变化外，更要注重面色、皮肤和黏膜的改变。皮肤有无损伤，瘀点、瘀斑、出血倾向或出血，出血的部位、出血量和时间，有无内脏出血或颅内出血征象，并密切观察用药过程机体出现的不同反应和药物所产生的不良反应。

（5）健康宣教　帮助并指导患者掌握有关疾病知识和自我护理方法，共同制订治疗计划并积极配合治疗，消除消极的思想顾虑，增强战胜疾病的信心。

第二节　缺铁性贫血

一、疾病概述

【概念与特点】

当机体铁的需求和供给失衡，导致体内贮存的铁耗尽，继之红细胞内铁缺乏，最终引起缺铁性贫血。缺铁性贫血是铁缺乏症的最终阶段，表现为缺铁引起的小细胞低色素性贫血及其他异常。常见病因包括慢性失血、吸收不良及铁需要量增加等。

1. 病因

（1）铁丢失过多　由于慢性失血，丢失了大量红细胞，也丧失了相应的铁，若铁补给不足，久之导致缺铁性贫血。常见于钩虫病、长期痔出血、月经过多、溃疡病等。

（2）铁的吸收不良　胃大部切除及胃空肠吻合术后、萎缩性胃炎、胃酸缺乏、慢性腹泻等均可引起铁吸收不良，从而导致贫血。

（3）铁摄入不足及需要量增加　以牛乳或米、面为主喂养的婴儿，其食物中含铁较少，早产儿体内贮存铁不足；儿童青少年发育期、妊娠妇女需要量增加，若食物中含铁不足易发生缺铁性贫血。

2. 发病机制　铁与原卟啉结合生成血红素，血红素与珠蛋白结合生成血红蛋白。当铁缺乏时，血红蛋白合成障碍，引起小细胞低色素性贫血。含铁酶类活性降低，使红细胞内的脂类、蛋白质及糖类合成障碍，此类红细胞寿命缩短，容易在脾脏内被破坏。

【临床特点】

缺铁性贫血发生缓慢，早期可没有症状或症状很轻。一般常见症状有面色苍白、倦怠乏力、心悸和心率加速，体力活动后气促、眼花、耳鸣等，踝部可出现水肿。部分患者（大多数为儿童）可有嗜食泥土、石屑、煤屑、生米等异食癖。贫血纠正后，这些症状即消失。偶尔可出现上皮组织细胞异常所产生的症状，如舌痛或萎缩性舌炎、口角炎、皮肤干燥皱缩，毛发干燥无光泽，易脱落、指甲变薄、变脆、重者变平或凹下呈勺状（反甲）以及吞咽困难等。

【辅助检查】

（1）血常规 ①缺铁性贫血筛选、诊断和鉴别诊断的主要指标，红细胞的典型改变为大小不一，体积小者多见，中心淡染区扩大，甚至成为环形红细胞，称小细胞低色素性贫血。②平均红细胞体积（MCV）<80fl，平均红细胞血红蛋白量（MCH）<27pg，平均红细胞血红蛋白浓度（MCHC）<30%。红细胞分布宽度（RDW）增加，平均达16.3%。③网织红细胞计数大多正常或减低，但亦有轻度增高2%～3%者。④白细胞、血小板计数正常。⑤铁剂治疗有效后各项指标可逐步恢复，网织红细胞在5～10日后达高峰，Hb一般在8周后恢复正常。所以在治疗过程中应定期检查血常规，动态观察。

（2）骨髓检查 ①用于缺铁性贫血的确诊。②骨髓涂片见红细胞系增生活跃，以巨幼红细胞增多为主，但骨髓增生程度与贫血程度缺乏明显的平行关系。各阶段幼红细胞多数体积较小，胞浆量少，染色偏蓝，核小而致密。③粒细胞系和巨核细胞系数量和形态一般正常。④骨髓铁染色是诊断缺铁性贫血的一项可靠指标，骨髓铁粒幼细胞极少或消失可作为诊断缺铁的“金标准”。

（3）血清铁（SI） ①SI是血循环中与血浆转铁蛋白相结合的铁，各种原因引起的缺铁性贫血患者，SI含量均明显降低，可用于鉴别诊断缺铁性贫血与非缺铁性贫血，缺铁性贫血时SI一般小于10.7μmol/L。②SI降低还可见于感染、风湿病、肿瘤、尿毒症等，应注意鉴别。③铁在血浆中周转很快，一般早晨比下午高，个体差异大，易受测定过程中铁污染的影响，因此结果不稳定，在判断结果时，应结合临床考虑。

（4）总铁结合力（TIBC）与转铁蛋白饱和度（TS） ①铁储备减少时，总铁结合力增加，因此可反映贮铁耗竭情况，但不如血清铁蛋白敏感。缺铁性贫血患者总铁结合力均增高（大于64.4μmol/L）。②转铁蛋白饱和度（TS）即SI与TIBG的比值，正常为20%～50%，缺铁性贫血时小于15%。

（5）血清铁蛋白（SF） SF是反映机体贮存铁含量的有效指标，而且储铁下降是SF降低的惟一原因，可以检出最早期的缺铁，诊断符合率高，可达95%以上。当缺铁性贫血时SF一般小于14μg/L。铁剂治疗有效者SF在治疗后4周开始升高。

【治疗原则】

尽可能去除诱因，补充铁剂，同时注重营养知识的教育。

二、主要护理问题

(1) 营养失调，低于机体需要量 与偏食、厌食、食欲下降有关。

(2) 活动无耐力 与缺铁引起血红蛋白减少、运氧能力受损有关。

(3) 知识缺乏 与营养需要和药物疗法的知识缺乏有关。

三、护理措施

1. 常规护理

(1) 适当的休息和活动 休息可减少组织氧的消耗。根据患者贫血程度及发生原因和速度制订合理的休息与活动计划，减少患者机体耗氧量。其活动量以不感到疲劳、不加重症状为度。当自测心率大于 100 次/分，应停止活动。

(2) 饮食护理 进食富含蛋白质和维生素、高热量、含铁丰富、易消化的食物。如动物肝、肾、瘦肉、蛋黄、豆类、紫菜、海带、木耳、香菇等，向患者和家属说明进补的重要性，强调均衡饮食，不偏食不挑食，食用富含维生素 C 的食品促进铁的吸收和利用。

2. 专科护理

(1) 用药护理 护理人员严格按医嘱正确给药外，还应注意口服铁剂时要向患者说明引起的胃肠道不良反应；铁剂注射时宜深部注射，经常更换部位促进吸收，避免硬结形成，少数患者可发生过敏反应。

(2) 硫酸亚铁制剂应饭后服用，可以减少对胃肠道的刺激。液体铁要用吸管，同时忌茶，避免与牛奶同服，维生素 C 可促进铁的吸收。

(3) 口服铁剂大便可呈黑色，属正常现象，应向患者解释清楚。

(4) 注意铁剂时应采取深部肌内注射，并双侧交替，若出现局部硬节可采用热敷。

3. 病情观察 观察患者的面色、皮肤和黏膜以及自觉症状，如心悸、气促、头晕有无改善，定期监测血象、血清铁蛋白等生化指标。

4. 健康指导

（1）帮助并指导患者掌握有关疾病知识和自我护理方法，共同制订合理饮食和治疗计划，家属积极配合并正确提供富含铁的食物，及时发现本病发生原因并积极预防。

（2）鼓励患者多进营养，避免偏食。尤其对妊娠期、哺乳期妇女更应强调增加营养，多进食含铁丰富的食物。对任何可引起出血的疾病均应彻底治疗，定期复查。

（3）病室环境　保持安静、清洁、舒适，阳光充足，空气新鲜；物品整洁、床单干燥无污染；护理人员定期进行空气消毒，用消毒液擦拭病室内物品、地面和公共用具；每日做好晨、晚间护理，为患者营造良好休养环境。

第三节　溶血性贫血

一、疾病概述

【概念与特点】

溶血性贫血是指因红细胞破坏加速而骨髓造血功能代偿不足所致的贫血，与先天性红细胞内在缺陷及免疫、物理、化学、生物及感染等因素有关。当红细胞破坏增加，但骨髓造血功能足以代偿、不发生贫血时称为溶血性疾患。

【临床特点】

（1）急性溶血性贫血　起病急骤，见于异型输血时出现严重的腰背及四肢酸痛，伴头痛、呕吐、寒战，随后出现高热、面色苍白、血红蛋白尿及黄疸，严重者出现肾衰竭。

（2）慢性溶血性贫血　起病缓慢，症状轻，有贫血、黄疸、肝脾大三个特征。

【辅助检查】

（1）血常规　血红蛋白浓度不同程度地降低，伴有网织红细胞明显增高（>5%），血片上可见成熟红细胞大小不等，球形红细胞增多，可见有核红细胞。白细胞可正常或稍增高，血小板大多正常，如血小板计数减少者则称为Evans综合征。

（2）骨髓　增生明显活跃以红细胞系增生为主，粒红比例低和倒置。

（3）溶血检查　可见红细胞渗透脆性增高，最具特异性的为直接抗人球蛋白试验（Coombs 试验）阳性，阳性率可达 90% 左右，值得注意的是极少数患者为 Coombs 试验阴性的自身免疫性溶血性贫血，诊断必须慎重。

（4）其他检查　可有血清胆红素增高，以非结合胆红素为主。急性溶血时结合珠蛋白降低并可出现血红蛋白症、血红蛋白尿或含铁血黄素尿。尿胆原可增多。

【治疗原则】

消除病因，对症治疗，缓解贫血。

二、主要护理问题

（1）活动无耐力　与组织灌注量不足有关。
（2）有体温改变的危险　与被破坏组织再吸收有关。

三、护理措施

1. 常规护理　为患者提供安静、舒适的环境并给予生活照顾，减少机体耗氧量，改善组织缺氧症状。护理人员要根据患者个人身体情况合理制定活动、休息睡眠计划。

2. 专科护理

（1）对症处理　对缺氧症状严重者给予吸氧，减少活动，缓解组织缺氧症状；对高热患者行物理降温及时补水补液可给予静脉输液，避免发生周围组织循环衰竭；头痛严重者必要时可使用解热镇痛药物。伴溶血性黄疸者，嘱其勿搔抓皮肤，并定时温水擦浴。

（2）输血护理　贫血严重时，输血是迅速的治疗方法。护士严格执行用血的各项规章制度，输血前要完善各项检查项目，认真执行查对登记制度，严格无菌技术操作，正确执行医嘱，密切观察输血过程患者的反应。血液不要放置过久及加温输入，防止发生严重不良反应。病情危重者可酌情输注洗涤红细胞，注意调节滴速，密切观察患者反应，防止发生充血性心力衰竭。

（3）用药护理　皮质激素类药物是本病常用药，要严格用药指征，观察药物疗效，注意不同药物所产生的不良反应。应用糖皮质激素期间注意避免感染；应用环磷酰胺时指导患者多饮水，防止出血性膀胱炎；应用环孢素时应定期检查肝功能。

3. 病情观察　密切观察患者生命体征及神志的变化，观察皮肤、黏膜的颜色、温度、感觉，有无损伤、出血或瘀点、瘀斑；注意贫血、黄疸有无加重以及尿量、尿色有无改变，记录24小时出入量。及时了解化验结果。观察尿色、尿量的变化。出现血红蛋白尿、酱油色尿者，考虑并发肾衰竭，应与医生联系，做好急救准备。

4. 健康指导　给予富含蛋白质和维生素、高热量、易消化的食物，补充营养成分，增强机体抵抗力，食物要新鲜、易消化，色味俱佳增加食欲，进食方式要少量多餐保证机体正常需要量。

第四节　再生障碍性贫血

一、疾病概述

【概念与特点】

再生障碍性贫血（再障）是一组由于化学、物理、生物因素及不明原因引起的骨髓造血功能衰竭，以造血干细胞损伤、外周血全血细胞减少为特征。我国年发病率在（0.72～2.1）/10万人口，男性多于女性，青年多于老年。根据疾病变化速度和病情轻重，结合血常规和骨髓象可将再生障碍性贫血分为重型和非重型。

再生障碍性贫血分为原发性和继发性两类，原发性者多找不到明确的病因，这可能由于病因比较隐蔽或对病史了解不够深入有关，继发性者多有病因可查。

1. 病因　继发性（获得性）再生障碍性贫血的病因与下列因素有关：

（1）药物与化学物质　药物因素居再生障碍性贫血的首位，有两种类型，一种是和剂量有关，由于药物的毒性作用，当药量达到一定剂量就可引起骨髓抑制，一般是可逆性的，如抗肿瘤和白血病的化疗药物，阿糖胞苷和甲氨蝶呤。苯妥英钠、硫脲嘧啶和氯霉素等也可引起与剂量有关的骨髓抑制。另一种是和药物剂量关系不大的变态反应。常见药物氯（合）霉素、三甲双酮、氨基吡林、吡罗昔康、磺胺类、卡比马唑、甲巯咪唑等。其中以氯霉素为最常见。氯霉素所致再生障碍性贫血以上 2 型均可发生。和药物剂量有关的毒性作用主要影响幼红细胞、抑制线粒体蛋白和血红素合成。变态反应对骨髓的抑制多发生于服用氯霉素数周或数月之后，也可在应用氯霉素治疗过程中突然发生，其机制可能是自身免疫直接抑制造血干细胞或直接损害干细胞的染色体。这种患者的基因对氯霉素特别敏感，以致影响 DNA 的合成，使造血干细胞的分裂和分化受到障碍。

在化学药品中以苯和苯的衍生物与再生障碍性贫血的发生关系密切，由于对苯的敏感性不同，有人接触数周后即中毒，有人数年后才发病。苯对骨髓系干细胞有毒性作用，并抑制骨髓细胞 RNA 和 DNA 的合成，影响细胞分裂成熟，并可导致染色体异常。

（2）电离辐射　X 线、γ 射线、中子等穿过或进入人体后，直接损害造血干细胞和破坏骨髓微循环，也可干扰 DNA 的复制，抑制细胞的有丝分裂或减少干细胞的数量从而引起再生障碍性贫血。

（3）生物因素　严重的细菌感染如粟粒性肺结核、伤寒、白喉等所产生的毒素可抑制骨髓造血功能。病毒性肝炎和再生障碍性贫血的关系已趋肯定，认为肝炎病毒（甲、乙型病毒性肝炎病毒均可）既影响肝脏，也累及骨髓，这可能是病毒直接抑制骨髓，损伤了干细胞的染色体。

（4）体质因素　先天性再生障碍性贫血（Fanconi 贫血），是一种先天性疾病，除了骨髓增生不良外，可伴有多种畸形，如皮肤棕色色素沉着，肾脏、脾脏发育不全，拇指或桡骨变短、小头畸形等，并常伴染色体异常。

（5）其他因素　再生障碍性贫血也可发生在长期未经治疗的严重贫血，继发于慢性肾衰竭。个别再生障碍性贫血可发生于妊娠期，分娩或人工流产后可缓解。少数阵发性睡眠性血红蛋白尿症（PNH）患者最后可演变为再生障碍性贫血。

2. 发病机制　再生障碍性贫血的发病机制尚不完全清楚，目前有以下几种学说。

（1）造血干细胞减少或缺乏　再生障碍性贫血患者造血干细胞数量显著减少，用骨髓细胞培养的方法证实患者粒系祖细胞（GM－CFU）、前红系祖细胞（BFU－E）、红系祖细胞（CFU－E）均显著减少。这可是某种原因损害了骨髓的多能干细胞，破坏了多能干细胞自我复制和分化的功能，导致骨髓中各系造血细胞显著减少。当再生障碍性贫血患者输入同种异基因的骨髓之后（即输入了干细胞），可使患者造血功能得以恢复。从而证实与干细胞的减少或缺乏有关。

（2）骨髓微环境缺陷　造血微环境的概念包括造血组织中支持造血的结构成分，也包括造血调节因素。造血微环境的功能与造血干细胞的增殖和分化有密切关系。动物实验证实，用一定剂量的 X 线照射动物骨髓，使骨髓微环境受到损害，然后向髓腔输入造血干细胞，发现输入的干细胞不能在骨髓内生长，说明再生障碍性贫血的发病与骨髓微环境的缺陷有关。

（3）免疫机制异常　体外骨髓细胞培养显示，从再生障碍性贫血患者的骨髓中分离出的 T 淋巴细胞对红系和粒系细胞的生长有抑制作用，如果用抗 T 细胞的单克隆抗体预先清除 T 细胞后再做培养，则 BFU－E 及 CFU－C（粒－巨噬细胞系祖细胞）集落形成增多。应用抗胸腺球蛋白（ATG）或大剂量糖皮质激素、环磷酰胺或环孢素等免疫抑制治疗后，部分患者可以缓解，从而证实再生障碍性贫血的发生与免疫机制有关。

【临床特点】

严重的贫血、出血和感染为其主要特征。根据症状发生的急缓、贫血的严重程度，可分为重型再生障碍性贫血及慢性再生障碍性贫血。

（1）重型再生障碍性贫血　起病急、进展快、贫血进行性加重，伴明显乏力、头晕、心悸，出血部位广泛，皮肤、肺部严重感染。

（2）慢性再生障碍性贫血　起病慢、进展相对缓慢，贫血为主要表现，出血、感染较轻。

【辅助检查】

（1）血常规　血常规是再生障碍性贫血的筛选试验，再生障碍性贫血患者通常表现为血细胞减少，3 种细胞减少的程度不一定平行。网织红细胞减少，有助于诊断。如果网织红细胞小于0.01，绝对值小于$15\times10^9/L$；中性粒细胞绝对值小于$0.5\times10^9/L$；血小板计数小于$20\times10^9/L$，即诊断为急性再生障碍性贫血。

（2）骨髓细胞学检查　骨髓细胞学检查是再生障碍性贫血的确诊试验，骨髓象特点为：①骨髓增生低下或极度低下，三系造血细胞减少，骨髓小粒非造血细胞增多，淋巴细胞比例相对上升，可达90%左右。②粒系各阶段细胞均减少，或仅见成熟粒细胞。③红系极度或明显减少，可见少许中晚幼红细胞。红细胞形态多无显著变化。④巨核细胞不易发现，血小板减少。⑤浆细胞、嗜碱性组织细胞、网状细胞、成纤维细胞等增多。骨髓涂片上可见较多油滴。

（3）骨髓活检　骨髓活检对再生障碍性贫血的诊断和鉴别诊断至关重要，再生障碍性贫血骨髓病理显示造血组织比例下降，与脂肪组织的比例在2∶3以下，非造血细胞增多。

（4）T细胞亚群测定　多数结果显示CD_8^+细胞增加，CD_4^+/CD_8^+比值低于正常值，有助于选择免疫制剂治疗。治疗好转者CD_4^+/CD_8^+比值趋于正常。

【治疗原则】

药物、支持治疗，去除病因，骨髓移植。

二、主要护理问题

（1）活动无耐力　与红细胞减少引起的氧供不足有关。

（2）有感染的危险　与白细胞减少引起机体易感性有关。

（3）知识缺乏　与缺乏疾病病因、预防、并发症等相关知识有关。

三、护理措施

1. 常规护理　卧床休息，病室空气清新。每日紫外线照射1次。床单保持整洁，减少陪、探视人员，严格无菌技术操作。

2. 专科护理

（1）注意口腔、鼻腔的清洁、湿润，避免剔牙及挖鼻，软毛牙刷刷牙。

每日三餐前后、睡前用2‰$NaHCO_3$盐水、庆大盐水、四氢叶酸钙盐水交替漱口。鼻腔可涂液状石蜡以保持湿润。

（2）保持大便通畅，肛周清洁、干燥。每日便后睡前用1∶5000高锰酸钾水坐浴。肛周脓肿者应定时清洁创面，必要时切开引流。

（3）密切观察患者病情变化　出现头痛、恶心、呕吐、视物模糊或意识改变者疑为脑出血，应保持安静，迅速平卧，头偏向一侧，保持呼吸道通畅。

（4）药物治疗的护理　急性再生障碍性贫血应用免疫抑制剂时，应予保护性隔离，防止出血及感染。观察药物不良反应，如发热、荨麻疹等。慢性再生障碍性贫血应用雄激素治疗时可出现痤疮、毛发增多、女性闭经及男性化，应做好解释工作。长期注射丙睾不易吸收，需深部注射，并更换注射部位。

3. 健康指导

（1）防止滥用抑制骨髓的药物，接触毒性物质者定期进行血象检查。

（2）注意生活规律，养成良好的卫生习惯，防止感染。

（3）注意出血倾向的发生　如皮肤黏膜、鼻腔齿龈、眼底出血等，发现异常及时对症、止血处理。若出现胃肠道及颅内出血者应迅速做好抢救工作。

（4）坚持治疗，定期复查　一般每周查血常规1次，每3个月骨髓检查1次。在医生指导下减药或停药。

（5）向患者及家属讲解治疗再生障碍性贫血药物的不良反应，主要是雄激素对女性可产生男性化，不育等症状。

（6）待条件成熟后可考虑进行骨髓移植。

第五节　特发性血小板减少性紫癜

一、疾病概述

【概念与特点】

特发性血小板减少性紫癜（idiopathic thrombocytopenic purpura，ITP）是一种免疫相关的血小板破坏，因血小板减少、血小板寿命缩短、骨髓巨核细胞成熟障碍和产生抗血小板自身抗体，而使外周血中血小板减少致出血的疾病。临床上分急性和慢性两型，前者为自限性，多见儿童；后者多发于20～50岁。女性发病率较男性高2～3倍。慢性ITP起病隐袭，多数患者病因不清，大多数患者的PAIgG水平增高，并与血小板计数间呈负相关。急性ITP多见于儿童，与病毒感染有关。

急性型与慢性型两者的病因与发病机制不同。

1. 急性型（AITP） 常发生在感染后2～21日，感染来自病毒，其发病机制可能为：①感染因子的抗原与相应抗体形成免疫复合物，免疫复合物与血小板膜上的FC受体结合促进血小板破坏；②感染因子改变了血小板的结构，使其抗原性发生变化导致自身抗体形成；③体内产生的抗感染因子的抗体与血小板表面成分有交叉反应；④机体对感染因子产生免疫反应，形成了抗血小板自身抗体；⑤抗病毒抗体与吸附于血小板上的病毒结合；⑥感染直接损伤巨核细胞与血小板。

2. 慢性型（CITP）

（1）CITP是一种自身免疫性血小板减少：①部分患者的血小板表面有血小板相关免疫球蛋白（PAIg）或补体C_3、C_4（PAC_3、PAC_4），绝大多数患者的抗体为IgG型，仅少数为IgM型；②PAIg的靶抗原主要是GPⅡb/Ⅲa；③与抗体或补体结合的血小板可以进一步和巨噬细胞FC受体结合，而被单核－巨噬细胞系统（以脾为主）破坏，导致血小板减少，从而反馈地促进骨髓中的巨核细胞增生，以产生更多的血小板；④自身抗体也可作用于与血小板有共同抗原的巨核细胞使之发生成熟障碍，导致血小板产生减少。

（2）脾脏是产生自身抗体的重要场所，也是血小板被破坏的主要场所，其次骨髓、肝内也有血小板的破坏。

（3）自身抗体可影响血小板与毛细血管内皮细胞功能、加重出血倾向。

【临床特点】

1. 主要表现 为出血倾向。

（1）急性型 起病急骤，可有发热、畏寒，突然发生广泛、严重的皮肤黏膜出血，皮肤瘀点、瘀斑、牙龈出血、鼻衄，胃肠道和泌尿道出血较常见，颅内出血可危及生命。

（2）慢性型 起病缓慢，可有持续性出血或反复发作，以皮肤瘀点、瘀斑为主，可有鼻衄、齿龈出血，女性患者有月经过多，少数患者也可有明显出血倾向乃至发生脑出血。

2. 脾脏 不增大，反复发作的患者可有轻度脾大。

【辅助检查】

（1）血小板 ①急性型血小板计数多在 $20\times10^9/L$ 以下，慢性型常在 $50\times10^9/L$ 左右；②血小板平均体积偏大，易见大型血小板；③出血时间延长，血块收缩不良；④血小板的功能一般正常。

（2）骨髓象 ①急性型骨髓巨核细胞数量轻度增加或正常，慢性型骨髓象中巨核细胞显著增加；②巨核细胞发育成熟障碍，急性型者尤为明显，表现为巨核细胞体积变小，胞浆内颗粒减少，幼稚巨核细胞增加；③有血小板形成的巨核细胞显著减少（<30%）；④红系及粒、单核系正常。

（3）血小板相关抗体及血小板相关补体 80%以上的ITP患者PAIg及 PAC_3 阳性，主要抗体成分为IgG，亦可为IgM、IgA，偶有两种以上抗体同时出现。

（4）血小板生存时间 90%以上的患者血小板生存时间明显缩短。

（5）其他 可有程度不等的正常细胞或小细胞低色素性贫血。少数可发现溶血的证据（Evans综合征）。血浆中血小板GPIb裂解片段的水平检测，有助于本病与血小板生成障碍性血小板减少症的鉴别。

【治疗原则】

减少血小板抗体生成，恢复血小板计数及功能，纠正出血。

二、主要护理问题

（1）皮肤黏膜完整性受损 与血小板减少有关。

（2）有感染的危险 与长期应用激素有关。

三、护理措施

1. 常规护理

（1）心理疏导，减少顾虑。

（2）明显出血时卧床休息，减少活动。

（3）活动　适当限制活动，预防各种创伤，严重出血者应卧床休息，保持心情平静。

（4）饮食　依病情选用流质、半流质或普食。注意食物应软、少渣。消化道出血者应禁食。

2. 专科护理

（1）尽量避免肌内注射，必须注射时，选用较细针头，注射后按压 10 分钟左右，可局部冷敷。

（2）骨髓穿刺后加压包扎。

（3）测血压时，袖带不能充气过多。

（4）指导患者使用软牙刷和非磨损性牙膏，不要使用牙签，不要在直肠部使用栓剂，避免阴道冲洗或使用卫生巾。不要用力擤鼻涕、咳嗽或打喷嚏。禁用电动剃须刀。

（5）嘱患者保持大便通畅，养成定时排便的习惯。

（6）用药护理　①向患者解释说明长期用激素可引起库欣综合征，易并发感染、高血压、糖尿病等。②免疫抑制药可引起骨髓造血功能受抑制，使患者有所了解且与医护密切合作。③用药期间，定期检查血压、血糖、血常规等。发现患者有可疑药物不良反应时，应及时向医生报告。

3. 病情观察　一般血小板计数在（20～30）$\times 10^9$/L 以下者，常发生黏膜或内脏出血，应做好预防出血的护理措施，内脏出血要注意观察出血量和出血是否停止，皮肤黏膜出血注意观察出血部位、范围。眼底出血要警惕脑出血。

4. 健康指导

（1）饮食　给予富含蛋白质和维生素、高热量、易消化的饮食。禁酒，忌刺激、油炸及其他较硬的食物。消化道出血者应禁食。情况好转后再进流质、半流质饮食。长期服用皮质激素者，给予低盐饮食。

（2）日常活动　①急性期应卧床休息，缓解期应坚持锻炼身体，增强体质。血小板计数低于 50×10^9/L 时，勿做强体力活动，可适当散步。②避免不良动作，如留长指甲、抠鼻孔、搔抓皮肤等。③养成良好的排便习惯，多食蔬菜、香蕉等，保持大便通畅。④女性患者要注意经期卫生。急性发作期或血小板计数过低，有出血倾向时，避免性生活。未缓解或病情未稳定前应避孕。

（3）复查时间及指征　急性型经治疗缓解后，应定期1~2周检查血小板计数，持续6个月至1年以上。必要时检查骨髓巨核细胞数及功能，以便及早发现复发迹象。慢性型患者自动痊愈少，易反复发作，应密切随诊观察。一般应每半个月至1个月复查血小板计数。出现皮肤黏膜出血者及时到医院检查治疗。

（4）其他　春夏季易发本病，患者应避免受凉、感冒，以免诱发本病。避免应用可能引起血小板减少的药物，如雌激素、噻嗪类、苯及衍生物。对于有出血倾向的患者，应避免使用抑制血小板聚集加重出血的药物，如阿司匹林、双嘧达莫、吲哚美辛、保泰松和右旋糖酐等药物。

第六节　过敏性紫癜

一、疾病概述

【概念与特点】

过敏性紫癜是由各种不同原因所引起的血管变态反应性疾病，共同特点是过敏性血管炎，故又称为出血性毛细血管中毒症或称 Henoch - Schonlein 综合征。本病是临床上较为常见的变态反应性出血性疾病，主要是机体对某些致敏物质发生变态反应，引起毛细血管通透性和脆性增高而导致出血，临床特点为皮肤紫癜，伴有腹痛、关节痛和（或）肾脏病变等。

本病的病因，多数病例难以肯定，可能与下列致病因素有关。

（1）感染　细菌（β-溶血性链球菌、葡萄球菌、结核杆菌、伤寒杆菌、肺炎球菌）、病毒（风疹、水痘、麻疹、流感）和寄生虫。

（2）食物　鱼、虾、蟹、蛋、牛奶等。

（3）药物　如抗生素、磺胺类、异烟肼、水杨酸、保泰松、奎宁、镇静剂等。

（4）其他　昆虫咬伤、植物花粉、预防接种等。

【临床特点】

（1）单纯型 主要表现为皮肤瘀点，多见于下肢及臀部。紫癜常对称分布，分批出现，大小不等，瘀点可融合成片或稍高出皮肤表面，可反复发作。

（2）腹型 表现为脐周或下腹痛，恶心、呕吐、便血或腹泻。腹痛可有压痛，但无肌紧张和反跳痛。

（3）关节型 以关节疼痛和肿胀为主，多见于膝、踝、肘、腕和髋等关节。

（4）肾型 一般多在紫癜发生后1周出现血尿、蛋白尿，有时有管型尿和水肿。

（5）混合型 两种以上类型并存。

【辅助检查】

（1）血小板计数、出血时间、血块收缩时间、凝血时间均正常，部分病例毛细血管脆性试验阳性。少数患者血小板可稍减少，出血时间稍延长。其他凝血机制方面的检查均无异常。

（2）白细胞计数轻度或中度增多，嗜酸性粒细胞可增多。

（3）可有血尿、蛋白尿。

（4）骨髓检查正常。

（5）粪便隐血可阳性。

（6）免疫蛋白测定 IgG 和 IgA 可增高，以 IgA 增高为主。

【治疗原则】

寻找病因，去除病因。对症治疗，治疗过敏症状，减少并发症。

二、主要护理问题

（1）皮肤完整性受损 与皮肤紫癜、过敏性紫癜有关。

（2）潜在并发症 皮肤、黏膜、内脏出血。

（3）舒适的改变 与腹痛、关节痛、关节型或腹型过敏性紫癜等有关。

三、护理措施

1. 常规护理

（1）心理护理　向患者讲明病因，介绍相关知识，进行自我调理。

（2）饮食　避免食用异性蛋白食物，如鱼、虾、乳类等，胃肠道出血者应禁食。

（3）活动　急性期卧床休息，伴关节痛者可将关节置于合适位置，减少活动。

2. 专科护理

（1）疼痛的护理　遵医嘱给予止血、抗炎、支持等治疗。腹痛按医嘱皮下注射阿托品等解痉剂。关节痛可将关节保持功能位，必要时用止痛剂。

（2）积极寻找致病因素　本病为变态反应性疾病，寻找致病因素极为重要，找到可疑因素同时避免接触。若必需接触时，应让患者做好准备，注意观察，发现症状随时就诊。定期门诊复查。

3. 病情观察

（1）腹型便血者应定时测量血压，记录便血量，禁食，禁饮水，听肠鸣音。若肠鸣音消失，出现腹胀或腹肌紧张，注意有无肠梗阻、肠穿孔发生的可能。仅有肠鸣音活跃，有可能再次便血。关节型注意观察局部热、肿、痛情况，保护患病部位，避免外伤。肾脏是否受累，注意尿色，定期作尿常规检查。

（2）设法找出过敏因素　在患者床旁，耐心询问发病前接触或服用过何物，或有无上呼吸道感染症状。认真、仔细查问中常能帮助患者找到病因，如食物、药物或感染等因素。另外，向患者介绍疾病常识，今后必须避免或去除致病因素。

第七节　淋巴瘤

一、疾病概述

【概念与特点】

淋巴瘤是发生于免疫系统的实体肿瘤，淋巴细胞和组织细胞大量增生，恶性程度不一。本病的病理学特征有：①正常滤泡性结构为大量异常的淋巴细胞、组织细胞破坏；②被膜周围组织亦有上述细胞浸润；③黏膜及被膜下窦也被破坏。临床上常以无痛性、进行性淋巴结肿大为主要症状，并有发热、肝脾大，晚期尚可见恶病质和贫血等。本病可分为霍奇金病（HD）与非霍奇金病（NHL）两大类，其诊断主要依据病理检查。

淋巴瘤的病因学和发病机制虽不十分清楚，但病毒学说倍受重视。在人类，于非洲儿童 Burditt 淋巴瘤组织培养中可分离出一种 Epstein - Barr（EB）病毒，又称 DNA 疱疹病毒。用荧光免疫法检查部分 HD 患者血清，也可发现高滴定度抗 EB 病毒抗体。在其淋巴结连续组织培养中，电镜下亦可见 EB 病毒颗粒。1980 年 Gallo 从一株 T 细胞淋巴瘤组织中分离出一种特殊的 C 型逆转录 RNA 病毒，命名为 HTLV（人 T 细胞白血病淋巴瘤病毒）。1976 年日本学者发现成人 T 细胞淋巴瘤/白血病（ATL），也已证实为HTLV - 2 抗原型。流行病调查发现，在 ATL 流行区的健康成人血清中，抗 ATLV 抗体呈阳性，追踪这些人已有 ATL 患者。这是淋巴瘤病毒病因学说最有利的证据。

近年来人们不断发现，遗传性或获得性免疫缺陷患者伴发淋巴瘤者较正常人为多；器官移植期应用免疫抑制剂的患者易发生继发性肿瘤，其中 1/2 为淋巴瘤。在免疫缺陷的情况下，反复感染、异体器官移植以及淋巴样细胞对宿主的抗原刺激等均可引起淋巴组织的增殖反应。研究显示，抑制性 T 细胞的缺失或功能障碍，淋巴细胞对抗原刺激的增殖反应缺乏自动调节的反馈控制，出现无限制增殖，最终导致淋巴瘤的发生。

【临床特点】

临床上以无痛性进行性淋巴结肿大最为典型，发热、肝脾大也常见。晚期有恶病质、贫血等表现。

【辅助检查】

1. 实验室检查

（1）血象 HD 可有轻至中度贫血，少数患者白细胞轻度或明显增加，伴中性粒细胞增多，如骨髓被广泛浸润，可见有全血细胞减少。

（2）骨髓 骨髓涂片找到里 - 斯（Reed - Sternberg，R - S）细胞对诊断

HD 骨髓浸润有帮助。

（3）血液生化　疾病活动期有血沉增快，血清乳酸脱氢酶增高，如血清碱性磷酸酶或血钙升高，则提示有骨骼累及。部分患者伴有抗人球蛋白试验阳性或阴性的溶血性贫血。

2. 特殊检查

（1）影像学检查　X 线全胸正侧位片、B 超、胸腹 CT/MRI 以及内窥镜等检查可证实有肝、脾、胸腔、盆腔等部位受累的征象，有助于确定病变范围和临床分期。

（2）病理学检查　淋巴结或组织肿块病理切片可明确病理类型。一般选择颈后、锁骨上肿大的淋巴结，要注意切取一个或数个完整的淋巴结。对仅有深部淋巴结肿大者，剖胸、腹探查可摘取病变淋巴结进行病理学诊断。

（3）病理学结合免疫组化检查　通过淋巴结活检进行病理学结合免疫组化检查，是恶性淋巴瘤的确诊方法。

【治疗原则】

1. 霍奇金病的治疗原则　①Ⅰ A、Ⅱ A 期：以放射治疗为主，如有大的纵隔肿块，应采用化疗与放疗综合；病理为淋巴细胞消减型，应用全淋巴结放射；②Ⅱ B 期：一般采用全淋巴结放射，也可单用联合化疗；③Ⅲ1A：单纯放射治疗；④Ⅲ2A 期：放射与化疗综合治疗；⑤Ⅲ B 期：单用化疗或化疗加放疗；⑥Ⅳ期：单用化疗。

2. 非霍奇金淋巴瘤的治疗原则　①低度恶性：Ⅰ、Ⅱ期：大多采用放疗，放疗后应用化疗不能解决数年后仍复发的问题。Ⅲ、Ⅳ期：大多采用化疗；②中度恶性：Ⅰ期患者可单用放疗。Ⅱ期以上采用以阿霉素为主的化疗方案；③高度恶性：淋巴母细胞型淋巴瘤，采用白血病样治疗方案。

3. 手术　恶性淋巴瘤手术适应证很局限，而且治愈率也低，常需辅以放疗或化疗。

二、主要护理问题

(1) 潜在并发症

①出血：与化疗后骨髓抑制有关。

②高尿酸血症：与化疗不良反应有关。

③窒息：与肿瘤压迫气管有关。

(2) 有感染的危险　与化疗后骨髓抑制有关。

(3) 体温过高　与感染有关。

(4) 黏膜完整性受损　与化疗不良反应有关。

三、护理措施

1. 常规护理

(1) 患者可以活动，适当休息，严重贫血、出血、感染者应卧床休息。

(2) 给予富含蛋白质和维生素、高热量、易消化、无刺激性饮食，并补充足量水分，勿食带刺及坚硬的食物。

(3) 保持病室环境清洁、舒适，每日通风2次，每次30分钟。

(4) 保持口腔、皮肤的清洁，进食后用淡盐水漱口，定期沐浴，更换内衣。

(5) 保持排便通畅，便后用1∶5000高锰酸钾溶液坐浴。

(6) 观察有无出血，若发生剧烈头痛、呕血、便血等及时报告医生，做好急救准备。

(7) 对于纵隔受累或有肿瘤压迫症状的患者，给予半卧位，高流量吸氧，备好气管切开包。

2. 健康指导

(1) 遵医嘱定期化疗，定期门诊随诊。

(2) 预防感染，少去公共场所，注意个人卫生及饮食卫生。

(3) 加强营养，进食富含蛋白质、维生素的饮食，多食粗纤维食物，多饮水，定时排便。

（4）注意休息，生活有规律，避免过度劳累。

（5）密切观察病情变化，如出现发热、皮肤有出血点等应及时就诊。

第八节　多发性骨髓瘤

一、疾病概述

【概念与特点】

多发性骨髓瘤是指骨髓内有异常浆细胞（或称骨髓瘤细胞）的增殖，引起骨骼破坏，血清出现单克隆免疫球蛋白，正常多克隆免疫球蛋白合成受抑，尿内出现本周蛋白，最后导致贫血和肾功能受损的一种恶性肿瘤。

病因及发病机制至今尚未完全阐明，有以下学说。

1. 遗传因素　本病患者可发现染色体异常，如非整倍体、多倍体及染色体缺失、移位、断裂等，但尚未证实染色体的畸变是原发性的。

2. 淋巴－网状细胞系统慢性刺激　本病可发生于慢性骨髓炎、肾盂肾炎、结核病、慢性肝炎，自身免疫性疾病等，或病毒感染。考虑可能与炎症刺激有关。

3. 癌基因激活学说　癌基因 C－myc、H－ras 的激活可能与本病有关。最近研究结果显示，癌基因可被基因重组、染色体异位以及病毒感染电离辐射等多种机制激活。被激活的癌基因的蛋白产物，可促使单株浆细胞无节制地增殖并有分化成熟异常而导致本病。

【临床特点】

骨痛、贫血、高黏滞综合征、鼻腔及牙龈出血、高钙血症，严重者可出现蛋白尿，管型尿。

【辅助检查】

1. 实验室检查

（1）血液检查　几乎每例患者均有正色素正常细胞性贫血，外周血片中的红细胞有明显的钱串状现象；血沉增快，有时可大于 100mm/h；白细胞与血小板计数常正常。血浆黏滞度增高。血清蛋白电泳中约 80% 出现单克隆免疫球蛋白形成的尖峰和 M－蛋白带，免疫学方法可证实免疫球蛋白的类型。

人血白蛋白常降低。血清 β_2 – 微球蛋白增高，增高程度与体内肿瘤细胞数量相关。约有 10% 的初诊患者发生高钙血症。血尿素氮、肌酐、尿酸多可增高。血清碱性磷酸酶一般正常，但骨折愈合，或肝淀粉样变时可增高。

（2）尿液检查　尿蛋白和管型（主要由轻链沉积而成）常阳性。显著的蛋白尿在骨髓瘤中罕见，其存在提示并存淀粉样变性，或轻链沉着性病变。尿本周蛋白（即通过肾小球滤过的单克隆轻链）以 24 小时尿浓缩标本进行免疫电泳或凝胶免疫电泳法检测阳性率高并可进行定量，用加热法测定阳性率仅 40% ~50% 。尿内出现轻链 κ 与 λ 之比为 2∶1。

（3）骨髓检查　骨髓检查显示骨髓瘤细胞增生。由于骨髓瘤细胞在骨髓内可呈弥漫性分布，也可呈灶性、斑片状分布，因而有时需要多部位穿刺才能诊断。骨髓活检可提高检出率。免疫酶标法能证实骨髓瘤细胞内存在 M – 蛋白。浆细胞氚标记指数可检测骨髓瘤细胞 DNA 合成，反应瘤细胞增殖程度。

2. 特殊检查　X 线摄片可见弥漫性骨质疏松，典型的凿孔样溶骨性损害和骨折。脊椎、颅骨、胸廓、骨盆和长骨近端是最常受累的部位。有骨痛而 X 线摄片未见异常者，应进行电子计算机断层扫描或磁共振检查。

【治疗原则】

早期诊断、积极治疗。全身化疗。支持治疗及对症治疗。治疗或预防感染。干扰素（能）的应用，可以提高疗效。化疗后白细胞过低可用 G – CSF。对化疗反应差的合适病例可采用异基因骨髓移植或干细胞移植。对某些骨瘤用化疗止痛外可采用中等剂量局部放疗。

二、主要护理问题

（1）疼痛　与浆细胞对骨髓和骨骼的浸润有关。

（2）躯体移动障碍　与骨质疏松、化疗后虚弱、疼痛有关。

（3）有损伤的危险　与骨髓抑制导致贫血、血小板减少及功能异常有关。

（4）有感染的危险　与浆细胞浸润所致免疫球蛋白合成减少、骨髓抑制、自身免疫低下、化疗有关。

（5）排尿异常　与免疫球蛋白沉积、高钙血症、高尿酸血症有关。

三、护理措施

1. 常规护理

（1）心理护理　耐心、细致做好解释工作，使患者心情愉快，积极配合治疗。

（2）活动指导　为防止骨折，本病患者均应睡硬板床。保持患者舒适的卧位，定时协助翻身，动作要轻柔，以免造成骨折。

（3）饮食护理　给予富含蛋白质和维生素、高热量、易消化的饮食。

2. 专科护理　卧床休息，减少活动，遵医嘱给予止痛药。

3. 病情观察

（1）密切观察病情变化，注意有无骨折及发生的部位。如出现截瘫按截瘫患者护理；有肋间神经及坐骨神经疼痛者按医嘱理疗及局部封闭；并发肾功能不全者应注意尿量并详细记录。

（2）预防及控制感染，保持居室清洁，空气清新，避免受凉，注意口腔、皮肤、外阴清洁。

4. 健康指导

（1）适当活动，动作不宜过猛，防止磕碰、滑倒受伤，做好自我保护。

（2）遵医嘱按时服药，定期门诊复诊。

（3）预防感染，避免去公共场所。

（4）保持个人卫生和饮食卫生。

（5）出现发热、出血等情况及时就诊。

第九节　白血病

一、疾病概述

【概念与特点】

白血病起源于造血干细胞的克隆性恶性疾病，发病时骨髓中异常的原始细胞（白血病细胞）在骨髓或其他造血组织中进行性、失控制地弥漫性增生，浸润各组织脏器，使正常血细胞生成减少，产生不同程度的贫血、发热、出血和肝、脾、淋巴结肿大，周围血细胞有质和量的变化。

为了预防和根治白血病，最关键的问题是阐明白血病的发病原因。目前，关于白血病的病因研究虽有不少进展，但还不完全清楚。病毒是主要的致病因子，但还有许多因素如放射、化学毒物或药物，遗传素质等可能是致病的辅因子。染色体内基因结构的改变直接引起细胞发生恶变。免疫功能的降低有利于发病。

1. 病毒因素 目前已能从多种患有白血病的动物分离到 RNA 肿瘤病毒。将此病毒在特定的条件下再接种到有关的动物，能使鸟、鼠、猫、牛及灵长类动物发生白血病。这种病毒是 C 型 RNA 病毒，能通过内生的 DNA 多聚酶（即逆转录酶）按照 RNA 的顺序合成 DNA 的复制品。这种复制品即前病毒，被插入宿主的染色体 DNA 中可诱发恶变。肿瘤病因携有一种或几种特异性瘤基因，称为病毒原基因（Viral oncogene，V－onc）。近年发现大多数脊椎动物（包括人）的细胞基因体内有与 V－onc 同源的基因，称为细胞原瘤基因（Cellular oncogene，C－onc）或原瘤基因。其功能可能与调节细胞的增殖、分化和发育有关。一般认为逆转录病毒的感染在适当条件下可使 C－onc 激活，变成促使细胞恶性转变的基因，导致靶细胞发生恶性变，引起白血病。已证实人类 T 淋巴细胞病毒（HTLV）引起细胞增生，如 HTLV－Ⅰ型病毒引起成人 T 细胞白血病，HTLV－Ⅱ型病毒引起多毛细胞白血病。

2. 接触放射线 接触 γ 射线达到一定剂量后可使慢性粒细胞白血病与急性骨髓性白血病的发病率增加，也可使急淋的发病率增加。在 1945 年日本广岛和长崎遭原子炸弹袭击后的幸存者中以后发生白血病的发病率比未经辐射者高数十倍。尚无足够证据表示一般的 X 线诊断时的放射剂量能引起白血病。

3. 化学因素 能引起骨髓损伤的药物可导致白血病的发生。其中大多为急性粒细胞白血病或慢性粒细胞白血病。接触较高浓度的苯能引起造血紊乱，少数发生了白血病。长期服用乙双吗啉多引起急性早幼粒细胞白血病，氯霉素所引起的再生障碍性贫血，少数量后发生了急性骨髓性白血病。六六粉、保泰松也可能引起白血病，患有实体瘤的患者，长期应用烷化剂治疗，以后患急性骨髓性白血病的发病率增高。

4. 遗传因素 据报道，单卵性双胎中如 1 人患白血病，另 1 人患白血病的机会是每 5 人中有 1 人，比双卵性双胎的发病率高 12 倍。某些遗传性或先天性疾病常有染色体结构的异常，例如第 21 号染色体有 3 个染色体的先天性愚型（Down 综合征），其急性白血病的发病率比正常高 20 倍。其他一些疾病如先天性全血细胞减少症（Fanoani 综合征）、先天性血管扩张红斑症（Bloom 综合征）及先天性丙球蛋白缺乏症等患者的白血病发病率也都比较高。

【临床特点】

贫血、发热、感染、出血、肝脾和淋巴结肿大及外周血液中出现幼稚细胞及器官组织浸润。

【辅助检查】

1. 血常规

（1）典型的血常规改变为贫血、血小板减少、白细胞计数增多，白细胞分类可见原始和（或）幼稚细胞。

（2）急性白血病患者贫血的程度不一，常为正细胞正色素性贫血。

（3）白细胞计数可高达（300～700）$\times 10^9$/L，可也低于 1.0 $\times 10^9$/L，白细胞分类可见原始和（或）幼稚细胞或早幼粒细胞，一般占 30%～90%，甚至可高达 95%。

（4）血小板可正常或减少，50% 以上的患者发病时血小板计数小于 50 $\times 10^9$/L。

2. 骨髓象

（1）典型的骨髓象显示有核细胞增生明显活跃或增生极度活跃，相关系列的原始和（或）幼稚细胞或早幼粒细胞占非红系细胞的 30% 以上，较成熟的中间阶段细胞缺少，残留少量成熟粒细胞，形成所谓“裂孔”现象。

（2）正常的幼红细胞和巨核细胞减少。

（3）约 10% 的急性非淋巴细胞白血病骨髓增生低下称为低增生性急性白血病。但骨髓中白血病原始细胞仍占非红系细胞的 30% 以上。

（4）白血病细胞与正常及幼稚细胞相比，常有形态异常或核、质发育不平衡。

3. 骨髓细胞化学染色　主要用于协助形态学鉴别各种类型的白血病细胞，提高白血病的诊断和鉴别诊断水平。

4. 骨髓细胞免疫学检查 白血病细胞的细胞表面和细胞内有大量的抗原，细胞免疫学检查对肿瘤细胞的认识更加精细、全面，从而可作为临床评估预后、指导治疗的重要指标，同时也可作为肿瘤标记物用于微小残留白血病的检测。

5. 血液生化检查 血清尿酸浓度增高，特别是在化疗期间。尿酸排泄量增加，甚至出现尿酸结晶。血涂片中可找到白血病细胞。

【治疗原则】

（1）防治感染、纠正贫血、控制出血。

（2）化疗，达到完全缓解并延长生存期。

（3）预防中枢神经性白血病。

二、主要护理问题

（1）活动无耐力 与贫血、出血有关。

（2）有感染的危险 与白血病及化疗不良反应使患者易被感染有关。

（3）有受伤的危险 与白血病及化疗不良反应引起的出血倾向有关。

三、护理措施

1. 常规护理

（1）心理护理 针对患者的性格、社会文化背景及心理需要，有针对性地进行心理疏导。对患者有同情心，使患者从沉重的精神压力下解脱。患者需经常抽血及作骨髓穿刺检查，应热情、耐心地进行解释，事先说明目的、必要性以及操作过程，操作时体贴关怀患者，尽量减轻不适。介绍经过化疗和缓解的典型病例，鼓励患者正视疾病，以积极态度完成化疗并介绍药物可能出现的不良反应。鼓励患者家属参与护理过程，使患者感到自己处于关心、同情、舒适、安全的医疗环境中，从而增强战胜疾病的信心。

（2）充分休息 协助患者洗漱、进餐、大小便、翻身等，减轻患者体力消耗，是支持疗法的重要内容。有颅内出血倾向者绝对卧床休息。

（3）饮食护理 因消耗增加故应给予富含蛋白质和维生素、高热量、易消化的食物。患者常有食欲不振，及因感染和化疗发生口腔溃疡，应给少量软质清淡食物，避免刺激口腔黏膜。烹调以适合患者口味及爱好，避免在化疗前后1小时进食，以免呕吐，并加强口腔护理。

2. 专科护理

（1）出血的护理　严密观察出血的先兆，口腔黏膜血泡常意味着血小板明显减少，是严重出血的先兆；如有头晕、头痛、呕吐、黑粪，提示消化道出血；如有突然视物模糊、头晕、呼吸急促，喷射性呕吐、甚至昏迷，提示颅内出血。应宽慰患者，减少紧张情绪。护理操作时动作应轻柔，尽量减少或避免肌内注射；有牙龈、鼻腔出血时给肾上腺素棉片或棉球局部压迫，局部冷敷，减少刺激。颅内出血患者应头部置冰袋或冰帽，高流量吸氧，保持呼吸道通畅，按医嘱及时给药，消化道出血的患者按上消化道出血进行护理。

（2）感染的护理　急性白血病患者应安排在特殊病房内，如洁净单人房间，带塑料罩的密闭式隔离床或层流室内。限制探视防止交叉感染，对患者实行保护性隔离措施。严密观察患者有无感染征象，并警惕败血症的发生。除让患者注意卫生外，应按医嘱让患者服用抗生素如环丙沙星常规口服，一般用量每12小时500mg。如急性白血病患者体温升高达38.5℃以上时，排除输血、输液反应，则应考虑已有感染，立即给予广谱抗生素如头孢他啶等高效抗生素静脉滴注，观察48～72小时，如患者体温已降，仍应用药数日。

（3）缓解疼痛　不适、疼痛是白血病患者最惧怕的，可调整体位使其较为舒适，可与患者聊天等使患者不专注于疼痛，或鼓励患者做气功等缓解疼痛。必要时按医嘱给予止痛剂。

（4）化疗的护理　化疗常用的药物有甲氨蝶呤、6－巯嘌呤、阿糖胞苷、环磷酰胺、长春新碱、三尖杉碱、柔红霉素、阿霉素、泼尼松、依托泊苷等。患者需反复静脉给药，而且药物刺激性强，必须保护静脉，有计划地选择应用血管，从四肢远端左右交替使用，不宜用最细静脉以防静脉外漏、外渗。如有药物外渗、外漏时，应立即小心地回抽血液2～3ml或外漏的药液，拔出针头更换部位，局部冷敷或以0.5%普鲁卡因局部封闭，如局部皮肤苍白或紫红，应立即用0.25%酚妥拉明皮下浸润封闭，并抬高患肢。多数药物可产生骨髓抑制和胃肠道反应，使用过程中观察恶心呕吐，口腔黏膜感染出血等表现，柔红霉素和三尖杉碱尚可引起心肌损害，应注意心率、心律变化，为减轻化疗药物的不良反应应注意以下几点：①控制静脉滴速，不可过快，每分钟 20～40 滴为宜；②有胃肠道反应时，饮食宜清淡，必要时给予多潘立酮口服；③用长春新碱可出现末梢神经炎，可补充维生素 B；④白血病细胞破坏很多，应多饮水，使每日尿量在 1500ml 并服碳酸氢钠以碱化尿液，防止尿酸性肾病；⑤用环磷酰胺时，为防止出血性膀胱炎，应补充足够的水分，每日摄入量在 4000ml 以上；⑥鞘内注射药物后应去枕平卧 6 小时，以免头痛。

（5）骨髓移植的护理

移植前准备：①心理护理，向患者解释说明目的、操作方法和应配合事项，消除其顾虑及心理排斥情绪。②患者作组织配型、细胞遗传及基因型检查，并作血液学、细菌学、免疫学、肝、肾功能及心电图检查。③用免疫抑制剂及钴 60 全身照射做预处理 2～4 日，以抑制患者的免疫系统和消灭体内白血病细胞，注意全身毒性反应及消毒隔离，防治出血和感染。④严密消毒隔离：患者进层流室前做好清洁工作，包括理发（要求剃光头）、洗浴、修剪指甲等；进层流室前 3 日开始，口腔用消毒液漱口，服肠道抗生素，饮食用蒸汽消毒后食用，水果清洗后浸泡 1∶5000 高锰酸钾溶液 30 分钟，用无菌刀削皮后食用；进层流室当日用 1∶2000 氯己定溶液进行药浴 20 分钟，换消毒衣服；患者用物均需消毒后使用（用紫外线照射 30 分钟）。

移植时观察：移植前准备就绪，休息 1 日后，用输液器经静脉快速滴注做骨髓移植，滴注过程中注意有无输血反应和栓塞现象。

移植后的护理：①输髓后患者精神负担较重，必须关心体谅患者痛苦，尽力帮助患者度过移植关；②注意有无皮疹、黄疸、腹泻等抗宿主反应现象，并及时与医生联系做必要处理。

3. 健康指导　向患者及家属介绍病情，安排适宜的生活方式，注意个人卫生。教会患者和家属如何坚持巩固治疗；如何防止感染和出血；学会对颅内出血、脑膜白血病及化疗药物不良反应的观察。对长期接触放射性或化学物质的工作者，必须调换工作。劝导家庭给予患者安慰、物质等多方面支持。定期门诊随访。

第十节　弥散性血管内凝血

一、疾病概述

【概念与特点】

弥散性血管内凝血（DIC）是指在某些诱发因素作用下，微循环中广泛而散在地发生血小板聚集、纤维蛋白沉积或血凝固，血小板和凝血因子被大量消耗，纤溶系统被激活，导致各受损器官功能障碍及广泛、严重的出血。

DIC 是一种综合征，诸多疾病（如感染、外伤、手术、妊娠并发症、某些儿科急性疾病）都可诱发。DIC 的病情凶险，及时抢救及严格护理甚为重要。

1. 内源凝血系统被激活

（1）因子Ⅻ被激活　严重细菌感染，尤其是 G^- 杆菌引起的内毒素血症，病毒感染（如流行性出血热）、缺氧（如休克、呼吸功能衰竭所致）、乳酸血症、中暑等病因所引起的广泛血管内皮损伤，可使血管内皮下组织的胶原、基底膜暴露，激活因子Ⅻ；此外，内毒素还可以通过激活激肽释放酶原，使其转变成激肽释放酶，后者可进一步使因子Ⅻ活化。血浆的游离饱和脂肪酸，某些抗原－抗体复合物，体外循环时，血液与异物表面广泛持久地接触等因素都可激活因子Ⅻ，通过内源凝血系统进而引发 DIC。

（2）因子Ⅺ直接被激活　因子Ⅺ可以不通过Ⅻ而直接被激活，例如当血管内皮损伤时，血小板与内皮下结缔组织中的胶原接触所产生一种名为胶原诱导促凝活性物质（CLCA），此物质可激活因子Ⅺ。急性坏死性胰腺炎时，大量胰蛋白酶进入血液，可直接激活因子Ⅺ，又可使凝血酶原转变成凝血酶，诱导血小板聚集，导致 DIC。

2. 外源凝血系统被激活　其发病机制是组织因子进入血液循环，可见于以下情况。

（1）产科意外

羊水栓塞：羊水中的颗粒物质如上皮细胞、毳毛、角化物质、脂肪、胎粪、黏液等，有较强的促凝活性。羊水在体外的促凝活性虽不强，但在体内可激活因子 X。羊水进入血液后，触发凝血机制，在血管内形成微血栓，进入肺微血管。由于血小板被激活后释放 5 - 羟色胺、儿茶酚胺、TXA_2 以及纤维蛋白原在凝血酶作用下所形成的纤维蛋白肽 A 等可使肺微血管痉挛，导致呼吸困难或呼吸衰竭。此外，羊水进入母体后又通过过敏反应而触发血液凝固。

胎盘早期剥离：胎盘组织内凝血活酶进入母体启动外源凝血系统而引起 DIC。

宫内死胎滞留：死胎或坏死组织内含有组织凝血活酶，通常死胎滞留超过 3 ~4 周方可引起母体 DIC。

剖宫产：子宫组织及胎盘组织液进入母体血液循环，可引起外源性凝血系统激活，导致 DIC。

大月份天花粉引产：注射天花粉后，胎盘发生广泛而严重的变性和坏死，胎盘和子宫蜕膜内所含有的凝血活酶物质进入母体内可引起 DIC。人工流产后感染引起的 DIC 机制也是子宫内具有凝血活酶活性物质进入母体所致。高渗盐水注入羊膜腔进行大月份引产时，可使胎盘和蜕膜分解产生组织因子，这些组织因子入血而引起母体 DIC。

（2）创伤及外科手术　创伤后大量组织破坏，组织因子进入体内，激活外源凝血系统；创伤又可使组织及血管内皮下胶原暴露，激活内源凝血系统，所形成的Ⅻa、Ⅺa 激肽释放酶又可激活因子Ⅻ，从而又进一步激活外源凝血系统，引起 DIC。

（3）肿瘤广泛转移　晚期恶性肿瘤并发 DIC 的发生率可高达 52%，其中胰腺癌、肺癌、胃癌、卵巢癌最多。恶性肿瘤引起 DIC 的机制，除与恶性肿瘤细胞具有凝血活酶活性有关外，还与正常组织受肿瘤细胞浸润、压迫、坏死释放大量组织因子有关。

（4）肝脏病　重型肝炎、肝移植而引起的 DIC 机制之一是坏死肝组织释放大量组织因子入血。

3. 血小板和红细胞或白细胞破坏入血　血小板破坏和被激活后释放 PF_3、PF_4 等物质，并通过花生四烯酸形成环内过氧化物 PGG_2、PGI_2，尤其是 TXA_2 等前列腺素产物，促进血液凝固，小血管收缩，血小板进一步聚集，有利于 DIC 发生。红细胞大量破坏（输异型血、体外循环等）释放出大量含有磷酯的红细胞素，促进血液凝固。而且还可以通过 ADP 与抗原 - 抗体复合物直接或间接地使血小板聚集、激活因子Ⅻ而致 DIC。白细胞含有促凝物质（如 AML 的 M_3）破裂并释放到血液后，可诱发 DIC。总之，上述变化可通过内外源两个途径同时诱发 DIC 过程。

【临床特点】

（1）凝血机制失常出血　①自发性或轻微创伤出血不止。②出血的部位为皮肤黏膜和内脏。

（2）微循环障碍　低血压和顽固性休克。

（3）重要靶器官功能衰竭　微循环障碍和微血栓形成导致脏器灶性和弥漫性缺血、坏死。

（4）红细胞机械损伤　微血管病性溶血，表现轻度贫血、黄疸、破碎红细胞增多、网织红细胞增多。

【辅助检查】

（1）血常规　血小板计数 $<100\times10^9/L$ 或进行性下降（肝病和白血病时血小板计数 $<50\times10^9/L$），平均血小板体积增大。

（2）血小板质和量检查　血小板因子Ⅳ（PF_4）活性增高，血栓烷 B_2（TXB_2）明显增高。β - 血小板球蛋白、GMP - 140（P - 选择素）亦可升高。

（3）凝血因子有关检查　纤维蛋白原测定 < 1.5g/L 或进行性下降或 >4g/L（白血病及其他恶性肿瘤 < 1.8g/L，肝病 < 1.0g/L），凝血酶原时间、凝血酶凝固时间、激活的部分凝血活酶时间延长或缩短 3 秒以上（肝病凝血酶原时间延长 5 秒以上）或呈动态性变化。

（4）纤维蛋白单体及其复合物测定　鱼精蛋白副凝固试验阳性。

（5）纤维蛋白/纤维蛋白原降解产物（FDP）及 D - 二聚体测定　FDP > 20mg/L（肝病 >60mg/L）；D - 二聚体水平升高或阳性。

（6）其他检查　抗凝血酶Ⅲ含量及活性下降（不适用于肝病）；血浆因子Ⅷ: C（FⅧ: C）活性小于 50%（肝病必备），vWF: Ag 升高，Ⅷ: C/vWF: Ag 比值降低；血浆凝血酶 - 抗凝血酶化合物（TAT）浓度升高；血浆纤溶酶与纤溶酶抑制物复合物（PIC）浓度升高；血（尿）纤维蛋白肽 A（FPA）水平亦增高。

【治疗原则】

治疗基础疾病及消除诱因，抗凝治疗、纤溶抑制药物、溶栓疗法和其他治疗如糖皮质激素治疗相结合。

二、主要护理问题

(1) 潜在并发症——出血 与凝血因子被消耗有关。

(2) 气体交换受损 与血凝固、血红蛋白含量降低有关。

(3) 外周组织灌注不足 与小血栓形成、血容量减少有关。

(4) 组织完整性受损 与皮下出血、鼻黏膜出血有关。

(5) 口腔黏膜改变 与口腔出血有关。

(6) 知识缺乏 与对疾病和治疗的知识不了解有关。

三、护理措施

1. 常规护理

(1) 卧床休息，避免身体损伤。

(2) 环境舒适，清洁，温度、湿度适宜。

(3) 饮食宜均衡，易消化，无刺激性。消化道出血者应禁食。

2. 病情观察

(1) 保持口腔清洁，观察口腔黏膜的改变。

(2) 监测生命体征，记录出入量。

(3) 遵医嘱定时准确给予抗凝剂、止血药及血制品。

(4) 严密观察用药后的作用及不良反应。

第六章
内分泌系统

第一节　一般护理常规

一般护理内容包括如下：

(1) 保持病室安静，空气清新，气流通常，定期通风，消毒。湿度适宜。保持床单位清洁平整。严格按护理级别进行护理。

(2) 内分泌疾病患者常伴有明显的精神神经症状，如嗜睡、烦躁不安甚至明显的精神病，故应耐心细致地观察病情变化，发现异常及时与医生联系。

(3) 轻者休息或卧床休息，危重患者或作特殊检查者绝对卧床休息。

(4) 给予各种治疗饮食，注意饮食是否符合规定，并劝其严格遵守膳食制度。

(5) 按时测量身高、体重并记录。

(6) 护士对各种激素的过量及不足表现应知道，以早期发现患者服药剂量的不当。激素的剂量必须酌情调整，以便应付各种应激情况的发生。

(7) 了解、掌握内分泌疾病常用各种检查的目的、方法、注意事项及临床意义。并做好各种检查的准备工作；按时收集各种化验标本，标本应准时开始，准时结束，正确保存标本，并指导患者按试验要求积极配合。

(8) 加强宣教，保健指导，教会患者自我护理的方法，如饮食需要量、个人卫生以及了解激素不平衡的征兆等。患者能熟悉防病治病的常识，了解随访意义，主动定期复查。

第二节 成人垂体前叶功能减退症

一、疾病概述

【概念与特点】

成人垂体前叶功能减退症（hypopituitarism）是由于局部和全身因素引起一种或多种垂体前叶促激素缺乏，而引起相应靶腺功能减退的疾病。常见的原因有垂体瘤、淋巴瘤、白血病、恶性组织细胞增多症浸润下丘脑或垂体；产后大出血、动脉硬化等引起垂体缺血坏死；垂体手术外伤、放射性损伤；各种颅内感染或炎症引起垂体损伤。

【临床特点】

（1）性腺功能减退症候群　女性有产后大出血、休克、昏迷病史，产后无乳、乳腺不胀、月经不再来潮、性欲减退、不育、阴道分泌物减少，外阴、子宫和阴道萎缩，阴道炎、性交痛、毛发脱落，尤以阴毛、腋毛为甚。成年男性性欲减退、阳痿、睾丸松软缩小、缺乏弹性，胡须减少，腋毛、阴毛脱落，无男性气质、肌力减弱、皮脂分泌减少，骨质疏松。

（2）甲状腺功能减退症候群　畏寒，趋向肥胖，皮肤干燥而粗糙，较苍白，少光泽、少弹性、少汗等，出现典型的黏液性水肿者较少，可有食欲不振、便秘、精神抑郁、表情淡漠、记忆力减退、行动迟缓等。有时精神失常而有幻觉、妄想、木僵，甚至狂躁，或发生精神分裂症等。

（3）肾上腺皮质功能减退症候群　早期或轻症患者的症状往往有非特异的疲乏，体力虚弱，有时厌食或恶心、呕吐，以致体重大减。患者的机体免疫力、防御和监护功能较差，故易得感染等。严重病例，时有发作性低血糖症候群，对胰岛素非常敏感。皮肤因促肾上腺皮质激素分泌减少而呈色泽变浅，面色苍白及乳晕等处色素变淡，与原发性肾上腺皮质功能减退症中黑色素沉着迥然不同。

（4）生长激素分泌不足　在成人主要表现为胰岛素敏感性增强和低血糖。而在儿童期可引起侏儒症。

（5）垂体内或其附近肿瘤压迫症候群　头痛及视神经交叉受损引起偏盲

甚至失明等。有时有颅内压增高症候群。

（6）垂体功能减退性危象（简称垂体危象） 临床呈现：①高热型（>40℃）；②低温型（<30℃）；③低血糖型；④低血压、循环虚脱型；⑤水中毒型；⑥混合型。各种类型可伴有相应的症状，突出表现为消化系统、循环系统和神经精神方面的症状，诸如高热循环衰竭、休克、恶心、呕吐、头痛、神志不清、谵妄、抽搐、昏迷等严重垂危状态。

【辅助检查】

1. 实验室检查

（1）垂体前叶促激素测定 LH、FSH、ACTH、TSH 及 GH、PRL（泌乳素）降低。

（2）靶腺激素测定 T（睾酮）、E_2（雌二醇）、T_3、T_4、皮质醇下降，尿游离皮质醇、17－羟皮质类固醇下降。

2. 特殊检查

（1）下丘脑释放兴奋试验 静脉注射 TRH 或 LHRH 后，测定相应靶激素，无反应者为垂体病变，呈延迟反应为下丘脑病变。

（2）CT 或 MRI 检查 疑有垂体肿瘤者，可见垂体部位占位表现。

【治疗原则】

主要是靶腺激素的长期替代治疗，改善各种激素缺乏而引起的一系列症状。

二、主要护理问题

（1）自我形象紊乱 与甲状腺功能减退有关。

（2）活动无耐力 与基础代谢率低有关。

（3）便秘 与甲状腺功能减退有关。

（4）社交障碍 与患者外形改变有关。

三、护理措施

1. 常规护理

（1）心理护理　医务人员关心体贴患者，使患者解除顾虑，避免各种不良刺激。

（2）活动指导　保证患者有充足的休息和睡眠时间。

（3）饮食　提供高热量，富含蛋白质、维生素的饮食，提高食物中纤维素的含量。

2. 专科护理

（1）三餐定时，避免低血糖的发生。

（2）室温保持在20～28℃，如体温偏低，可给予热水袋及加盖棉被。

（3）保证患者有充足的休息和睡眠时间。

（4）注意保暖避免着凉。

3. 病情观察

（1）嘱咐患者坚持按时按量服药，观察疗效及不良反应，防止血压、血糖增高，体温减低及电解质的紊乱发生，如有异常及时通知医生。

（2）准确记录出入量。

（3）嘱咐患者定期复查。

4. 健康指导

（1）环境　①环境要安静、舒适，温度、湿度适宜。②注意保暖。

（2）饮食指导　给患者高热量，富含纤维素、维生素、蛋白质的饮食，尤其是高纤维素饮食，以防便秘发生。

（3）日常活动　嘱咐患者注意休息，保证睡眠质量。

（4）心理护理　①讲解关于疾病的有关知识，减少患者对此病的焦虑、恐惧心理。②要与患者多交谈，改善护患关系。

（5）医疗护理措施　①向患者讲解长期按时用药的重要性。②观察用药的疗效，不良反应。③记录出入量。④定期复查。

第三节　单纯性甲状腺肿

一、疾病概述

【概念与特点】

单纯性甲状腺肿是由于甲状腺非炎性原因阻碍甲状腺激素的合成而引起的非肿瘤性代偿性甲状腺增生、肿大，一般无明显功能异常。本病分为地方性和散发性两种，前者多由缺碘所致，多见于内陆、高原和山区，我国西南、西北、华北等地区均有分布；后者多由甲状腺激素合成障碍或致甲状腺肿物质所致，散发于全国各地。由于开展了全国范围地方性甲状腺肿的普查和防治，本病发病率有显著下降。

单纯性甲状腺肿有时有明确的甲状腺激素合成减少的原因可查，如：碘摄入不足、摄入致甲状腺肿物质或激素生物合成过程中有缺陷，但多数单纯性甲状腺肿的原因不清。尽管发病的原因不同，但致甲状腺肿的发病机制可能是共同的：当一种或数种因素影响或损害甲状腺合成分泌能力时，导致垂体 TSH 分泌增多，致使甲状腺组织增生，腺体肿大。然而，单纯性甲状腺肿患者的血清 TSH 多正常，估计有其他发病机制参与。

【临床特点】

甲状腺肿大及各种压迫症，随腺体增大可出现对周围组织的压迫症状。气管受压，出现呼吸困难；压迫食管出现吞咽困难；压迫喉返神经引起声音嘶哑；压迫上腔静脉，引起上腔静脉综合征，出现面部青紫、肿胀、胸前浅静脉扩张等。

【辅助检查】

1. 实验室检查

（1）血清游离 T_3（FT_3）、游离 T_4（FT_4）、促甲状腺激素（TSH）等测定均为正常。

（2）甲状腺摄 ^{131}I 率测定在本病正常或增高，无高峰前移，能被 T_3 抑制，而甲状腺结节出现自主功能时，则不被 T_3 抑制。

（3）抗甲状腺球蛋白抗体（TGA）和过氧化物酶抗体（TPO）测定为阴性。

2. 特殊检查

（1）甲状腺扫描（^{99m}Tc） 早期放射性核素分布均匀，晚期不均匀，可有一个或多个结节。

（2）B型超声波检查 可准确地反映甲状腺体积，并能发现小结节及囊肿。

（3）病理检查 甲状腺细针穿刺安全、可靠，准确性高，对诊断具有重要价值。

【治疗原则】

减轻甲状腺肿大，控制症状及减轻压迫症状。

二、主要护理问题

自我形象紊乱 与个人感知到外貌发生变化，如脖子增粗、突眼等有关。

三、护理措施

1. 常规护理

（1）心理护理 关心、理解患者，让患者倾诉，缓解其心理压力。

（2）日常活动 注意休息，避免过度劳累。

（3）饮食 给予富含蛋白质和维生素、高热量、易消化的饮食；如压迫食管，进食困难者，可进食流质饮食或静脉补液。

2. 专科护理

（1）鼓励患者倾诉，表达其内心感受。

（2）鼓励患者对自我形象重新设计，并进行修饰，如穿高领毛衣。

（3）加强学习，提高自身素质与涵养。让患者了解到遵医嘱坚持服药并正规治疗后，甲状腺肿大症状会逐渐改善。

3. 病情观察

（1）观察体温、脉搏、呼吸、血压及压迫症状有无改善，如发现异常及时通知医生。

（2）嘱咐患者按时按量服药，并观察药物疗效及不良反应。

4. 健康指导

（1）环境　宜舒适、安静，温度、湿度适宜。

（2）饮食　可进食富含蛋白质和维生素、易消化的饮食，必要时可进食流质饮食。

（3）日常活动　在一般情况下不会影响工作学习，压迫症状明显时如出现呼吸不畅，声音嘶哑等症状，应卧床休息。

（4）心理指导　教导患者正确面对疾病，正确面对形象改变，建立战胜疾病的信心。

（5）医疗护理措施　指导患者坚持服药，及告诉患者服药时的注意事项及不良反应。定期复查。

第四节　甲状腺功能亢进症

一、疾病概述

【概念与特点】

甲状腺功能亢进症（甲亢）系指由多种病因导致甲状腺功能增强，从而分泌甲状腺激素（TH）过多引起的临床综合征。临床上以高代谢症候群及甲状腺肿大为主要表现。

本病的病因和发病机制至今尚未明确，但根据近二三十年的研究证实，本病主要是在遗传基础上由精神刺激等应激因素而诱发自身免疫反应所致。多数人认为，可能是由于病体 Ts 细胞的免疫监护系统和调节功能有遗传性缺陷，当出现精神刺激、感染等应激状态时，体内免疫稳定性被破坏，引起产生甲状腺刺激性免疫球蛋白（TSL）的 B 细胞增生，分泌大量自身抗体 TSL 而致病。发病后，T_3、T_4 增高，作用于淋巴细胞影响免疫机制，使病情继续恶化。精神因素等应激状态诱发本病，推测可能因为应激反应影响 T 细胞的监护功能，使部分遗传缺陷者恶化而发病。

【临床特点】

（1）高代谢症候群 怕热多汗、体重下降、神经过敏、烦躁易怒、心率过速、脉压差增大、多食消瘦。

（2）甲状腺肿。

（3）眼征（单纯性和浸润性突眼）。

【辅助检查】

血清甲状腺激素总 T_3、T_4、游离 T_3、T_4、超敏垂体促甲状腺激素（sTSH）的测定对甲状腺功能亢进尤其轻、中度甲状腺功能亢进的诊断，极为重要，而甲状腺 TSH 受体抗体（TRAb）测定对判断自身免疫性病因、病情活动性和治后复发性具有一定的参考价值。

（1）血清总 T_3、T_4，游离 T_3、T_4 水平升高，常呈一致性升高，但偶有单纯 T_3、FT_3 升高者，称为 T_3 型甲状腺功能亢进。

（2）血清超敏 TSH 测定值明显低于正常，请注意普通放免法 TSH 测定，其灵敏度并不能区分甲亢时的超低值与正常者的低值，故不宜用于甲亢的诊断。

（3）TRAb 或甲状腺兴奋性 TRAB（TSAb）测定可呈阳性并提示疾病呈活动性，停抗甲状腺药物后复发率高，并有助于无甲状腺功能亢进性 Graves 突眼的诊断。

（4）甲状腺自身抗体，如甲状腺球蛋白抗体（TgAb）、甲状腺微粒体抗体（TmAb）即甲状腺过氧化物酶抗体（TPOAb）也可呈阳性，但对甲亢无诊断和判断停药复发性的参考价值。

（5）甲状腺吸 ^{131}I 率测定甲状腺功能亢进者常增强，且高峰提前，并有助于与亚急性或桥本甲状腺炎性甲状腺功能亢进相鉴别（后者吸碘率反而降低），但常受摄入含碘食物和药物等影响，应用受限。

（6）眶部 CT 或 MRI 可有助于 Graves 突眼的诊断，常呈眼外肌肿大增粗。

【治疗原则】

控制高代谢症候群，促进免疫监控正常化。

二、主要护理问题

(1) 营养失调，低于机体需要量　与代谢异常增加有关。

(2) 睡眠形态紊乱　与疾病所致的神经系统改变有关。

(3) 活动无耐力　与基础代谢率增加有关。

(4) 自我形象紊乱　与患者外貌发生变化，如突眼、脖子增粗、外表消瘦等有关。

三、护理措施

1. 常规护理

(1) 心理护理　加强心理护理，指导患者使用自我调节的方法，如分散注意力，放松技术等，并鼓励家属与患者沟通，使患者情绪保持最佳状态，鼓励其面对现实，增强战胜疾病的信心。

(2) 活动指导　充分休息，避免劳累和噪声干扰，相应调整室温。并发心动过速、甲状腺危象时，应绝对卧床休息。

(3) 指导饮食　进食高热量，富含蛋白质、维生素的饮食，补充足量水分，忌饮浓茶、咖啡等刺激饮品，禁食含碘类食品，如海制品等。

2. 专科护理

(1) 眼球护理　加强眼球护理，合并严重突眼、恶性突眼者，积极采取保护措施，睡前抬高头部，不能闭合眼睑时需涂眼膏保护球结膜，必要时带眼罩，外出时带茶色眼镜保护眼睛。

(2) 药物护理　遵医嘱给药，并注意观察药物的疗效及其不良反应，警惕粒细胞缺乏，定期复查血象，在用药第1个月，每周检查白细胞1次，1个月后每2周检查1次白细胞。因需长期用药，嘱患者不要任意间断、变更药物剂量或停药。

3. 病情观察　每日测体温、脉搏、呼吸、心率、血压各2次，注意观察患者的生命体征、体重变化、精神及神志状态、出汗及皮肤状况、食欲、腹泻量及次数并记录出入量、甲状腺肿大及突眼症状。若体温增高，脉搏明显加快、焦虑不安、大汗淋漓、厌食、恶心、呕吐、腹泻时，应考虑可能发生甲状腺危象，立即与医生联系。备好急救药品和物品，积极配合治疗工作。

4. 健康指导

（1）环境　要安静、避免劳累和噪声的干扰，保证患者的充足睡眠和休息。

（2）饮食　①给予高热量，富含蛋白质、维生素的饮食。②补充足量水分。③忌饮浓茶、咖啡等到刺激性饮品。④禁食含碘的食物如海制品。

（3）日常活动　①避免劳累。②减轻活动强度，把患者经常使用的物品放在容易取到的地方，在活动或日常生活中，如洗漱时给予必要的帮助等。

（4）心理指导　①讲解疾病的转归。②常见的检查注意事项。③鼓励患者倾诉，表达其内心感受。

（5）医疗护理配合措施　①让患者了解要遵医嘱坚持服药，经过正规治疗后，体重会增加，突眼及甲状腺肿大症状会逐渐改善的各种现象。②定期复查。③知道药物的治疗作用及不良反应。

第五节　甲状腺功能减退症

一、疾病概述

【概念与特点】

甲状腺功能减退症（甲减）是由于甲状腺激素分泌及合成不足或周围组织对甲状腺激素缺乏反应所引起的临床综合征。临床上可分为呆小病、幼年甲状腺功能减退、成人甲状腺功能减退。若甲状腺功能减退始于胎儿或新生儿期，称为克汀病；始于性发育前儿童称幼年型甲状腺功能减退，始于成人称成年型甲状腺功能减退。

病因多种，其中原发性甲状腺疾病最多见，其次为垂体性，其他均少见。

【临床特点】

起病缓慢、基础代谢率下降、黏液性水肿、易疲劳、畏寒、体重增加、便秘、发凉、干燥、颜面及手肿胀，声音粗而沙哑、毛发稀少、心音慢而弱、心音低沉、智力减退、反应迟钝、记忆力下降、嗜睡、食欲减退、肠蠕动减弱、顽固性便秘。还表现为性欲减退、阳痿。

【辅助检查】

（1）血红蛋白　多为轻、中度正常细胞性正常色素性贫血。

（2）生化检查　血清甘油三酯、LDL－C 增高，HDL－C 降低，同型半胱氨酸增高，血清 CK、LDH 增高。

（3）血清甲状腺激素和 TSH　血清 TSH 增高、FT_4 降低是诊断本病的必备指标；血清 TT_4 减低；血清 TT_3 和 FT_3 可以在正常范围内，在严重病例中减低。亚临床甲状腺功能减退仅有血清 TSH 增高，血清 TT_4 或 FT_4 正常。

（4）^{131}I 摄取率　减低。

（5）甲状腺自身抗体　血清 TPOAb 和 TgAb 阳性提示甲状腺功能减退是由于自身免疫性甲状腺炎所致。

（6）X 线检查　可见心脏向两侧增大，可伴心包积液和胸腔积液；部分患者有蝶鞍增大。

（7）TRH 兴奋试验　主要用于原发性甲状腺功能减退、垂体性甲状腺功能减退和下丘脑性甲状腺功能减退的鉴别。静脉注射 TRH 后，血清 TSH 不增高者提示为垂体性甲状腺功能减退；延迟增高者为下丘脑性甲状腺功能减退；血清 TSH 在增高的基值上进一步增高，提示原发性甲状腺功能减退。

【治疗原则】

本病一般不能治愈，需要终生替代治疗。保证人体所需甲状腺素。

二、主要护理问题

（1）便秘　与肠蠕动减弱有关。

（2）社交障碍　与反应迟钝、记忆力下降有关。

（3）感知改变　与甲状腺素缺乏有关。

三、护理措施

1. 常规护理

（1）心理护理　讲解疾病相关知识。鼓励患者参加娱乐活动，调动其参加活动的积极性。关心患者，多与患者交流，谈患者感兴趣的话题，或听活泼欢快的曲子，使其心情愉快。

（2）活动指导　鼓励患者进行活动，以刺激胃肠蠕动，促进排便。如严重黏液水肿患者应绝对卧床休息。昏迷者加床档，以防意外。

（3）饮食指导　加强饮食护理，给营养丰富的低热量、富含蛋白质的饮食。提高饮食中纤维素的含量，多吃含纤维素的食物，如玉米、荞麦面、豆类、芹菜、蒜苗、萝卜、香蕉等。

2. 专科护理

（1）体温　保持室内温度20～28℃，如患者体温偏低，应给予热水袋保温及加盖棉被。

（2）吸氧　持续低流量吸氧，氧流量为2～4L/min。

（3）如患者出现意识障碍，应注意保持呼吸道通畅。

（4）因患者抵抗力差要做好口腔、泌尿系统、皮肤护理，预防各种并发症。①口腔护理：清醒患者每日用冷开水，生理盐水，3%过氧化氢溶液或复方硼酸溶液清洗口腔2次，昏迷患者常张口呼吸，可用两层湿纱布盖于口鼻部，以便吸入的空气得到湿润，避免呼吸道干燥。②泌尿系统的护理：昏迷患者留置导尿管，每4小时开放1次，每日要进行外阴部护理。③皮肤护理及预防压疮：昏迷患者每2～3小时翻身1次，并用热湿毛巾擦洗患者骨隆突处及用50%红花乙醇做局部按摩。如有排泄物污染床褥应及时更换，并保持床单的清洁、干净、平整，搬动患者时不要拖拉，应用手托起，有条件者睡气垫床。及时准确用药，尽快改善控制症状。

3. 病情观察

（1）监测体温、脉搏、呼吸、血压、意识的变化，如发现异常及时通知医生。备抢救器械药品，保暖品。

（2）应用甲状腺激素时，严格执行医嘱，正确给药，严密观察疗效和不良反应。

4. 健康指导

（1）环境　室温保持在21～23℃，如体温低于35℃后应采取保温的措施，加盖毛毯、热水袋。

（2）饮食指导　①给予营养丰富的低热量、富含蛋白质的饮食。②提高饮食中纤维素的含量，多吃含纤维素高的食物，如玉米、荞麦面、豆类、芹菜、蒜苗、萝卜、香蕉等。③采用食疗方法，可控制便秘。如用蜂蜜60g，麻油30ml，加糖或盐少许，开水冲服，早晚各1次，或晨起空腹服用白开水500ml。

（3）日常活动　①轻症时，可鼓励患者进行活动，加快肠蠕动，促进排便。②重度黏液水肿患者，应绝对卧床休息。

（4）心理指导　①了解疾病的转归、并发症。②关心患者，多与患者交谈，鼓励患者参加娱乐活动，调动其参加活动的积极性。嘱咐亲友多来探视使其感到温暖和关怀，以增强信心。

（5）医疗护理措施　①坚持定时定量服药。②定期复查。③预防感染。

第六节　甲状旁腺功能亢进症

一、疾病概述

【概念与特点】

甲状旁腺功能亢进症是甲状旁腺激素（PTH）自律性分泌过多所致的钙、磷代谢异常性疾病，见于甲状旁腺增生或肿瘤（如腺癌）。PTH可增强破骨细胞活性，促进骨质溶解，使钙磷释放入血循环增加，并通过促进肾脏1,25-$(OH)_2$维生素D生成，间接增加肠道钙吸收，体内磷排泄增加，导致高钙与低磷血症和一系列相应临床表现；临床以代谢性骨病或复发性尿路结石为特征性改变。本病以20～50岁多见，女性多于男性。

【临床特点】

1. 高血钙表现

（1）神经-肌肉系统　肌肉软弱无力，肌痛，肌电图表现为运动单位时限下降，幅度降低，多相电位增高，而运动神经传导速度和末端感觉电位多正常。

（2）消化系统　食欲不振、腹胀、便秘、恶心、顽固性消化道溃疡，慢性胰腺炎反复发作。

（3）泌尿系统　因尿钙排出增多有多尿、多饮、复发性多发性泌尿系统结石、肾实质钙化，晚期肾衰竭。

（4）心血管系统 心动过缓或心律不齐，心电图示 Q－T 间期缩短。

（5）其他 异位钙盐沉积。皮肤、关节、胸膜及角膜等钙化。约 20% 患者伴有性格改变、精神病样症状。

2. 骨骼系统 由于广泛骨质脱钙，骨量减少，骨质疏松。初期腰背部或四肢骨痛为主，后期出现病理性骨折，骨畸形。骨组织囊性变，局部隆起形成棕色瘤，好发于四肢骨、掌、趾骨、上下颌骨。10% ~20% 患者颈前能触及肿大的瘤体。多发性内分泌腺瘤病累及甲状旁腺时，尚有其他受累腺体的相关临床表现。

【辅助检查】

（1）血液检查 血清总钙多次超过 2.75mmol/L 或血清游离钙超过 1.28mmol/L 应视为疑似病例。如同时伴有维生素 D 缺乏，肾功能不全或低白蛋白血症，血清总钙可不高，但血清游离钙是增高的。血清磷一般均降低，但在肾功能不全时血清磷可不低。血清碱性磷酸酶常增高，在骨骼病变比较显著的患者尤为明显。血氯常升高，血 HCO_3^- 常降低，可出现代谢性酸中毒。

（2）尿液检查 尿钙常增加，但由于 PTH 降低钙的清除率，当血清钙低于 2.87mmol/L 时，尿钙增加可不明显。尿磷常增高，但由于饮食等因素的影响，诊断意义不如尿钙增多。尿 cAMP 增加，但注射外源性 PTH 后，尿 cAMP 不再进一步增加，但注射外源性 PTH 后，尿 cAMP 不再进一步增强。尿羟脯氨酸常增加，与血清碱性磷酸酶增高一样，均提示骨骼明显受累。长期高尿钙可影响肾浓缩功能，因而出现多尿与等渗尿，甚至引起肾功能不全与氮质血症。

（3）血清 PTH 测定 血清 PTH 测定有一定难度，由于血中 PTH 低，而且存在无活性的 PTH 片段，这些片段与具活性的 PTH 全分子的比值也不稳定，且随肾小球滤过率及甲状旁腺功能状态而变化。目前发展的双位点测定法所测定的包括氨基端和羧基端的全长（1 ~84），其敏感性与特异性均大为提高，是原发性甲状旁腺功能亢进症的主要诊断依据。

（4）其他 ①磷清除率测定：正常人平均为（10.8 ±2.7）ml/min，本病患者常增加 50% 以上。本试验应在正常钙、磷饮食情况下进行。②肾小管磷重吸收率测定：正常人为 84% ~96%，平均 90.7% ±3.4%。本病患者平均可降至79%以下。本试验应在正常钙、磷饮食下进行。③皮质醇抑制试验：给予患者泼尼松每日30mg，连续10日。甲状旁腺功能亢进症患者血清钙不下降，而其他原因引起的高钙血症如结节病，血清钙也可不下降。

【治疗原则】

外科手术是治疗甲状旁腺功能亢进患者惟一有确切效果的措施，若高钙血症极轻微，或年老、体弱不能进行手术时，可试用药物治疗。减少和阻滞PTH的合成和分泌。

二、主要护理问题

（1）疼痛　与骨代谢异常有关。

（2）便秘　与高钙血症致肌无力有关。

（3）有受伤的危险　与骨代谢异常有关。

三、护理措施

1. 常规护理

（1）心理护理　关心患者，讲解疾病有关知识，缓解患者焦虑情绪，指导患者掌握锻炼方法。

（2）活动指导　嘱咐患者要卧床休息，减少活动或降低劳动强度，必要时提供适当的辅助工具如手杖、拐杖。

（3）饮食指导　提供色、香、味俱全的食品或让患者家属自带食品。提高饮食中纤维素的含量，多食含有纤维素的饮食，注意补充钙、磷，给予高热量，富含维生素、蛋白质的饮食。多饮水，减少泌尿系统结石的发生。

2. 专科护理　骨质疏松的护理　广泛的骨质脱落、骨质疏松的患者，应缓慢移动患者，减轻疼痛；长期卧床的患者，给予按摩，协助患者做各个关节的运动，防止肌肉萎缩。

3. 病情观察

（1）监测血电解质，尤其是定期监测血钙、血磷。

（2）定期测尿钙。

（3）记录出入量。

（4）手术后的患者，注意观察有无低血钙的发生及轻重，及时用药，并观察低血钙的改善情况。

4. 健康指导

（1）环境　应安静，床铺整洁。

（2）饮食指导　①可食易消化，富含纤维素、蛋白质、钙、磷的食物。②多饮水，减少泌尿系统结石的发生。

（3）日常活动　①骨质疏松严重时，应卧床休息。②如需活动，给患者提供适当的辅助工具，如手杖、拐杖。③指导患者及家属掌握锻炼的方法。

（4）心理指导　给患者及家属讲解此病的相关知识，缓解焦虑和恐惧心理。

（5）医疗护理措施的配合　骨质疏松的患者，应睡硬板床，协助患者翻身，动作应柔和，减轻患者疼痛。

第七节　甲状旁腺功能减退症

一、疾病概述

【概念与特点】

甲状旁腺功能减退症（甲旁减）是指甲状旁腺激素（PTH）分泌不足和（或）功能障碍而引起一种疾病，即是一种因甲状旁腺不能分泌足够的甲状旁腺激素以维持正常血钙或虽然PTH在正常范围内，但仍不能有效地作用于靶器官以保持细胞外钙平衡的内分泌病，其特点是低血钙、高血磷。

【临床特点】

（1）神经-肌肉兴奋性增高　90%以上患者存在手足抽搐（血清钙一般在2mmol/L以下)，典型表现为双侧拇指强烈内收，掌指关节屈曲，指骨间关节伸展，腕肘关节屈曲形成鹰爪样。10%～20%患者呈现支气管哮喘、喉痉挛、胆绞痛、窒息等危象，儿童多见。

（2）精神症状　有兴奋、焦虑、恐惧、欣快、忧郁、记忆力减退、妄想、幻觉、和谵妄等，以及各种类型的癫痫发作，精神症状可能与脑基底的功能障碍有关。

（3）外胚层组织营养变性及异常钙化综合征　皮肤干燥、脱屑、指甲与头发粗而脆，约50%患者眼内晶状体可发生白内障。发生在儿童期者，可见牙齿发育不良，釉质增生不良或恒齿不长出等。

此外，在特发性甲状旁腺功能减退中，可见贫血、白色念珠菌感染等表现，尚可同时出现Schmidt综合征，以及甲状旁腺功能减退症伴肾上腺功能减退症和（或）糖尿病。

【辅助检查】

1. 实验室检查

（1）血液检查　血钙降低，常低至80mg/L以下，如慢性低血钙引起抽搐，血钙多在60mg/L以下。血磷增高，常在60mg/L以上。碱性磷酸酶正常或稍低。

（2）血清PTH测定　本病血清PTH显著降低。

（3）血清抗甲状旁腺自身抗体测定　如为阳性，则为特发性甲状旁腺功能减退。

2. 特殊检查

（1）X线检查　头颅X线平片可示颅内基底神经节钙化，骨质也较正常骨致密。

（2）心电图　可见Q－T间期延长、T波低平、传导阻滞等低血钙的表现。

【治疗原则】

控制病情、缓解症状、纠正血、尿钙到正常低限或接近正常。在甲状腺及甲状旁腺手术时，避免甲状旁腺损伤或切除过多，以预防继发性甲旁减的发生。针对本病目前主要采用维生素D与补充钙剂。

二、主要护理问题

（1）有受伤的危险　与癫痫发作有关。

（2）焦虑　与感到个体健康受到威胁有关。

三、护理措施

1. 常规护理

（1）心理护理　关心患者，减轻患者焦虑，讲解相关知识。

（2）活动指导　注意休息。提供安静、舒适的环境，保证患者睡眠充足。

（3）饮食指导　进食高钙低磷的饮食，不宜吃过多的乳制品、蛋黄及菜花等。

2. 专科护理

（1）低钙血症的护理　①避免应用加重低血钙的药物，如苯妥英钠、地西泮、避孕药等。②长期口服补充钙剂，每日摄入元素钙1～1.5g，并可以加用维生素D及其衍生物，促进钙质的吸收，提高血钙的水平。

（2）癫痫的发作护理　①如患者出现手足搐搦，癫痫发作时，应注意保持呼吸道的通畅，保护患者不受到损伤，即刻静脉注射10%的葡萄糖酸钙10～20ml，必要时1～2小时后重新给药。②提供安静舒适的休息环境，保证患者睡眠充足。

3. 病情观察

（1）定期监测血钙、血磷、尿钙，了解病情的变化。

（2）经常巡视病房，了解患者的需要，及时帮助患者解决实际的问题，并观察病情，如发生手足搐搦，癫痫发作时，立即给予处理。

4. 健康指导

（1）心理护理　讲解有关的甲状旁腺功能减退症的有关知识，缓解患者及其家属的焦虑和恐惧情绪。

（2）饮食指导　进食高钙、低磷的食物。

（3）日常活动　①注意休息。②指导患者及其家属如有癫痫发作、手足搐搦时应采取应对措施，如随身携带病情卡片，上面有：姓名、年龄、疾病的名称、就诊医院、药物等，以得到别人的帮助。

（4）医护护理措施　①告诉患者长期口服钙剂、维生素D及其衍生物的重要意义。②避免使用降低血钙的药物。③定期监测血钙、尿钙、血磷，掌握病情的变化。病情严重时，立即到医院就诊。

第八节 原发性慢性肾上腺皮质功能减退症

一、疾病概述

【概念与特点】

原发性慢性肾上腺皮质功能减退症又称 Addison 病，是由于自身免疫、结核或肿瘤、白血病等原因破坏双侧肾上腺皮质大部分而导致糖皮质激素分泌不足所致。临床上有疲乏无力、色素沉着、血压低、水、电解质代谢失常、胃肠功能紊乱等一系列表现。

【临床特点】

临床表现最具特征性者为全身皮肤色素加深，暴露处、摩擦处、乳晕、瘢痕等处尤为明显，黏膜色素沉着见于齿龈、舌部、颊黏膜等处。

（1）消化系统症状　食欲不振为早期症状之一。较重者有恶心、呕吐、腹胀、腹痛，偶有腹泻，便秘较少见。腹痛位于上腹部，系隐痛，似消化性溃疡。

（2）循环系统症状　常见者为头晕、眼花，血压降低，有时低于 85/50mmHg，可呈直立性低血压而晕倒，危象时可降至零。

（3）肌肉、神经精神系统症状　肌肉无力是主要症状之一，常由于软弱导致明显疲劳。本病伴有高钾血症，偶尔合并上升性神经病变称 Guillain - Barre Syndrome，可导致下肢软瘫或四肢麻痹。

（4）结核症状　因结核所致者常有发热。有时有腹膜、肾、附睾、关节等结核症状为本病的前奏，有时详细检查时才发现肺、骨骼、睾丸、肠、淋巴结等有陈旧性或活动性结核病灶。

（5）肾上腺危象　当患者并发感染、创伤，或因手术、分娩，或饮食失调而发生腹泻、失水，或中断皮质素（醇）治疗，或大量出汗，或过度劳累等应激状态下均可诱发危象。

（6）其他症状　患者常有慢性失水现象，明显消瘦，体重大多减轻 5 ~ 10kg 以上，女性月经失调、闭经，常过早停经。

【辅助检查】

（1）血象　常有正细胞正色素性贫血，淋巴细胞和嗜酸性粒细胞可升高。

（2）电解质测定　非危象期低血钠、高血钾不多见。但此时血清钠/钾比例 <30 者约占 50%，有协助诊断意义。

（3）糖代谢　50% 以上患者有空腹低血糖。口服葡萄糖耐量试验呈低平曲线，2/3 左右患者 3 小时血糖低于正常，说明对内源性胰岛素所致低血糖不能做出反应。

（4）血、尿皮质醇测定　血、尿皮质醇大部分降低，部分也可正常。血皮质醇昼夜节律消失。

（5）ACTH 兴奋试验　此试验诊断价值最大。血尿皮质醇较基础值皆无明显增多，甚至有一部分患者反而较基础值降低。为避免促发危象，做此试验时应同时服用地塞米松每日 0.75mg。

（6）血浆基础 ACTH　明显增高。

（7）甲状腺功能　甲状腺素 T_4 正常或降低，TSH 则往往升高。

（8）影像学检查　可示心脏缩小，呈垂直位，肾上腺部位摄片及 CT 于结核病患者可示肾上腺增大及钙化影；其他感染、出血、转移性病变在 CT 扫描时也示肾上腺增大，而自身免疫病所致者肾上腺不增大。

【治疗原则】

皮质激素替代治疗为本病的基础治疗，目的是补充日常生理的糖皮质激素。①纠正本病中代谢紊乱；②激素替代补充治疗；③病因治疗；④避免应激，预防危象。

二、主要护理问题

（1）体液不足　与醛固酮缺乏导致的潴钠、排钾功能减退有关。

（2）有受伤的危险　与直立性低血压、晕厥有关。

（3）自我形象紊乱　与皮肤黏膜色素沉着有关。

（4）潜在并发症　肾上腺危象。

三、护理措施

1. 常规护理

（1）心理护理　关心、理解患者，知道患者的需要，使患者心情放松，主动配合治疗。

（2）活动　指导保证患者睡眠和休息的时间，肾上腺危象时绝对卧床休息，昏迷患者加床档。

（3）饮食指导　给予高热量，富含蛋白质、维生素的饮食，及时补充氯化钠维持水电解质平衡，防止低血糖的发生。指导患者摄入含盐的饮料，特别是大量出汗后注意补充盐分。三餐按时按量进食，不能饥饿，以免发生低血糖。

2. 专科护理

（1）指导患者摄入含盐的饮料，特别是大量出汗后及时补充。

（2）有恶心、呕吐、腹痛、腹泻、严重脱水、血压下降、心率快、精神失常、高热、低血糖、低钠血症等危象先兆时，应遵医嘱补充生理盐水和葡萄糖盐水。

（3）准确记录出入量。

3. 病情观察

（1）观察有无肾上腺危象先兆，若有应通知医生并配合处理。

（2）遵医嘱给药并观察用药后反应。

（3）做好预防隔离保健工作，注意与传染源隔离，预防院内感染，以防肾上腺危象发生。

4. 健康指导

（1）环境　应安静、舒适，温度、湿度适宜。

（2）饮食指导　①给予高热量，富含蛋白质、维生素的饮食。②食盐摄入量应充分，每日至少8～10g，以补充丢失的钠量，大量出汗时应适当增加盐的摄入。③三餐按时进食，不能饥饿，以防发生低血糖。

（3）日常活动　①保证患者有充足的睡眠、休息时间。②告知患者由卧位改为坐位或立位时，要缓慢起身，以防止发生直立性低血压。③患者随身携带卡片，应写明姓名、地址、诊断，一旦发生紧急情况能立即送医院进行诊治。

（4）心理指导 ①告知患者疾病的一般情况。②关心、安慰患者，缓解其心理压力，避免不良刺激，使其主动配合治疗。

（5）医疗护理措施 ①指导患者持续按时服药。②预防感染、创伤的发生。③定期复查。

第九节 原发性醛固酮增多症

一、疾病概述

【概念与特点】

原发性醛固酮增多症（原醛症），是由于肾上腺皮质病变致醛固酮分泌增多，引起潴钠排钾，体液容量扩张而抑制了肾素－血管紧张素系统，属于不依赖肾素－血管紧张素的盐皮质激素过多症。近年采用血浆醛固酮浓度与血浆肾素活性比值对血钾正常的高血压病患者进行筛查，发现近10%为原发性醛固酮增多症。

【临床特点】

1. 高血压 为最早且最常见的综合征，可早于低血钾综合征3～4年出现。大多数在170/100mmHg左右，高时可达210/130mmHg，以舒张压升高较明显，但一般不十分严重，患者诉头痛、头晕、耳鸣等，可有弱视及高血压眼底病变等。

2. 神经－肌肉功能障碍

（1）阵发性肌无力和麻痹 此症状甚为常见。发作轻重不一，重者常累及两上肢，以至全身。有时竟累及呼吸肌，发生呼吸肌麻痹。初发时常伴有感觉异常，如蚁走感或麻木或肌肉隐痛，常继以弛缓性瘫痪，反射常消失降低，一般系双侧对称性，持续时间可从数小时至数日，甚而数周，多数为4～7日。发作自每年几次至每周、每日多次不等，轻者神志清醒，重者可模糊甚至昏迷。

（2）阵发性手足搐搦及肌肉痉挛 约有1/3患者出现手足搐搦及肌肉痉挛，伴以束臂加压征（Trousseous 征）及面神经叩击征（Chvostek 征）阳性，可持续数日至数周，可与阵发性麻痹交替出现，发作时各种反射亢进。

3. 心脏表现 由于低钾对心肌的影响，可发生心律失常，以期前收缩、阵发性室上性心动过速较常见，最严重时可发生心室颤动。由于患者并发高血压，故后期常伴心肌肥大，心脏扩大，甚至发生心力衰竭综合征。

4. 泌尿系统表现 多尿，尤为夜尿增多，以致失水而引起烦渴、多饮、尿量增多，每日可达3000ml，比重偏低，常在1.015以下，但垂体后叶素（ADH）治疗无效。患者常易并发尿路感染，肾盂肾炎。久病者可因肾小动脉硬化而发生蛋白尿与肾功能不全。

5. 其他 儿童患者可因长期缺钾等代谢紊乱而出现生长发育障碍。本病的特点是不出现水肿，但病程长者可因肾功能不全或伴有心力衰竭而出现水肿。缺钾时胰岛素的释放减少，有时可出现糖耐量减低。

【辅助检查】

1. 实验室检查 多数患者血钾低于正常，2～3mmol/L；尿钾排出增多，在低血钾情况下，每日尿钾排出量仍>25mmol。血钠一般在正常高限或略高于正常，血镁可低于正常。尿钾多在25mmol/24h以上。血浆醛固酮明显升高，尿醛固酮大多高于正常。血浆肾素血管紧张素低于正常。动脉血气分析可有血pH值和CO_2结合力略高于正常，病程久并伴肾功能损害的患者，CO_2结合力可在正常范围。心电图可出现低血钾变化。

2. 特殊检查

（1）平衡餐试验 普食条件下将患者每日钠、钾摄入量分别控制在160mmol和60mmol，共8日，于第5、第6、第7日抽血测血Na^+、血K^+、CO_2结合力，并分别留24小时尿测尿Na^+、K^+、pH值，第8日于早晨8时抽血测血醛固酮及留24小时尿测尿醛固酮。

（2）低钠试验 每日钠摄入量限制在10～20mmol，钾摄入量为60mmol，连续7日，每日测血压，第5、第6、第7日各测血Na^+、血K^+、CO_2结合力，并留24小时尿测尿Na^+、K^+、pH值。第7日同时测血醛固酮及24小时尿醛固酮排出量。

（3）高钠试验 每日摄入240mmol，钾仍为60mmol，连续7日，每日测血压，第5、第6、第7日抽血测血Na^+、血K^+、CO_2结合力，并留24小时尿测尿Na^+、K^+、pH值。第7日同时测血及24小时尿醛固酮。

（4）螺内酯（安体舒通）试验 螺内酯（安体舒通）100mg，每日4次口服，共 7 日，每日测血 Na^+、血 K^+、pH 值，观察血压及临床症状。

（5）肾素－血管紧张素测定及动态试验 原醛症患者原来降低的血浆肾素活性在低钠饮食或呋塞米（速尿）0.7mg/kg 及立位刺激下，无显著上升。

3. 定位检查 可行 B 超、肾上腺 CT 和（或）MRI 检查，以 ^{131}I－胆固醇肾上腺扫描及肾上腺血管造影。肾上腺血管造影以静脉造影价值较大，并可通过静脉导管分别自左右两侧静脉取血测醛固酮，以鉴别腺瘤或增生，以及腺瘤定位。

【治疗原则】

原醛症的治疗分手术治疗和药物治疗两个方面。腺瘤及癌及早切除为本症根治疗法，近年来已趋药物治疗，除非难以确诊为腺瘤或增生需要手术治疗。

二、主要护理问题

（1）潜在并发症——低血钾 与醛固酮增多所致的低血钾及失钾性肾病有关。

（2）有受伤的危险 与神经－肌肉功能障碍有关。

（3）生活自理能力缺陷（如厕、进食、淋浴、更衣） 与低血钾及神经－肌肉功能障碍有关。

（4）知识缺乏 与缺乏原发性醛固酮增多症及相关检查知识有关。

三、护理措施

专科护理措施如下：

（1）按一般内分泌护理常规护理。

（2）由于患者会出现高血压、低血钾，应嘱患者卧床休息减少活动。如果患者出现神经－肌肉功能障碍，则应加强生活护理和保护措施，防止患者发生意外。

（3）监测血压及血钾变化，做好记录。如果患者出现肌无力、呼吸困难、心律失常或神志变化，应立即通知医生迅速抢救。

（4）准确记录出入量。

（5）给予患者低钠高钾饮食，限制食盐及碱性食物。富含钾的食物有柑橘、香蕉、香菇、海带、红枣、山楂、杏等。

（6）向患者讲解各种化验的目的及注意事项，以取得患者的配合。

第十节　糖尿病

一、疾病概述

【概念与特点】

糖尿病是一组由遗传和环境因素相互作用，因胰岛素分泌绝对或相对不足以及胰岛素敏感性降低，引起糖、蛋白、脂肪、水和电解质等一系列代谢紊乱的临床综合征。临床以高血糖为主要标志，久病可引起多个系统损害。

糖尿病的病因和发病机制是个复杂问题，至今尚未完全阐明。胰岛病变致胰岛素分泌缺乏或延迟，分泌变异胰岛素，循环血液中存在抗胰岛素抗体或抗胰岛素受体抗体，胰岛素受体或受体后缺陷致使靶组织细胞对胰岛素的敏感性降低应是发生糖尿病的基本环节。至于胰岛素分泌不足的原因有下列因素：①遗传因素；②病毒感染；③自身免疫；④化学毒物；⑤胰岛素拮抗激素；⑥神经因素；⑦胰岛B细胞功能和释放胰岛素异常；⑧胰岛素受体异常、受体抗体和胰岛素抵抗问题。

【临床特点】

1. 无症状期　约90%是中年以上2型糖尿病患者，食欲良好，体态肥胖，精神体力如常人，故称为“无声杀手”，往往因体检或检查其他疾病或妊娠检查时偶然发现食后有少量糖尿。当测定空腹尿糖时常阴性，空腹血糖正常或稍高，但饭后2小时血糖高峰超过正常，糖耐量试验往往显示糖尿病。

2. 症状期　此期患者常有轻重不等的症状，且常伴有某些并发症或伴随症状。有时本病症状非常轻微，但并发症症状可非常严重，且有时先于糖尿病症状出现，或以主要症状出现而将糖尿病本身症状掩盖。如老年病者常先有冠心病症候群（心绞痛、心肌梗死、心律不齐、心力衰竭等），或脑血管意外症候群，但糖尿病症候群非常轻微，故临床上常被忽视或漏诊。中年患者可先有尿路感染、肺结核、皮肤疖痈或某些外科情况如胆囊炎、胰腺炎等症状出现。幼年患者有时可以酮症酸中毒为首发症状。如空腹及餐后血糖均明显升高者，一般有下列典型症状。

（1）多尿、多饮、口干及体重减退 “三多一少”症状，由于糖尿，尿渗透压升高而肾小管回吸收水减少，尿量常增多。病者尿意频频，多者1日夜尿二十余次，夜间多次起床，影响睡眠。不仅每次尿多与尿频，1日尿总量常在2~3L以上，偶可达十余升。由于多尿失水，病者烦渴，喝水量及次数增多，可与血糖浓度及尿量和失糖量成正比；当胰岛素缺乏及酮症酸中毒时，钠钾离子回吸收更困难，多尿加重；常使血浆浓缩，影响渗透压，可酿成高渗性昏迷等严重后果，特别是老年人常常以此为首发症状就诊。

（2）善饥多食 由于失糖，糖分未能充分利用，伴以高血糖刺激胰岛素分泌，食欲常亢进，易有饥饿感，主食有时达500~1000g，菜肴比正常人多1倍以上，尚不能满足。但有时病者食欲忽然降低，则应注意有无感染、发热、酸中毒或已诱发酮症等并发症。

（3）疲乏、无力、消瘦、虚弱 由于代谢失常，能量利用减少，负氮平衡，失水和电解质，酮症更严重，患者感疲乏、虚弱无力。尤其是幼年（1型）及重症（2型）患者消瘦明显，体重下降可达数十斤，劳动力减弱。但中年以上2型轻症患者常因多食肥胖，或反复低血糖致进食增多而肥胖。

（4）皮肤瘙痒 多见于女性外阴部，由于尿糖刺激局部所致。有时并发白念珠菌等真菌性阴道炎，瘙痒更严重，常伴以白带等分泌物增多。失水后皮肤干燥加之汗液的糖刺激可发生全身瘙痒，但较少见。

（5）其他症状 有四肢酸痛、麻木、腰痛、性欲减退、阳痿不育、月经失调、便秘、视力障碍等。有时有顽固性腹泻。

【辅助检查】

（1）血糖测定 空腹及餐后2小时血糖升高是目前诊断糖尿病的惟一指标。空腹静脉全血血糖的正常值为3.3~5.6mmol/L，血浆血糖正常值为3.9~6.4mmol/L。

（2）口服葡萄糖耐量试验 可疑糖尿病、空腹及餐后血糖增高但未达到糖尿病诊断标准者应行此试验。成人采用75g无水葡萄糖负荷，儿童1.75g/kg，正常人血糖高峰出现于服糖后0.5~1小时，峰值不超过8.9~10mmol/L。

（3）空腹血浆或血清胰岛素及C肽测定　采用放射免疫法测定的胰岛素包括胰岛素原及与抗体结合的胰岛素。C肽测定不受胰岛素抗体影响，不与胰岛素产生交叉免疫反应，也不受外源性胰岛素干扰，可用于正在应用胰岛素的患者的胰岛素分泌情况测定。1型糖尿病空腹血浆胰岛素和C肽水平很低，2型糖尿病则多为正常或增高。

（4）胰岛素或C肽释放试验　本试验的方法与OGTT同步进行，只是于空腹，服糖后30、60、120、180分钟时采血同时测胰岛素或C肽，以直接了解胰岛B细胞的功能状态。正常人血胰岛素和C肽的高峰与血糖高峰一致，于服糖后30～60分钟胰岛素测值为空腹的5～10倍，C肽测值为空腹的5～6倍。1型糖尿病患者糖负荷后无胰岛素和C肽释放反应峰，其释放曲线呈低平状态；2型糖尿病肥胖患者，糖负荷后胰岛素和C肽释放反应峰值正常或增高，但高峰却在2小时后延迟出现；病程已久、消瘦的2型糖尿病患者胰岛素和C肽的释放反应峰值低于正常。

（5）糖化血红蛋白测定　糖化血红蛋白（GHb）含量与血糖浓度呈正比，可反映2～3个月前血糖的平均水平。糖化血红蛋白主要成分为HbA_1c，是糖尿病控制水平监测的“金指标”，因此常以HbA_1c代表GHb。

（6）糖化血清蛋白测定　葡萄糖与血清蛋白和其他蛋白质亦可发生非酶糖化反应，可反映受试者2周前的血糖平均浓度。正常值依方法和实验室不同略有不同，需参照各实验室制定的标准。

（7）自身抗体测定　自身抗体包括胰岛细胞抗体（ICA）、胰岛素抗体（IAA）及谷氨酸脱羧酶（GAD）抗体测定。1型糖尿病患者血清中该三种抗体可同时存在，亦可仅测到1～2种。三种抗体中GAD存在的时间较长，于发病10余年后仍可测到该抗体。

（8）其他检查　有关糖尿病并发症的实验室检查，包括血脂、血黏度；脑，心、肾血管病变及功能检查。

【治疗原则】

血糖达到或接近正常水平，纠正代谢紊乱，消除糖尿病的症状，防止或延缓并发症发生，维持良好的健康和劳动（学习）能力，延长寿命，降低死亡率。

二、主要护理问题

(1) 焦虑 与疾病不能根治有关。

(2) 营养失调，低于机体需要量 与葡萄糖不能充分利用有关。

(3) 潜在并发症 低血糖、皮肤感染。

三、护理措施

1. 常规护理

(1) 心理护理 耐心向患者解释病情，指导患者摆脱焦虑的方法，如音乐疗法，增加有益运动。

(2) 知识宣教 向患者家属讲解糖尿病的概念、症状、治疗、愈后。

2. 专科护理

(1) 饮食护理 向患者讲解饮食治疗是本病基本治疗措施，终身要坚持此疗法，具体测算：每日热量的计算，按患者的性别、年龄、身高查表或计算理想体重［理想体重（kg）=身高（cm）-105］，然后参照理想体重和每日体力活动量计算每日所需的热量。成人休息时每日每千克体重给予热量105～125kJ（25～30kcal）；轻体力劳动者125～146kJ（30～35kcal）；中度体力劳动者146～167kJ（35～40kcal）；重体力劳动者167kJ（40kcal）以上。儿童、孕妇、哺乳母、营养不良及消耗性疾病者酌情增加，肥胖者酌减。蛋白质、脂肪、碳水化合物分配：饮食中蛋白质含量成人按每日每千克体重0.8～1.2g计算，脂肪每日每千克体重0.6～1.0g，其余为碳水化合物。按上述计算蛋白质量占总热量的12%～15%，脂肪约占30%，碳水化合物占50%～60%。

三餐分配：按食物成分表将上述热量折算为食谱，三餐分配一般为1/5、2/5、2/5或1/3、1/3、1/3。三餐饮食内容要搭配均匀，每餐有碳水化合物、脂肪和蛋白质，且要固定，这样有利于减缓葡萄糖的吸收，增加胰岛素的释放。

主食提倡用粗制米、面和适量杂粮，每日摄取的蛋白质中动物蛋白应占总量的1/3以保证必需氨基酸的供给。食用含不饱和脂肪酸的植物油，肥胖者给予低脂饮食（<40g/d）。少食含胆固醇高的食物如动物内脏、鱼子、虾、蛋黄等。饮食中应增加纤维素含量，不少于40g/d，以延缓食物的消化和吸收，降低餐后血糖高峰，可防止便秘。血糖控制较好者可指导其在两餐之间或睡前适量进食水果。

（2）口服降糖药物的护理　定时定量进餐，按时按剂量服药。磺脲类药物服药时间应在餐前半小时，如服药后进食量不足或进食时间延迟，可致低血糖反应。药物剂量不可随意增减。观察药物不良反应。监测血糖、尿糖。

（3）胰岛素治疗的护理　让患者学会预防和处理胰岛素不良反应。包括：①低血糖：观察低血糖反应的症状，对已发生低血糖反应者，应及时测血糖，可进食含糖食物如糖果、饼干、含糖饮料等或静脉推注50%葡萄糖20～30ml。预防低血糖的措施包括：必须使用胰岛素注射的专用注射器并保证剂量准确；合理安排每日的运动量，按规定的时间和量进餐并注意胰岛素注射时间与进餐时间的配合。②胰岛素过敏：观察注射局部有无瘙痒和荨麻疹，发生者必须去医院就诊。按医嘱更换制剂种型，使用抗组胺药或糖皮质激素，以及脱敏疗法。③脂肪营养不良：多部位皮下轮流注射可有效防止注射局部脂肪营养不良。避免2周内在同一注射点注射2次。

（4）自我检测的护理　护理人员可帮助患者选择购买一种售后服务好的血糖仪，并教会患者使用，测试时间主要为早晨空腹，三餐前、三餐后2小时，告诉其血糖正常值。另可教会患者自测尿糖，测试时间同血糖。测试血糖、尿糖可协助药物、饮食的调节。

（5）保持身体清洁、避免损伤　嘱患者经常用温水擦洗身体，特别注意保持口腔、会阴、足部的清洁；勤剪指甲，但要避免剪得过短，伤及皮肤。并嘱其在皮肤瘙痒时尽量少抓，以免抓破；穿宽松柔软、透气性能良好的棉质内衣，穿干净、合脚、舒适的鞋袜。注意不要过紧，并嘱其注意足部运动；使用热水袋时水温不要超过50℃，避免直接接触皮肤，以防烫伤。

（6）体育锻炼　根据年龄、体力、病情及有无并发症，指导患者进行长期有规律的体育锻炼。体育锻炼方式包括步行、慢跑、骑自行车、健身操、太极拳、游泳及家务劳动等需氧活动。合适的活动强度为活动时患者应达到的心率：（200－年龄）×（60%～75%），活动时间为20～40分钟，可逐步延长或更久，每日1次，运动时间最好在饭后1小时以后，用胰岛素或口服降糖药物者最好每日定时活动，肥胖患者可适当增加活动次数。

（7）预防呼吸道感染　保持室内通风、温湿度适宜，定期用紫外线灯照射；注意保暖；嘱患者避免接触上呼吸道感染人员；劝患者戒烟。

（8）积极处理皮肤损伤及感染　一旦发现损伤往往累及感染，应积极清创、消毒、包扎，应用抗感染药物，必要时请专科处理，不得大意。

3. 病情观察

（1）注意观察血糖的变化，告知患者低血糖的诱因。

（2）注意观察皮肤，特别是双足皮肤。告知患者，如有疖、痈或皮肤损伤一定要通知医生。

（3）了解患者有无皮肤瘙痒、感觉异常、感染及破损，特别注意检查足部。有无咳嗽、咳痰，有无腹痛及排尿异常。评估患者的营养状况，卫生状况。密切观察血糖、尿糖变化。

4. 健康指导

（1）帮助患者（或家属）掌握有关糖尿病治疗的知识，树立战胜疾病的信心。

（2）帮助患者学会尿糖定性试验，包括试剂法和试纸法有关事项。

（3）掌握饮食治疗的具体措施，按规定热量进食，定时进食，避免偏食、过食与绝食，采用清淡食品，使菜谱多样化，多食蔬菜。

（4）应用降糖药物时，指导患者观察药物疗效、不良反应及掌握其处理方法。

（5）帮助患者及其家属学会胰岛素注射技术，掌握用药方案，观察常见反应。

（6）预防和识别低血糖反应和酮症酸中毒的方法及低血糖反应的处理。

（7）注意皮肤清洁，尤其要对足部、口腔、阴部的清洁，预防感染，有炎症、痈和创伤时要及时治疗。

（8）避免精神创伤及过度劳累。

（9）定期门诊复查，平时外出时注意随身带糖尿病治疗情况卡。

第十一节　低血糖

一、疾病概述

【概念与特点】

低血糖不是一种独立的疾病，而是多种病因引起的血中葡萄糖水平降低导致交感神经兴奋和中枢神经系统功能障碍为突出表现的一组临床症候群，严重者可昏迷甚至死亡。成人血糖（血浆真糖）低于 2. 8mmol/L 为低血糖症的诊断标准。在临床上可根据低血糖的生化指标及临床表现将其分为 3 种类型。①低血糖症：指血糖水平低于 2. 8mmol/L，同时有临床症状。多数患者属于此类。②低血糖：是一个生化指标，指血糖水平低于 2. 8mmol/L 的情况。此时患者多有症状，但亦可无症状和体征，后者称为无症状性低血糖。如血糖降低程度不严重且下降速度较为缓慢，持续时间较长，患者可在某种程度上对低血糖产生适应，故临床上无症状及体征。③低血糖反应：是一个临床名词，指患者有与低血糖相应的临床症状及体征。此时患者的血糖多低于 2. 8mmol/L，但亦可不低，可将此种情况称为低血糖反应，以区别于前两种情况。低血糖反应易发生于血糖迅速下降时。

【临床特点】

交感神经过度兴奋症状表现为心悸、乏力、出汗、颤抖、饥饿感、焦虑、紧张、软弱无力、面色苍白、流涎、肢体震颤、收缩压轻度升高等。中枢神经系统缺糖的表现，精神不集中、头晕、迟钝、视物不清，步态不稳，可有幻觉、躁动、行为怪癖、舞蹈样动作；严重者出现意识模糊、精神失常、肢体瘫痪，大小便失禁、昏睡、昏迷等。

【辅助检查】

（1）血浆胰岛素测定　低血糖发作时，应同时测定血浆葡萄糖、胰岛素和 C－肽水平，以证实有无胰岛素和 C 肽不适当分泌过多。若低血糖明确而血浆胰岛素值≥36pmol/L（6mU/L）［免疫荧光技术≥18pmol/L（3mU/L）］，则可疑及有胰岛素介导的低血糖症。若没有药物应用史，没有严重器质性疾病，没有特殊激素缺乏，也无非 B 细胞肿瘤依据者，应考虑其为内源性高胰岛素血症。低血糖时胰岛素分泌不降低，血浆胰岛素、C 肽和胰岛素原水平仍然偏高，见于胰岛素瘤。

（2）48～72 小时饥饿测试　应在严密观察下进行，开始及每 6 小时测血糖、胰岛素、C 肽，若血糖≤3.3mmol/L，应将取血标本改为每 1～2 小时 1 次。若有低血糖症状或血糖≤3.0mmol/L 即可终止试验，但应先取血标本，测定血糖、胰岛素、C 肽和 β－羟丁酸浓度（必要时测皮质醇和生长激素）。然后静脉推注胰升糖素 1mg，每 10 分钟测血糖，共 3 次。胰岛素介导低血糖症的血浆 β－羟丁酸浓度应＜2.7mmol/L；若不是由胰岛素介导的低血糖症，则见酮体形成增加而 β－羟丁酸浓度升高。饥饿试验期应鼓励患者活动，可饮不含糖和热卡的饮料，以便促发低血糖症。

（3）胰升糖素兴奋试验　静脉推注 1mg 后，每 5 分钟测血浆胰岛素水平，共 3 次。若血浆胰岛素水平＞810pmol/L，提示胰岛素瘤。仅半数患者可呈阳性反应，但也有非胰岛素瘤患者呈现高胰岛素血症（假阳性结果）。

【治疗原则】

纠正低血糖，寻找引起低血糖的原因，病因治疗，减少反复严重发作。

二、主要护理问题

（1）活动无耐力　与低血糖导致能量不足有关。

（2）有受伤的危险　与低血糖导致脑功能障碍和疲乏无力有关。

三、护理措施

1. 专科护理

（1）关心患者，了解患者的工作，生活、思想情况，消除患者对疾病的恐惧及悲观情绪，协助患者寻找低血糖的原因。

（2）嘱咐患者注意休息，不宜空腹运动，运动量要循序渐进、持之以恒，出现低血糖时立即停止运动并进食。

（3）随身携带糖块。

（4）保持周围环境整齐，无杂物堆积。

（5）应用降糖药物时应按时按量，规律进食，预防低血糖发生。

2. 健康指导

（1）环境　环境应整洁，地面清洁干燥，日常物品放于伸手可及之处。

（2）饮食指导　选择低糖，富含蛋白质、纤维、脂肪的饮食，以减少对胰岛素分泌的刺激，饮食要规律，宜少食多餐。

（3）日常活动　劳逸结合，运动不宜在进餐前。根据血糖情况调整活动，当有低血糖发生时应立即卧床休息并进食或吃糖块。

（4）心理指导　安慰患者，给予心理疏导，消除顾虑。

（5）医疗护理措施的配合　指导患者坚持治疗方案，不可随意更改。应用药物者注意药物的不良反应，学会自我观察，特别是糖尿病患者应避免医源性低血糖。

第十二节　骨质疏松症

一、疾病概述

【概念与特点】

骨质疏松症是一种以低骨量和骨组织微结构破坏为特征，导致骨质脆性增加和易于骨折的代谢性骨病。骨质疏松症可分为原发性和继发性两类。继发性者的原发病因明确，常由内分泌代谢疾病（如性腺功能减退症、甲状腺功能亢进、甲状旁腺功能亢进、1 型糖尿病等）或全身性疾病（如器官移植术后、肠吸收不良综合征、神经性厌食、营养不良症等）引起。原发性者又可分为两种亚型，即Ⅰ型和Ⅱ型。Ⅰ型即绝经后骨质疏松症发生于绝经后女性，其中多数患者的骨转换率增高，亦称高转换型骨质疏松症；Ⅱ型（老年性）骨质疏松症多见于 60 岁以上的老年人，女性的发病率为男性的 2 倍以上。

【临床特点】

疼痛、骨折。

【辅助检查】

1. 实验室检查

（1）血清钙　正常或下降。总钙正常值为2.25～2.58mmol/L，离子钙为1.01～1.34mmol/L。

（2）血清无机磷　多升高。成人正常值为0.97～1.61mmol/L，儿童则为1.29～1.94mmol/L。

（3）血清骨源性碱性磷酸酶测定　增加时反映成骨细胞活性。正常值成人<40～110U/L；儿童<250U/L。

（4）骨钙素测定　能够反映成骨细胞的活性。

2. 特殊检查

（1）X线检查　脊椎射线的透明度增加，有椎体双凹形、楔形椎、椎体压缩等表现。

（2）骨密度测定　是判断骨量、确定骨质疏松的重要手段，并可了解骨量减少的程度及判定治疗效果。我国确定的诊断标准为低于骨峰值或成年人均值2.0个标准差（或25%）。

【治疗原则】

预防比治疗更为现实和重要，避免骨折发生，减少疼痛，提高生存质量。

二、主要护理问题

（1）疼痛　与骨折有关。

（2）营养失调，低于机体需要量　与钙摄入不足有关。

三、护理措施

1. 专科护理　给予心理疏导，使其注意力转移，减轻心理上对疼痛的恐惧。

2. 病情观察　注意观察患者疼痛发作的部位、程度及持续时间和疼痛时的行为表现。应用止痛药时注意观察药物的不良反应，观察患者是否产生依赖性等。观察是否有病理性骨折的发生。

3. 健康指导

（1）环境　环境要整洁，湿度、温度适宜，阳光充足。

（2）饮食指导　给予富含维生素 D、钙、蛋白的饮食。

（3）日常活动　急性期卧床休息，不要勉强活动。好转时要注意活动的强度，劳逸结合，循序渐进，多晒太阳，如病情允许，家人陪伴多进行户外活动。

（4）心理指导　多关心患者，了解其生活饮食习惯，多和患者沟通，使患者能够正确对待疾病。

（5）医疗护理配合　指导患者坚持饮食运动计划。应用药物止痛者，嘱咐患者注意药物的不良反应及可能发生的依赖性。

第十三节　肥胖症

一、疾病概述

【概念与特点】

肥胖症是指体内脂肪堆积过多和（或）分泌异常，体重增加，是遗传性因素和环境因素共同作用的结果。

正常人每日进食热量为 1000 ~ 3000kcal。范围较大，与年龄、性别、身高、体表面积、职业、运动及劳动量有关。当进食热量超过消耗热量，多余的能源物质转化为脂肪储存在人体组织内及皮下形成肥胖。人体在神经内分泌系统的调节下维持着正常体重和适当脂肪沉积而不发生肥胖，仅在遗传基础上调节失常且进食热量过多时才发生肥胖症。肥胖症的确切病因目前尚不清楚，常与其他危险因子如心血管疾病、糖尿病等联系在一起，这在男性患者更加明显。病死率与体重的增加并不是平行增长的关系，其加速阶段出现在日益肥胖时，并与体重指数（BMI）增至 27. 51 以上密切相关。肥胖症的病因较为复杂，可能与遗传、神经系统、饮食及生活习惯等导致代谢紊乱有关。

【临床特点】

脂肪堆积，一般男性呈苹果形，女性呈梨形。

（1）心血管疾病　肥胖与心血管疾病密切相关，但它对心血管的影响不是单一的，大多是通过加重其他危险因素如高血压、糖尿病、高血脂等。肥胖是高血压患者的高危因素，肥胖程度与体内血压水平存在显著的正线性相关关系。

肥胖与心血管疾病之间的联系在男性与女性中是一致的，且20～40岁期间发生肥胖者比40岁以后发生肥胖者对心血管系统的影响更大。

（2）肥胖通气不足综合征　极度肥胖者在没有原发性心或肺脏疾病情况下，发生肺泡换气低下所产生的一系列症状：①极度肥胖症，超过标准体重5%以上，平均体重为150kg；②嗜睡，且时睡时醒；③颤动；④继发性红细胞增多症，呈多血质外貌；⑤睡眠时常呈周期性呼吸；⑥肢端发绀；⑦右心室肥厚、右心衰竭等。

（3）内分泌代谢紊乱　空腹及餐后胰岛素分泌增高，但由于肥大的脂肪细胞对其不敏感，患者糖耐量常减低或糖尿病，伴高脂血症，从而诱发动脉粥样硬化、冠心病等。血糖又刺激B细胞分泌更多的胰岛素，造成恶性循环。基础代谢率常偏低，血皮质醇、尿17－羟皮质类固醇排出量可增高，但可被小剂量地塞米松所抑制，且昼夜节律仍正常，女性可有闭经、不孕及不同程度的男性化症候群（尤其继发性肥胖症）。男性多阳痿。

（4）体重质量指数（BMI）　体重（kg）/身高（m^2）>24为肥胖症。

【辅助检查】

（1）部分患者伴有血清脂质及脂蛋白异常，如高甘油三酯血症，LDL－C增高，HDL－C降低，游离脂肪酸（FFA）增加。

（2）多数患者有高胰岛素血症，部分患者糖耐量减低。

（3）血皮质醇基础值偏高，但昼夜节律存在，小剂量地塞米松抑制试验可抑制。

【治疗原则】

减少热量摄取及增加热量消耗。强调以行为、饮食、运动为主的综合治疗，必要时辅以药物或手术治疗。

二、主要护理问题

（1）焦虑　与体型改变有关。
（2）活动无耐力　与肥胖有关。
（3）营养失调，高于机体需要量　与饮食和遗传有关。

三、护理措施

1. 常规护理　内分泌系统一般护理常规。

2. 专科护理　关心了解患者，鼓励其诉说自己的感受，和患者共同讨论疾病的治疗，增加战胜疾病的信心。鼓励患者加强自身修饰，提高内在气质。同患者一起制定减肥计划，运动要循序渐进，计划要持之以恒。指导患者如何选择食物并建立良好的饮食习惯。有并发症者，对症专科护理。

3. 健康指导

（1）环境　安静、舒适，视野宽广，利于体育锻炼。

（2）饮食　指导宜选择低脂肪、低糖、低热量、高纤维食品，增加素食。逐渐减少饭量，少量多餐，忌暴饮暴食。

（3）日常活动　视本人躯体条件选择运动项目，运动后 2 分钟内恢复正常心跳，视为运动量不足；15 分钟后恢复，视为运动量过大。

（4）心理指导　消除不良心理、社会因素，培养良好的兴趣爱好，纠正不良生活行为方式，提高自身修养。

（5）医疗护理　配合指导患者坚持减肥计划并严格遵守。应用药物者注意不良反应及不要擅自增加药物剂量。

第十四节　尿崩症

一、疾病概述

【概念与特点】

尿崩症是指精氨酸加压素（抗利尿激素）严重缺乏或部分缺乏（称中枢

性尿崩症），或肾脏对精氨酸加压素不敏感，致肾远曲小管和集合管对水的重吸收减少（称肾性尿崩症），从而引起多尿、烦渴、多饮与低比重尿为特征的一组综合征。正常人每日尿量仅1.5L左右。任何情况使抗利尿激素分泌不足或不能释放，或肾脏对抗利尿激素不反应都使尿液无法浓缩而有多尿，随之有多饮。尿崩症可发生于任何年龄，但以青少年为多见。男性多于女性，男女之比为2:1。

【临床特点】

多饮、多尿、烦渴、口唇干燥、皮肤弹性差、尿比重低。

【辅助检查】

1. 实验室检查

（1）尿液检查　尿量>5000ml/d，尿比重<1.005，尿常规可正常，尿糖阴性，尿渗透压低于血浆渗透压。

（2）血生化检查　血糖正常，肾功能正常。

（3）血浆渗透压测定　本病血浆渗透压高于正常［正常值为（285±10）mOsm/kg］。

（4）血抗利尿激素测定　本病血抗利尿激素下降（正常值为1.0～5.0mg/L）。

2. 特殊检查

（1）禁水试验　本试验应在严密观察下进行。禁水前测患者体重、血压、尿量与尿比重或渗透压，禁水时间为8～12小时，禁水期间每2小时排尿1次，测尿量、尿比重或渗透压，每小时测体重和血压，如患者排尿较多、体重下降3%～5%或血压明显下降，应立即停止试验，让患者饮水。

（2）禁水－加压素试验　患者禁水时间可视患者多尿程度而定，重者数小时即可，轻者需几十小时或更长，当尿渗透压达到高峰平顶，即连续两次尿渗透压之差<30mmol/L、而继续禁水尿渗透压不再增加时，抽血测血浆渗透压，然后皮下注射加压素，注射后1小时和2小时测尿渗透压，对比注射前后的尿渗透压。

（3）影像学检查　经颅X线摄片或经CT、MRI有助于病情诊断，部分患者可发现下丘脑或垂体部位的各种占位病变。

【治疗原则】

减少尿量和饮水量，慎防用药剂量过高，引起水中毒。

二、主要护理问题

体液不足　与尿量增加有关。

三、护理措施

1. 常规护理

（1）心理护理　关心患者、安慰患者、了解患者的需要，讲解有关知识，减轻患者心理压力。

（2）活动指导　注意休息，病重或作水剥夺试验需要卧床休息。

（3）饮食指导　给予营养丰富的低盐、高钾饮食，禁忌咖啡、茶类利尿饮品。提供患者喜欢的冷饮，保证患者有足够的水分摄入。

2. 专科护理

（1）提供患者喜欢的冷饮，如冷开水，保证患者有足够的水分摄入。

（2）遵医嘱给予激素替代疗法。

（3）监测尿量、尿比重及体重等指标。

（4）医疗护理措施　①告知患者准确监测体液平衡的重要性，包括每日称体重。②口渴者一定保证液体供给。③坚持按时服药，并根据医嘱调整剂量。④定期门诊复查。

3. 病情观察

（1）密切观察、监测尿量、尿比重及体重等指标。

（2）如使用加压素针剂，使用前必须摇匀，深部肌内注射，并慎防用量过大引起水中毒。

4. 健康指导

（1）环境　应安静、舒适，温度、湿度适宜。

（2）饮食指导　①给予营养丰富的低热量、富含钾的饮食，禁忌咖啡、茶类等利尿饮品。②保证足够的冷饮料，如冷开水。

（3）日常活动　注意休息，避免劳累。

（4）心理指导　向患者及家属介绍尿崩症的基本知识及治疗方法。关心、安慰患者，帮助他们树立战胜疾病的信心。

第十五节　库欣综合征

一、疾病概述

【概念与特点】

库欣综合征又称皮质醇增多症，是肾上腺皮质疾病中最常见的一种，系由多种原因引起肾上腺皮质分泌过多糖皮质激素（主要是皮质醇）所致。主要临床表现有满月脸、多血质、向心性肥胖、紫纹、痤疮、糖尿病倾向、高血压和骨质疏松等。本病多见于女性，男女之比为1∶(2～3)。以20～40岁居多，约占2/3。肾上腺病变可为双侧增生（最为多见）、腺瘤或癌肿。儿童患者癌肿较多。

【临床特点】

（1）向心性肥胖　为本病的特征，患者面如满月，胸、腹、颈、脂肪甚厚。至疾病后期，因肌肉消耗、脂肪转移，四肢显得相对瘦小，和面部、躯干肥胖形成明显的对比。

（2）蛋白质代谢障碍　蛋白过度消耗，皮肤变得菲薄，毛细血管脆性增加，轻微的损伤即可引起瘀斑。在腹下侧、臀部、大腿等处，更因脂肪沉积，皮肤弹力纤维断裂，可通过菲薄的皮肤透见微血管的红色，形成典型的紫纹。病程较久者肌肉萎缩，骨质疏松，脊椎可发生压缩畸形，身材变矮，有时呈伛偻、骨折，常易感染。儿童患者生长发育受抑制。

（3）糖代谢障碍　血糖升高，患者出现类固醇性糖尿病。

（4）电解质紊乱　低血钾使患者乏力加重，引起肾脏浓缩功能障碍。部分患者因潴钠而有轻度水肿。

（5）高血压　患者常伴有动脉硬化和肾小动脉硬化，因而在治疗后部分患者血压仍不能降至正常。长期高血压可并发左心室肥大、心力衰竭和脑血管意外。

（6）对感染抵抗力减弱　患者对感染的抵抗力减弱，故皮肤真菌感染多见，且较严重；化脓性细菌感染不容易局限化，可发展成蜂窝织炎、菌血症、败血症。

（7）造血系统及血液改变　皮质醇刺激骨髓，使红细胞计数和血红蛋白含量偏高，同时由于患者皮肤变薄，故面容呈多血质。大量皮质醇使白细胞计数及中性粒细胞增多，但促使淋巴组织萎缩、淋巴细胞和嗜酸粒细胞的再分布。

（8）性功能障碍　女患者大多出现月经减少、不规则或停经，轻度多毛，痤疮常见，明显男性化者少见，但如出现，要警惕为肾上腺癌。男患者性欲可减退，阴茎缩小，睾丸变软。

（9）神经、精神障碍　常有不同程度的精神、情绪异常，如烦躁、失眠多梦、性格改变、抑郁、少言等情绪不稳定、严重者精神变态，个别可发生类偏狂。

（10）多毛　汗毛、阴毛、腋毛增多变粗，发际低下，眉浓，女性上唇出现小须，阴毛可呈男性分布。

（11）异位 ACTH 综合征　可无库欣综合征的特征表现，但有色素沉着及低血钾表现。

（12）消化系统症状　少数患者可并发消化性溃疡，有消化道出血、黑粪史。个别患者可伴有胆结石。

（13）泌尿系统症状　有类固醇性糖尿病及尿路结石者常有蛋白尿，易并发尿路感染，有血尿、脓尿、肾绞痛等，后期多肾衰竭。

（14）皮肤　色素沉着。

（15）其他　垂体肿瘤引起的库欣综合征，还可发生头痛、视力减退及视野缺损等压迫症。

【辅助检查】

1. 实验室检查

（1）血常规　白细胞计数偏高，$>10\times10^9/L$，血细胞比容增加。

（2）血浆皮质醇测定　测得值增加伴昼夜节律消失，正常成人早晨 8 时均值为（276 ± 66）mmol/L，下午 4 时为（129.6 ± 52.4）mmol/L。

（3）尿 17－羟皮质类固醇测定　本病多升高，常 >55mmol/24h，此值在

70mmol/24h 以上时，诊断意义更大。

（4）血电解质测定　可示低氯低钾性碱中毒。

（5）空腹血糖测定　部分患者可增高（>6.4mmol/L），并可有糖耐量（IGT）减低。

（6）小剂量地塞米松抑制试验　每 6 小时口服地塞米松 0.5mg，或每 8 小时服 0.75mg，连服 2 日，第 2 日尿 17-羟皮质类固醇不能被抑制到对照值的 50% 以下，或尿游离皮质醇不能抑制在 55mmol/24h 以下。

2. 特殊检查

（1）肾上腺 B 超　可发现多数肾上腺肿瘤，常为首选诊断方法。

（2）头颅 CT 及 MRI　多采用蝶鞍加强的 CT 或 MRI 检查，可提高检出率。

【治疗原则】

减少皮质醇的产生，降低体内皮质醇激素的水平。皮质醇增多症治疗目的是去除引起本病的病因，从而纠正皮质醇增多的状态，尽量不损害垂体及肾上腺的功能。

二、主要护理问题

（1）组织完整性受损　与皮肤出现紫纹、痤疮有关。

（2）潜在并发症

①病理性骨折：与骨质疏松有关。

②低钾血症：与糖皮质激素分泌过多引起代谢紊乱有关。

③高血糖或低血糖：与糖皮质激素分泌过多引起的糖尿病有关。

（3）自我形象紊乱　与疾病致“水牛背”“满月脸”、痤疮、紫纹、多毛等身体外观改变有关。

（4）知识缺乏　与缺乏疾病相关知识有关。

三、护理措施

1. 常规护理

（1）心理护理　加强心理护理。出现精神障碍、情绪波动者，医护人员应主动给予心理疏导，必要时应用镇静剂。

（2）活动指导　注意休息，睡硬板床，避免劳累。

（3）饮食　给予低钠、低脂、低碳水化合物，富含钾、钙、蛋白质、维生素的饮食。合并高血压和糖尿病者，根据病情限制钠和碳水化合物的摄入。

2. 专科护理

（1）体液过多的护理　①建议患者坐位时抬高下肢，以利于血液回流减轻下肢水肿。②准确记录24小时出入量。③每日测量腹围并记录。④注意监测电解质，如有异常及时报告医生。

（2）预防感染的护理　①注意个人卫生，保持口腔清洁。②保持床单及衣裤的清洁、干燥、平整，室内温度、湿度适宜。③尽量减少穿刺机会。④做好皮肤护理，避免皮肤擦伤，预防皮肤感染。如有伤口应冲洗，并更换敷料，严格无菌技术操作。

3. 病情观察

（1）严密观察皮质醇节律，血压、血糖、电解质、血红蛋白、精神、皮肤等的变化，发现异常及时纠正。

（2）手术治疗时，术中、术后应严密观察有无肾上腺危象征的出现，如出现乏力、腹痛、呕吐、高热、意识不清和血压下降，及时报告医生。

4. 健康指导

（1）环境　安静、舒适，室内温度、湿度适宜，保持床单、衣裤的清洁、干燥、平整，避免皮肤损伤。

（2）饮食指导　给予低钠、低脂、低碳水化合物，富含钾、钙、蛋白质、维生素的饮食。合并高血压和糖尿病时，应根据病情限制钠盐和碳水化合物的摄入。

（3）日常活动　①注意休息，睡硬板床，避免劳累。②穿防滑的鞋子，保持地面的清洁、干燥，防止滑倒。

（4）心理指导　①讲解库欣病的病因、治疗等情况。②指导患者改善个体形象，如合体的衣着、恰当的修饰。③提高患者的自尊感，使其对未来充满信心，鼓励其树立战胜疾病的信心。

（5）医疗护理措施　①每日测量腹围并记录。②注意个人卫生，保持口腔清洁，做好皮肤护理，避免皮肤擦伤，预防皮肤感染。③广泛骨质疏松，骨痛时护理操作应小心谨慎柔和，避免合并病理性骨折，必要时睡硬板床。

第十六节　嗜铬细胞瘤

一、疾病概述

【概念与特点】

嗜铬细胞瘤是起源于肾上腺髓质、交感神经节、旁交感神经节或其他部位的嗜铬组织的肿瘤。由于瘤组织可阵发性或持续性地分泌多量去甲肾上腺素和肾上腺素以及微量多巴胺，临床上常呈阵发性或持续性高血压、头痛、多汗、心悸及代谢紊乱症候群。本病是一种较罕见的继发性高血压。高血压中嗜铬细胞瘤的发生率为0.05%～0.1%，随着诊疗水平及医生警惕性的提高，本病的发现已有所增多。国内已有数百例报道。女性患病率稍高于男性。本病各年龄均可发生，但以青、中年最多，儿童高血压中嗜铬细胞瘤发生率相对较高。本病有家族史者称为家族性嗜铬细胞瘤，约占5%，为常染色体显性遗传。

【临床特点】

1. 高血压

（1）阵发性高血压型　平时血压不高，发作时血压一般在（200～250）/（100～150）mmHg或更高。常伴有心动过速、剧烈头痛、视物模糊、面色苍白、大汗淋漓、精神紧张、恐慌等。严重者可并发急性左心衰竭、心律失常、高血压危象、脑血管意外等。发作历时数十秒到几小时。随病程进展发作次数增多且持续时间延长。

（2）持续性高血压型　持续高血压者的表现酷似高血压病，发展快者似急进型高血压，不同之处是患者有儿茶酚胺分泌过多的某些表现，如头痛、畏热、多汗、肌肉震颤、消瘦、乏力、精神紧张、焦虑、心动过速、心律失常、直立性低血压等。

2. 低血压及休克　少数患者血压增高不明显，甚至可有低血压，严重者乃至出现休克，另外可有高血压与低血压交替出现的现象。直立性低血压较为多见。

3. 心脏表现 在疾病发展过程中因长期血压过高而引起左心室肥厚，心脏扩大，心力衰竭，冠状动脉性心脏病，心肌梗死。大量儿茶酚胺可引起儿茶酚胺性心脏病如心律不齐、期前收缩、阵发性心动过速，甚至出现心室颤动。

4. 高代谢症候群 嗜铬细胞瘤同时分泌去甲肾上腺素和肾上腺素，或仅分泌肾上腺素，可表现为高代谢症候群。产热多于散热可导致发热，肝糖原分解加速及胰岛素分泌抑制可引起高血糖，基础代谢率增高，肌肉消耗及疲乏无力等。

【辅助检查】

1. 测24小时尿儿茶酚胺 参考值<273nmol/24h（50μg/24h）；其代谢产物为甲氧基肾上腺素（MN），参考值<9.13μmol/24h（1.8mg/24h）；VMA，参考值<55.495μmol/24h（11mg/24h）。大多数嗜铬细胞瘤患者，尤其是持续性高血压型患者，此三类物质皆升高，常在正常参考值上限的2倍以上。

2. 血去甲肾上腺素和肾上腺素测定 对于临床上考虑为释放肾上腺素为主者，宜将去甲肾上腺素和肾上腺素分离，再分别测定。参考值：去甲肾上腺素：血浆为380~2365pmol/L（65~400ng/L）；尿为59~470nmol/d（10~80μg/d）。肾上腺素：血浆为0~380pmol/L（0~70ng/L）；尿为0~109nmol/d（0~20μg/d）。尿儿茶酚胺为13~42μg/d。

3. 定位诊断

（1）静脉肾盂造影。

（2）CT扫描。

（3）MRI有助于鉴别嗜铬细胞瘤及其他肿块。

（4）B超检查。

（5）静脉导管在不同水平采血测血浆儿茶酚胺。

（6）^{131}I-间碘苄胍（^{131}I-MIBG） ^{131}I-MIBG与去甲肾上腺素的结构相近，可通过去甲肾上腺素的再摄取机制而进入肾上腺素能神经末梢和肾上腺髓质细胞的儿茶酚胺储存囊泡，MIBG和去甲肾上腺素两者相互有竞争抑制作用。

【治疗原则】

应用药物长期控制嗜铬细胞瘤高血压是困难的，且其中恶性约占10%，故手术治疗是首选。要获得满意的手术效果，需内、外科密切配合。

二、主要护理问题

(1) 潜在并发症——高血压危象　与血压突然升高有关。

(2) 生活自理能力缺陷（如厕、淋浴、洗漱）　与疾病本身有关。

(3) 便秘　与应用高浓度儿茶酚胺抑制肠蠕动有关。

(4) 知识缺乏　缺乏疾病相关检查的知识。

三、护理措施

专科护理措施如下：

(1) 按内分泌一般护理常规护理。

(2) 嘱患者尽量卧床休息或在室内活动。外出时应有人陪伴，以免突然血压升高而出现危险。

(3) 测血压及注意血生化指标的变化。

(4) 给予患者富含蛋白质、维生素，低脂肪的饮食。忌咖啡、茶、可可，不宜进食香蕉，以免干扰尿儿茶酚胺的测定。

(5) 对阵发性高血压的患者，要记录其吃饭时间及每次排尿时间。一旦高血压发作，应积极配合医生准确留取血、尿标本。

(6) 有明显发作诱因的患者，如排尿、排便后发作，应告诉患者不要憋尿，保持排便通畅，预防高血压发作。若肿瘤较大且压迫结肠，引起排便困难，应使用缓泻剂或给予清洁灌肠。

(7) 术前指导患者遵医嘱按时服药，监测血压变化，注意有无鼻塞及直立性低血压的发生，并讲解术前服药的重要性以取得患者的配合。

(8) 向患者讲解各种检查的目的及注意事项，以配合诊疗。

(9) 并发糖尿病者按糖尿病护理。

第十七节　痛　风

一、疾病概述

【概念与特点】

痛风是一组与遗传有关的嘌呤代谢紊乱所引起的疾患。人体嘌呤来源于饮食和体内合成两方面。嘌呤代谢产物尿酸自肾脏排出。当体内尿酸产生过多，超过肾脏排泄能力，或肾功能损害，影响尿酸排泄时，尿酸在血液及组织内积聚，并可沉着于关节、结缔组织及肾脏，引起该部位炎症变化。亦可以尿酸钠盐结晶析出，形成特征性痛风结石。

【临床特点】

1. 无症状高尿酸血症　此期仅有血尿酸持续或波动性增高，不少患者可持续终生不出现症状，称为无症状高尿酸血症。血尿酸浓度越高，时间越长，则发生痛风和尿路结石的机会越多。

2. 急性关节炎　关节疼痛是原发性痛风最常见的首发症状，多于春秋发病，多在午夜突然发病，每因疼痛而惊醒。初时为单关节炎症，以拇趾及第一跖趾关节为多见，其次为其他趾关节和踝、跟、膝、腕、指、肘等关节，偶有双侧同时或先后发作，后期可发展为多关节炎。关节红肿、热、痛和活动受限，大关节受累时可有关节腔积液。常伴发热、白细胞数增多等表现。发作常呈自限性，一般经 1 ~2 周后症状缓解，此时受累关节局部皮肤可出现本病特有的脱屑和痛痒表现。缓解期可持续数月或数年。多数患者可反复发作直到慢性关节炎阶段。

3. 痛风石及慢性关节炎　痛风石为本期常见表现，以外耳的耳郭、对耳轮、跖趾、指间和掌指等处多见。关节可因痛风石增大，关节结构及其软组织破坏纤维组织及骨质增生而导致畸形和活动受限。关节畸形表现为以骨质缺损为中心的关节肿胀，无一定形状且不对称。

4. 肾脏病变　临床所见历时较久的痛风患者约 1/3 有肾脏损害，表现为 3 种形式。

（1）痛风性肾病　表现为轻度肾区酸痛，早期可仅有蛋白尿和镜下血尿，且呈间歇出现，终于由慢性氮质血症发展到尿毒症症候群。以往 17% ~25% 痛风患者死于肾衰竭。由于痛风患者常伴有高血压、动脉硬化、肾结石、尿路感染等疾患，所以痛风性肾病可能是他们之间互为因果而致的综合因素的结果。

（2）急性肾衰竭　由于大量尿酸结晶广泛阻塞肾小管腔，导致尿流梗阻而产生急性肾衰竭症状，此时如给予积极治疗，如多饮水、服碱性药物、降低血尿酸等，病情常可好转。

（3）尿路结石　原发性痛风患者 20% ~25% 并发尿酸性尿路结石，部分患者肾结石的症状早于关节炎的发作。继发性高尿酸血症者尿路结石的发生率更高。

【辅助检查】

（1）血尿酸测定　血清标本、尿酸酶法，正常男性为 150 ~ 380μmol/L（2.4 ~ 6.4mg/dl），女性为 100 ~ 300μmol/L（1.6 ~ 5.0mg/dl），一般男性 >420μmol/L（7mg/dl）、女性 >350μmol/L（6mg/dl）可确定为高尿酸血症。由于存在波动性，应反复监测。

（2）尿酸测定　限制嘌呤饮食 5 日后，每日尿酸排出量仍超过 3.57mmol/L（600mg），可认为尿酸生成增多。

（3）滑囊液或痛风石内容物检查　行关节腔穿刺或结节自行破溃物及穿刺结节内容物，在旋光显微镜下，见白细胞内有双折光现象的针形尿酸盐结晶。

（4）X 线检查　受累关节 X 线摄片，急性关节炎期可见非特征性软组织肿胀。慢性期或反复发作后，可见软骨缘破坏，关节面不规则；典型者由于尿酸盐侵蚀骨质，使之呈圆形或不整齐的穿凿样、凿孔样、虫蚀样或弧形、圆形骨质透亮缺损，为痛风的 X 线特征。

（5）CT 与 MRI 检查　沉积在关节内的痛风石，CT 扫描表现为灰度不等的斑点状影像，痛风石在 MRI 检查的影像中呈低到中等密度的块状阴影。

【治疗原则】

控制高尿酸血症，迅速终止急性关节炎的发作，处理痛风疾病，降低关节损害，提高生活、生命质量。①尽快终止急性关节炎发作；②防止关节炎复发；③纠正高尿酸血症，防治尿酸盐沉积于肾脏、关节等所引起的并发症；

④防止尿酸肾结石形成。

二、主要护理问题

(1) 疼痛　与疾病本身有关。
(2) 自理能力缺陷　与疼痛限制关节负重有关。

三、护理措施

1. 专科护理

(1) 观察疼痛的部位、性质、程度，监测尿 pH 值。

(2) 急性发作时绝对卧床休息，抬高患侧肢体，避免负重。

(3) 鼓励患者生活自理，指导患者使用减轻负重的方法。

(4) 向患者讲解疾病的诱发因素、发生、发展。

(5) 遵医嘱应用秋水仙碱时，严防药物外漏。

2. 健康指导

(1) 环境　安静、舒适，温、湿度适宜，空气新鲜。

(2) 饮食指导　①避免高嘌呤食物，如动物内脏、贝壳类、鱼子、虾子、浓肉汤等。②限制总热量的摄入，低盐饮食，防止肥胖。③戒酒，尤其是啤酒。④多饮水每日 2000～3000ml。⑤多食水果、蔬菜、豆类、奶类制品。

(3) 日常活动　急性期绝对卧床休息，间歇运动可改善血液循环，减少急性发作，外出时禁止步行。

(4) 心理指导。

(5) 医护措施配合　①鼓励患者坚持饮食原则。②应用药物时注意不良反应，避免应用如利尿剂、青霉素、胰岛素、维生素 B_1、维生素 B_{12} 等药物。

第七章
风湿免疫系统

第一节　一般护理常规

一般护理内容包括如下：

（1）为患者提供安静、舒适的环境，帮助患者采取舒适体位，保证休息和睡眠。护理人员要根据患者个人身体情况合理制定活动、休息睡眠计划。

（2）给予富含蛋白质、维生素，高热量、易消化的食物，全面补充营养，增强机体抵抗力，食物要清洁、新鲜。

（3）保持病室整洁，空气新鲜，温度、湿度适宜，定期进行完全消毒。护理人员帮助患者搞好个人卫生，预防口腔、皮肤、肛周感染，必要时进行口腔护理、皮肤护理，减少皮肤受损或损伤机会加重感染的发生。

（4）病情观察　除观察患者生命体征及神志变化外，需要注意面色、皮肤和黏膜的改变。皮肤有无损伤、瘀点、瘀斑，出血倾向或出血，出血的部位、出血量和时间，并密切观察用药过程中机体出现的不同反应和药物产生的不良反应。

（5）健康指导　帮助患者掌握有关疾病知识和自我防护方法共同制订治疗计划并积极配合治疗，消除消极情绪，增强战胜疾病的信心。

第二节　系统性红斑狼疮

一、疾病概述

【概念与特点】

系统性红斑狼疮（SLE）是一种多因素（遗传、性激素、环境、感染、药物、免疫反应等）参与的特异性的自身免疫疾病。以病情累及多系统多器官、临床表现复杂、血液中产生多种自身抗体为特征。

【临床特点】

多数患者在病程中有关节痛，最常见于指、腕、膝等关节，伴红肿者少见，偶有指关节变形，常见表现为不对称多关节痛，呈间歇性。患者在病程中有皮肤损害，表现为蝶形红斑、盘状红斑、红点、紫癜或紫斑等。

【辅助检查】

1. 一般检查

（1）尿常规　定期检查尿常规可以检测 SLE 是否引起肾功能损害，尤其应注意是否出现尿蛋白和管型。

（2）血常规　血液系统是 SLE 最常受累的系统之一。血小板减少、白细胞和（或）淋巴细胞减少很常见。可出现慢性肾病性贫血和溶血性贫血，红细胞、血红蛋白减少，溶血时可有网织红细胞增加。

（3）尿蛋白　可发现肾脏的微量蛋白尿，能鉴别尿蛋白是因为肾小球滤过率功能损伤所引起的大分子蛋白或是由于肾小管重吸收障碍所引起的小分子蛋白或混合型蛋白。

（4）24 小时尿蛋白定量　可检测 24 小时尿蛋白总量，大量蛋白从尿中丢失引起肾病综合征，出现低蛋白血症、明显水肿和高脂血症。也可作为评价狼疮肾炎治疗效果的指标之一。

（5）肾功能　可监测狼疮肾炎的发生及程度，判断治疗结果。

2. 自身抗体　可根据所在医院的条件，检测血液中的自身抗体，抗核抗体（ANA）滴度≥1∶20 可判为阳性（间接免疫荧光法、免疫扩散法、酶联免疫吸附法）；抗 dsDNA 的抗体结合率≥20%（Farr 法）为阳性，对诊断有较高的特异性；抗 ENA 抗体常作为诊断的依据，其中抗 Sm 主要在 SLE 中出现，被视为 SLE 的标记性抗体，其阳性率 30% 左右。另外抗 RNP 抗体、SSA 抗体、SSB 抗体也可以出现阳性。

3. 补体 C_3 和 C_4　SLE 是免疫复合物疾病，免疫复合物形成消耗补体，因此补体水平降低，尤以 C_3 改变明显。补体降低也是 SLE 疾病活动重要指标之一，病情缓解后补体水平可恢复正常。

4. 狼疮带试验（lupus band test，LBT） 约70%SLE有LBT阳性，特异性有限，对SLE起辅助诊断作用。

5. 抗人球蛋白试验（Coombs试验） SLE发生溶血性贫血时，Coombs试验阳性，可以是抗红细胞直接抗体、抗红细胞间接抗体、抗IgG抗体、抗C_3抗体中一种或几种抗体阳性。

6. 脑脊液检查 脑脊液检查对发现SLE中枢神经系统受累有重要价值，某些无中枢神经系统表现的SLE，脑脊液也常有异常发现。常有细胞数轻微升高，蛋白质含量增加，糖和氯化物改变不明显，类似病毒性脑膜脑炎。脑脊液中可检测出ANA、抗dsDNA抗体。

7. 影像学检查 X线及影像学检查有助于早期发现器官损害。如头颅MRI、CT对患者脑部的梗死性或出血性病灶的发现和治疗提供帮助；高分辨CT有助于早期肺间质性病变的发现。超声心动图对心包积液、心肌、心瓣膜病变、肺动脉高压等有较高敏感性而有利于早期诊断。

8. 肾活检 肾活检对狼疮肾炎的诊断、治疗和预后估计均有价值，尤其对指导狼疮肾炎的治疗有重要意义。

【治疗原则】

早期诊断，控制病情进展。急性活动期以卧床休息为主，慢性期或病情稳定者可从事适当的社会活动和参加适度的锻炼。避免暴露于强阳光下，夏天户外活动要戴帽子和穿长袖衣服。应激状态，如手术、感染、分娩、精神创伤等都可使病情加重，应给予相应的处理。

二、主要护理问题

(1) 疼痛　与炎症和免疫反应所致的组织损伤有关。

(2) 有皮肤完整性受损的危险　与炎症反应、血管收缩有关。

三、护理措施

1. 常规护理

(1) 心理护理　关心患者，了解患者的思想、生活及工作情况，消除患者对疾病的恐惧心理和悲观情绪。

（2）饮食　宜清淡，给予低盐、低脂肪，富含蛋白质的饮食。

（3）活动指导　①协助患者取舒适体位，尽量让关节处于功能位置。②支起盖被，避免下肢受压。③遵医嘱服药，必要时服止痛剂。

2. 病情观察

（1）皮肤受损程度。

（2）用药后反应。

3. 健康指导

（1）饮食　患者已有肾衰竭，则禁食香蕉、苹果、橙子、西红柿等含钾的食物。含补骨脂素的芹菜、无花果，含联氨基因的蘑菇、烟熏食物，含L－刀豆素的苜蓿类种子、豆类等可诱发红斑狼疮，应尽量避免。

（2）日常活动　避免长期过度的紧张工作和劳累，保证充足的睡眠。

（3）心理指导　保持平静的心境，有一个良好的养病、治病的环境，精神愉快，积极乐观，正确认识疾病的危害性，合理的安排工作学习。

（4）医疗护理措施的配合　活动期应积极治疗，使其缓解，缓解期要调整用药，减少药物不良反应，防止疾病复发。指导患者正确服药。

第三节　风湿热

一、疾病概述

【概念与特点】

风湿热是A组乙型溶血性链球菌感染后发生的一种自身免疫性疾病，引起全身结缔组织病变，尤其好侵犯关节、心脏、皮肤，偶可累及神经系统、血管、浆膜及肺、肾等内脏，临床上多表现为关节炎、心肌炎、皮下结节、环形红斑、舞蹈病，本病有反复发作倾向，瓣膜炎症的反复发作可导致慢性风湿性心脏病。

【临床特点】

最常见为发热、关节炎和心肌炎、环形红斑、皮下结节和舞蹈症也偶尔可见。

【辅助检查】

1. 实验室检查　血常规检查可有轻度贫血，白细胞计数升高，中性粒细胞升高及核左移。血沉增快、C 反应蛋白（CRP）增高或阳性，黏蛋白增高。咽喉拭子培养 A 组 β－溶血性链球菌可阳性，咽喉部或血清溶血性链球细胞壁抗原检测可阳性。血清抗链球菌溶血素 O（ASO）抗体滴度升高，血清抗透明质酸酶、抗链激酶、抗脱氧核糖核酸酶 B 抗体阳性。血清蛋白电泳白蛋白降低，α_2 及 γ－球蛋白升高。急性期血清 IgA 升高，亚急性期或慢性期IgG 升高。心脏炎患者抗心肌抗体、肌钙蛋白、肌酸激酶 MB 同工酶（CK－MB）、门冬氨酸氨基转移酶（AST）、乳酸脱氢酶可升高。舞蹈病者血清抗豆状核抗体或抗下丘脑抗体阳性。

2. 特殊检查　心电图有 P－R 间期延长、心动过速、Q－T 间期延长等改变。心脏 X 线检查可有心脏扩大，心包炎者心脏呈烧瓶状。风湿性心瓣膜病者二维超声心动图可有心脏扩大、瓣膜病变。

【治疗原则】

杀灭链球菌；缓解关节及其他心脏以外的症状；早期观察有无心肌炎存在并加以处理，控制充血性心力衰竭。

二、主要护理问题

（1）体温过高　与链球菌感染有关。

（2）有受伤的危险　与炎症和免疫反应所致的组织损伤有关。

三、护理措施

1. 专科护理

（1）心理护理　关心患者，心肌炎者应避免精神刺激。

（2）活动指导　急性期应卧床休息，并注意保暖及防寒，关节炎严重者，应注意保护关节，避免关节过度活动及受压，体温正常后开始活动。

（3）饮食　应吃易消化，富含营养的食物。

2. 病情观察

（1）体温改变及时通知医生，并采取相应措施。

（2）遵医嘱给药。

（3）提供合适的衣服与盖被。

（4）观察疼痛的部位、性质、持续时间。

3. 健康指导

（1）环境通风良好，防潮，保暖。

（2）要加强体育锻炼，提高抵抗能力。

（3）医疗护理措施的配合　①控制和预防上呼吸道链球菌感染。②有感染者，应用青霉素或其他有效抗生素为期 10 日的治疗。③病情控制后，最好定期每 3 周注射长效青霉素 120 万单位，儿童患者最少预防至 18 周，成人患者不短于 5 年。④病灶处理：慢性扁桃体炎反复急性发作者，可考虑在风湿活动停止 2～4 个月后行手术摘除。

第四节　类风湿性关节炎

一、疾病概述

【概念与特点】

类风湿性关节炎是一种以多个关节慢性、非化脓性炎症为主要表现的全身病变，常以小关节起病，多为对称性，先影响关节滑膜，随后侵蚀关节软骨和骨组织，导致关节结构的破坏，关节畸形，功能丧失，同时还可损害心、肺、肾、神经等器官，导致多系统损害，血清中可查到自身抗体，因此认为本病是系统性自身免疫性疾病。

【临床特点】

（1）晨僵。

（2）关节滑膜的持续炎性增殖，导致关节软骨和骨组织的破坏，因此有滑膜的关节才可能发生类风湿性关节炎。

【辅助检查】

1. 血常规

（1）常见有红细胞和血红蛋白减少，程度与疾病活动性、关节炎程度相关联，多为慢性贫血，表现为小细胞低色素贫血。贫血可因疾病本身所致，也可因服用非甾体抗炎药而造成胃肠道长期少量出血所致。

（2）白细胞及分类一般多正常，白细胞减少见于 Felty 综合征或药物不良反应。

（3）血小板增多常见于疾病活动的患者，血小板减少见于 Felty 综合征或药物的不良反应。

（4）疾病治疗过程中检测血常规可监测治疗反应和药物不良反应。

2. 血沉 血沉是反映疾病的活动性和严重性的指标，对监测疾病活动和判断治疗效果有帮助。但试验本身无特异性，在各种细菌感染、组织损伤、恶性肿瘤、高胆固醇血症等病理情况下均可见血沉增快；此外，妇女月经期、妊娠期等生理情况下也可以出现血沉增快。

3. C 反应蛋白 C 反应蛋白属急性时相反应蛋白，反映类风湿性关节炎的活动程度，对疾病活动性的监测和判断治疗效果有帮助。

4. 自身抗体

（1）类风湿因子（rheumatoid factor，RF） 是诊断类风湿性关节炎的主要实验室指标之一，其诊断敏感性为 75%，特异性为 70% 左右。也是判断疾病活动性的指标之一，高滴度的类风湿因子提示疾病活动，预后较差。有效治疗可使类风湿因子滴度下降或转阴性，因此在疾病治疗过程中应定期复查类风湿因子。

（2）抗核周因子（anti perinuclear factor，APF） 在类风湿关节炎中诊断敏感性为 50% ~80%，特异性为 89% ~94%。偶可见于系统性红斑狼疮、干燥综合征、硬皮病、传染性单核细胞增多症中。在类风湿因子阴性的患者中有 40% 左右 APF 阳性，所以对 RF 阴性的类风湿关节炎的诊断有帮助。APF 阳性往往提示预后不佳。

（3）抗瓜氨酸环肽抗体（anti - cyclic citrullinated peptide antibody，抗 CCP 抗体） 在类风湿关节炎中诊断敏感性为 40% ~75%，特异性为 95% 左右，对早期类风湿关节炎特别是 RF 阴性的类风湿关节炎的诊断有帮助。抗

CCP 抗体阳性的类风湿关节炎提示骨破坏严重。

（4）抗 Sa 抗体　在类风湿关节炎中诊断敏感性为 38%，特异性为 91.6%。对早期类风湿关节炎诊断有帮助。

（5）抗角蛋白抗体（anti－kerantinized epithelium antibody，AKA）　在类风湿关节炎中诊断敏感性为 44%，特异性为 89%。类风湿因子阴性患者有 34% 阳性，对 RF 阴性的类风湿关节炎诊断有帮助。

【治疗原则】

减轻或消除患者因关节炎引起的关节肿痛、压痛、晨僵或关节外的症状；控制疾病的发展，防止和减少关节、骨的破坏，达到较长时间的临床缓解，尽可能地保持受损关节的功能；促进已破坏的关节骨的修复，并改善其功能，为达到上述治疗目的，早期诊断和早期治疗是极为重要的。

二、主要护理问题

（1）活动无耐力　与关节退行性变化有关。

（2）自理障碍　与关节疼痛、僵直有关。

三、护理措施

1. 常规护理

（1）心理护理　关心患者，消除患者对疾病的恐惧心理和悲观情绪。保持平静的心境，避免情绪激动及过度紧张、焦虑。

（2）活动指导　①当疼痛与行走有关时，鼓励患者使用辅助工具。②制定活动动计划，避免长时间不活动。③避免在关节僵直时安排治疗或试验、检查等。

2. 专科护理

（1）滑液分析　类风湿关节炎属非化脓性炎症性滑液，肉眼观察为透明或浑浊，色泽为黄色或草绿色，黏性低如水样，黏蛋白凝集差，易碎，白细胞计数为（2～75）$\times 10^9$/L，以多形核细胞为主。滑液分析对类风湿性关节炎的鉴别诊断有重要意义。

（2）肝功能　类风湿性关节炎本身少有肝功能损伤，但治疗药物，如非甾体抗炎药、慢作用药物和免疫抑制剂等皆可引起药物性肝脏损害，主要表现为氨基转移酶升高，治疗中要定期检测肝功能。

（3）关节X线检查　本项检查对本病的诊断、关节病变的分期、监测病变的演变均很重要，临床应用最多的是手指及关节腔的X线片。X线片中可以见到关节周围软组织的肿胀阴影，关节端的骨质疏松（Ⅰ期）；关节间隙因软骨的破坏而变得狭窄（Ⅱ期）；关节面出现虫蚀样骨质破坏性改变（Ⅲ期）；晚期则出现关节半脱位和关节破坏后的纤维性和骨性强直（Ⅳ期）。

（4）影像学检查　包括关节CT及MRI，它们对诊断早期RA有帮助。MRI可以显示关节软组织早期病变，如滑膜水肿、骨破坏病变的前期表现骨髓水肿等。CT可以显示在X线片上尚看不出的骨破坏，但由于需要一定条件，目前不能普遍用于日常临床工作。

（5）类风湿结节的活检　典型病理改变有助于本病的诊断。

3. 病情观察

（1）遵医嘱给予抗炎药物，并让患者饭后服用，疼痛严重时遵医嘱给予镇痛剂。

（2）按时服药，并观察用药效果。

4. 健康指导

（1）环境　应注意气候与环境因素的变化做好预防。

（2）日常指导　患者应注意劳逸结合，适当锻炼，保持心情舒畅。

（3）日常活动　患者进行康复治疗，以缓解疼痛，减轻强直，增加关节的活动性、灵活性，防止挛缩，保持日常活动的自理和独立性。

（4）医疗护理措施配合　①患者应定期到医院检查。②患者应在医生指导下使用激素，严格遵医嘱，不得擅自改量或长期使用。

第五节　韦格纳肉芽肿

一、疾病概述

【概念与特点】

韦格纳肉芽肿是一种坏死性肉芽肿性血管炎，属自身免疫性疾病。病变累及小动脉、静脉及毛细血管，偶尔累及大动脉，其病理以血管壁的炎症为特征，主要侵犯上、下呼吸道和肾脏，韦格纳肉芽肿通常以鼻黏膜和肺组织的局灶性肉芽肿性炎症为开始，继而进展为血管的弥漫性坏死性肉芽肿性炎症。该病男性略多于女性，从儿童到老年人均可发病，最近报道的年龄范围在5～91岁发病，但中年人多发，40～50岁是本病的高发年龄，平均年龄为41岁。尽管该病有类似炎性过程，但尚无独立的致病因素，病因至今不明。

【临床特点】

早期表现为全身性非特异性症状，以后出现各系统特异性表现。

【辅助检查】

（1）实验室检查　血、尿、便常规，嗜酸性细胞计数，检测血沉、类风湿因子、蛋白电泳、免疫球蛋白、补体、循环免疫复合物、C反应蛋白、抗SS－A（Ro）、SS－B（La）抗体、抗平滑肌抗体、肝肾功能和HBsAg检查。测定抗嗜中性粒细胞胞浆抗体（ANCA），对诊断和监测韦格纳肉芽肿活动性具有重要意义。

（2）X线胸片、肺功能及心电图检查　上呼吸道或支气管黏膜、肾脏活组织检查。诊断标准：①鼻或口腔痛性或无痛性溃疡、脓性或血性鼻腔分泌物；②胸片示肺有结节、固定浸润灶或空洞；③尿沉渣镜检红细胞>5个/高倍视野或出现红细胞管型；④病理检查示动脉壁、动脉及小动脉周围或外部区域有肉芽肿性炎症。

【治疗原则】

早期诊断，早期治疗，提高患者的生活质量。

二、主要护理问题

（1）组织完整性受损　与本病引起各系统疾病有关。

（2）活动无耐力　与长期卧床有关。

（3）气体交换受损　与呼吸系统功能受损有关。

（4）有体温改变的危险。

三、护理措施

1. 专科护理

（1）心理护理　关心、体贴患者，减轻患者恐惧心理和悲观情绪，鼓励患者积极与疾病做斗争。

（2）病室安静、温暖、舒适，保证患者得到充分的休息。

（3）密切观察生命体征及各脏器功能情况。

（4）注意用药的反应及不良反应。

（5）病情允许时，扶患者床边适量活动。

（6）严格执行医嘱，保证各项治疗正确及时地完成。

2. 健康指导

（1）环境　安静、清洁、温度适宜。

（2）饮食　营养丰富、易消化。

（3）医疗护理措施的配合。①指导患者严格按医嘱坚持治疗。②提醒患者注意药物不良反应的出现，及时告诉医护人员。

第六节　干燥综合征

一、疾病概述

【概念与特点】

干燥综合征是一个主要累及外分泌腺体的慢性炎症性自身免疫病，临床除有涎腺和泪腺受损、功能下降而出现口干、眼干外，尚有其他外分泌腺及腺体外其他器官的受累，出现多系统损害的症状，血清中可出现多种自身抗体和高免疫球蛋白血症。本病可分为原发性和继发性两类，前者单独存在，后者继发于另一诊断明确的结缔组织病，本节主要叙述原发性干燥综合征，其病程虽长，但预后良好，以女性多见，男女之比为1∶(9～20)，发病年龄多在40～50岁，约占全部病例90%。

【临床特点】

口干、眼干和多系统损害。

【辅助检查】

（1）自身抗体　本病有多种自身抗体可以出现，45.7%的患者有抗核抗体滴度升高（>1∶20），抗SSA抗体、抗SSB抗阳性率分别是70%和40%，5%～10%患者分别出现抗RNP抗体和抗着丝点抗体。43%的患者类风湿因子阳性，约20%的患者出现抗心脂抗体。其中抗SSA抗体及抗SSB抗体对本病诊断有很大的帮助，前者在本病的敏感性高，后者则特异性较强，尤其在有系统性损害的患者，两者的阳性率更高。近年来有测定抗α-fodrin（胞衬蛋白）抗体，协助诊断可疑患者。

（2）免疫球蛋白　由于淋巴细胞高度增殖，90%以上的患者有高丙球蛋白血症，呈现多克隆性且强度高，引起紫癜、血沉快等临床表现。少数患者出现巨球蛋白血症或单克隆性高丙球蛋白血症，或冷球蛋白血症，出现这些情况提示可能并发恶性淋巴瘤或多发性骨髓瘤。

（3）血沉和C反应蛋白　70%患者血沉增快，但C反应蛋白增高只有6%。

（4）血常规　多见轻度贫血，少数有白细胞减少或血小板减少。

（5）尿常规　35%的干燥综合征有肾小管受累，可表现为碱性尿、糖尿、氨基酸尿、低比重尿。临床上可表现为肾小管性酸中毒、Fanconi综合征等。部分患者也有肾小球损害表现如蛋白尿、血尿、管型尿等。

【治疗原则】

本病目前尚无根治方法，主要是对症处理为主，控制和延缓因免疫反应而引起的组织器官损害。对继发的应该加强原发病治疗。预防口干、眼干造成的局部损伤。密切随诊，观察病情变化，防治本病的系统损害。

二、主要护理问题

（1）口腔黏膜改变　与唾液分泌减少有关。

（2）感知改变——眼干　与泪腺分泌受损和细菌感染有关。

（3）知识缺乏　与缺乏信息来源有关。

三、护理措施

1. 专科护理

（1）保持口腔清洁卫生，勤刷牙、勤漱口。

（2）不用牙签剔牙，勿食用带刺食物，以免刺伤口腔黏膜。

（3）注意龋齿的预防，及时修补。

（4）防止眼睛干燥，可用人工泪液点眼。

（5）夜间戴潜水镜，防止泪液蒸发，睡前涂眼膏，保护角膜。

（6）为患者提供所需学习资料及药物说明。

（7）在彼此信任、合作、轻松的学习气氛下，完成健康教育计划。

2. 健康指导

（1）教育患者注意口腔卫生，防止口腔细菌增殖。

（2）选用软毛牙刷为宜，饭后漱口。

（3）忌烟、酒，减少物理因素刺激。

（4）经常检查牙齿，出现龋齿及时修补。

（5）介绍用药物的作用及不良反应。

（6）指导患者按时复诊，密切观察病情变化。

第七节　大动脉炎

一、疾病概述

【概念与特点】

大动脉炎是原因未明、发生在主动脉和（或）其主要分支的慢性非特异炎症性动脉疾病。受累血管狭窄或闭塞。少数可引起扩张或动脉瘤形成。早期表现为大血管炎症：肌肉关节压痛、大血管区压痛，随着病情发展，动脉因病变加重而产生狭窄或闭塞，导致一系列供血不足的表现。根据受累部位不同，可分为四型：头臂型、腹主动脉型、肾动脉型、混合型。

【临床特点】

由于颈动脉和椎动脉狭窄和闭塞，引起头晕、头痛、记忆力减退；由于上下肢缺血可出现单侧或双侧上下肢无力，发凉、酸痛甚至肌肉萎缩，可伴高血压。

【辅助检查】

本病心电图及X线摄片检查无特异改变，较有意义的检查有：

（1）脑血流图　在头臂型，当颈动脉和（或）无名动脉受累时，脑血供减少。因此脑血流图检查可间接提示上述动脉的病变。

（2）肺扫描　在肺动脉型，放射性核素铟（^{113m}In）聚合大分子白蛋白扫描，可见肺野放射性分布明确缺陷。

（3）节段性肢体血压测定和脉波描记　采用应变容积描记仪（SPG）、光电容积描记仪（PPG）测定动脉收缩压并可以在指、趾描记动脉波形，了解肢体各个平面的动脉血供情况。多发性大动脉炎患者若同侧肢体相邻段血压或两侧肢体对称部位血压差 >2.67kPa（20mmHg）提示压力降低的近端动脉狭窄或阻塞。

（4）数字减影血管造影（DSA）　目前已运用于各种血管造影。本病DSA显像不如常规动脉造影清晰且无立体感，但DSA不需动脉插管，造影剂用量少，对肾功能损害小，适用于门诊选择和术后随访。

（5）磁共振成像（MRI）　这一技术使机体组织显像发展到解剖学、组织生物化学和物理学特性变化相结合的高度，使许多早期病变的检测成为可能。多发性大动脉炎引起血管狭窄或阻塞，相应脏器缺血所致的代谢障碍，可通过MRI诊断。

（6）排泄性尿路造影　近年大多数学者认为此检查阳性率不高且在双侧病变时更难判别。然而Dean最近指出阳性率不高，但可以显示双肾形成以摒除其他肾病，且操作简单、方便、仍可作为本病初步筛选方法之一。

（7）放射性核素肾图　可作为肾动脉病变的辅助检查。肾动脉受累影响肾功能，肾袢可表现为低功能或无功能，血管段及分泌段降低，若已形成丰富侧支循环，肾图可完全正常。其缺点是只能反映肾功能改变，不能显示病理结构改变，若动脉狭窄尚未影响肾功能，肾图可正常，肾图无特异性，不能对本病进行确诊。

（8）肾素活性测定　测定两侧静脉肾素活性比值（患侧肾素/对侧肾素）以及周围循环肾素的水平或对侧肾静脉肾素与周围血肾素的比值，不仅有助于证实血管病变对肾功能的影响程度借以明确手术指征，对术后预后有较明确的估价。

（9）动脉造影　可清晰而正确地显示病变部位及其范围。早期患者可见主动脉管壁有多发局限性不规则改变；晚期可见管腔狭窄或闭塞，少数呈动脉扩张，主动脉分支病变常见于开口处，呈节段性。胸降主动脉狭窄多始于中段，逐渐变细表现为特征性“鼠尾巴”形状，侧支循环丰富。锁骨下动脉近端闭塞可见锁骨下动脉窃血现象。在肠系膜动脉闭塞或肠系膜上、下动脉间的腹主动脉缩窄，可见肠系膜血管弯曲等特异性动脉造影像。

（10）活组织检查　本病呈节段性改变、分布不均匀，活检阳性率仅35%。由于标本来源困难，且有一定痛苦及危险性，实用价值不大。

【治疗原则】

（1）有效控制感染，防止病情发展。

（2）扩张血管，改善微循环。

（3）降压治疗。

二、主要护理问题

（1）外周灌注量改变　与动脉狭窄与闭塞有关。

（2）活动无耐力　与疲劳、头痛、不适有关。

（3）舒适的改变　与高血压、脑缺血有关。

（4）有感染的危险　与慢性疾病、免疫缺陷有关。

三、护理措施

1. 常规护理

（1）保持室内空气新鲜，每日通风2次，每次15～30分钟。

（2）遵医嘱用药，注意观察药物疗效和不良反应。

（3）保持患肢下垂，以增加血流量。

（4）保持肢端温度，防止血管收缩。

2. 专科护理

头痛、头晕、血压升高时的护理：

（1）卧床休息，保持安静，避免搬动患者，必要时吸氧。

（2）遵医嘱合理及时用药。

（3）血压平稳后逐渐增加其活动量。

3. 病情观察

（1）观察血压的变化，观察肢端温度。

（2）观察头痛、头晕症状，如有眼花、失语昏迷时要立即报告医生。

4. 健康指导

（1）环境　宜安静、光线柔和，避免噪声刺激，温度适宜。

（2）日常活动　根据血压情况合理安排休息和活动，逐渐增加活动量。

（3）医疗护理措施的配合　①指导患者坚持服药，不可随意停药。②提醒患者注意药物的不良反应。

第八节　白塞病

一、疾病概述

【概念与特点】

白塞病是一种以复发性口腔和生殖器溃疡、复发性眼色素膜炎、皮肤病变为主要特征的累及多系统的全身性疾病。本病病因未明，其基本病理改变是血管炎，以小血管和静脉为主。本病临床表现复杂多样，以16～40岁为发病高峰。

【临床特点】

皮肤黏膜、口腔及生殖器溃疡、视物模糊，可累及各个系统。

【辅助检查】

1. 实验室检查

（1）血常规　可见有贫血，病情活动时可有外周血白细胞计数升高，血沉增快。

（2）尿常规　部分患者有轻度蛋白尿和镜下血尿。

（3）便常规　大便潜血呈阳性，提示为肠白塞病，应进一步行胃肠内镜检查。

（4）血清学检查　活动期 C 反应蛋白升高，蛋白电泳 α_1－球蛋白和γ－球蛋白增高，或 β－球蛋白和 α_2－球蛋白增高。

（5）自身抗体检查　血 ANA、抗 ENA 抗体均阴性。

（6）HLA 分型　本病以 B5、B51 为主。

2. 特殊检查

（1）X 线检查　胸部、胃肠道 X 线检查可协助判断心、肺、胃肠道是否累及。

（2）头颅 CT、MRI 检查　对判断中枢神经系统受累意义较大。

【治疗原则】

（1）皮肤黏膜及关节病变常见且发病早，但危害不大，以缓解症状为主，减轻患者痛苦。

（2）及时选择有效的治疗，减少由眼病变引起的致残率。

（3）中枢神经、大血管和脑等重要脏器受累虽然少见，发病晚，但预后不佳，宜早期预防，一旦发病，亦应积极治疗。

二、主要护理问题

（1）关节疼痛　与炎症反应有关。

（2）自理能力缺陷　与颅内压增高、意识障碍有关。

（3）有感染的危险　与口腔溃疡、皮肤损害及免疫抑制剂的应用有关。

三、护理措施

1. 常规护理

（1）保持室内空气新鲜，每日通风 2 次，每次 15～30 分钟。

（2）接触患者前要洗手，防止医院感染。

（3）监测体温和血常规。

（4）保持皮肤清洁干燥，穿全棉内衣。

（5）遵医嘱正确用药，并观察药物的疗效和不良反应。

（6）有神经系统损害时，取平卧位，头偏向一侧，保持呼吸道通畅。定时翻身。

2. 专科护理

创面的护理：

（1）口腔溃疡的护理　①观察溃疡面的大小、颜色，有无渗出。②停止使用牙刷，改用消毒棉球和漱口液。③选用两种以上漱口液交替使用。④避免进温度高、硬、有刺激的食物。⑤口唇干燥者抹润唇油。

（2）眼的护理　白天滴眼药水，晚上涂眼膏并用纱布盖好。

（3）会阴部皮肤溃疡　清洁会阴，每日 2 次，然后后 1:1000 依沙吖啶（利凡诺）液，保持创面干燥。

3. 健康指导

（1）环境　安静、空气新鲜，每日紫外线照射消毒 1 次。

（2）饮食指导　避免温度高、硬、有刺激的食物。

（3）心理指导　做好心理护理，减轻患者的紧张情绪。

第九节　混合性结缔组织病

一、疾病概述

【概念与特点】

混合性结缔组织病是 Sharp 于 1972 年提出的一种新的结缔组织疾病，该病的特征是临床上有类似系统性红斑狼疮、系统性硬化症、多发性肌炎和类风湿性关节炎的混合表现，并伴有血清学上高滴度的抗 RNP 抗体。

根据多种免疫学检测异常，认为本病系自身免疫病，患者有 B 淋巴细胞功能亢进和 T 抑制性淋巴细胞功能减低。Palaeios（1981 年）等发现患者 T 细胞免疫调节异常，与 SLE 中不同，MCTD 患者循环 Tar 细胞数正常或增高，但对 T 淋巴细胞反馈抑制受损，此功能异常不能以血清胸腺因子纠正，或认为患者的 T 抑制性淋巴细胞对 T 辅助性淋巴细胞的抑制功能受损，或由于

U1RNP 抗体通过 Fc 受体能穿透单个核细胞，使 T 抑制性细胞也存在缺陷。患者的单核吞噬系统清除免疫复合物 Fc 受体的功能正常。

由于本病抗 dsDNA 抗体少或阴性而抗 nRNP 抗体增高，有人认为病毒等感染，产生细胞损伤和 ENA 因具有可溶特性，较 DNA 容易进入血流，促使抗体产生及免疫复合物的形成，然后沉着于各种组织和脏器，产生相关的症状。

至于 MCTD 中肾脏发病率少，Morris 和 Hamberger 等经动物实验证明 ENA 可抑制 DNA 和抗 DNA 抗体的免疫复合物的合成，从而对肾脏起保护作用。但近来亦有研究认为肾脏累及可高达 25%，提示 RNP 免疫复合物无保护作用。

【临床特点】

主要包括多关节炎、雷诺现象、肿胀或指端硬化、肺部病变、炎症性肌病和食管运动减弱，此外也可有发热、淋巴结病变、脱发、颧部红斑、浆膜炎和心、肾疾病。

【辅助检查】

1. 实验室检查

（1）血常规　可有轻度贫血，白细胞和（或）血小板减少，血沉增快。

（2）尿常规　有肾脏损害的，可见有血尿、管型和蛋白尿等。

（3）血清学检查　有肌痛者，血肌酸磷酸激酶可升高。

（4）自身抗体检查　高滴度（1∶100 以上）免疫荧光抗核抗体（ANA），呈斑点型；高滴度核糖核酸敏感的可提取核抗原（extractable nuclear antigen ENA）抗体（血凝法≥1∶1000）；免疫扩散法显示核糖核蛋白（RNP）抗体阳性，抗 Sm 阴性。以上变化是本病的典型变化。

2. 特殊检查

（1）肺功能测定　80% 患者可出现异常，主要是弥散量减少和限制性降低，多提示肺间质纤维化，常见于疾病晚期。

（2）甲皱微循环测定　如有雷诺现象，可以了解外周循环的血液运行。

（3）肌电图检查　伴有肌炎者，示有典型的多发性肌炎变化。

（4）X 线胸片　30% 患者有肺底部及中带有小的不规则的透亮区，为肺弥漫间质变。

（5）食管摄片和压力检查　可示 80% 患者有食管功能减退，表现为食管上部和下部括约肌压力降低，食管远端 2/3 蠕动减弱，但临床上少有吞咽困难的表现。

【治疗原则】

（1）减轻患者关节肌肉疼痛。

（2）改善肌无力情况。

（3）改善严重的血管炎症状。

二、主要护理问题

（1）外周灌注量改变　与外周血管痉挛有关。

（2）活动无耐力　与肌无力有关。

（3）疼痛　与炎性病变有关。

三、护理措施

1. 常规护理

（1）指导患者使用控制疼痛的方法，如放松、注意力分散。

（2）体温过高时，鼓励多饮水，必要时用退热剂。

（3）遵医嘱用药，并为患者讲解药物的作用及不良反应。

（4）减轻患者思想负担。

2. 专科护理

雷诺现象的护理：

（1）保持肢端末梢温度，使用短袜、手套、毯子。

（2）尽量避免引起血管收缩的因素。

（3）指导患者避免在冷空气中暴露过长时间，在寒冷环境要多穿衣服。

3. 病情观察

（1）观察肢体末梢的颜色。

（2）观察关节疼痛的部位及性质。

4. 健康指导

（1）环境　宜安静、温度适宜，光线柔和。

（2）心理指导　做好心理护理，避免情绪紧张。

（3）医疗护理措施的配合　①指导患者坚持服药，不可随意停药。②提醒患者注意药物的不良反应。

第十节　强直性脊柱炎

一、疾病概述

【概念与特点】

强直性脊柱炎是一种原因不明的，以中轴关节慢性炎症为主的全身性疾病，其病变主要累及骶髂关节，常发生椎间盘纤维化及其附近韧带钙化和骨性强直，其特征性病理变化是肌腱、韧带、骨附着点病变，本病与人类白细胞抗原 B27（HLA－B27）密切相关，有家族遗传倾向。本病多发于 15～40 岁，男性多于女性，起病隐匿，进展缓慢。

【临床特点】

腰痛、晨僵，随着病情进展，整个脊柱自上而下的强直。

【辅助检查】

1. 实验室检查　无特异性或标记性指标。类风湿因子阴性，活动期可有血沉加快，C 反应蛋白、免疫球蛋白（尤其是 IgA）升高。90% 左右患者 HLA－B27 阳性。

2. 特殊检查　放射学骶髂关节炎是诊断的关键，因此提高其敏感性和可靠性均甚重要。

（1）常规 X 线片　经济简便，应用最广。临床常规摄骨盆正位像，除观察骶髂关节外，还便于了解髋关节、坐骨、耻骨联合等部位病变。腰椎是脊柱最早受累部位，除观察有无韧带钙化、脊柱“竹节样”变、椎体方形变以及椎小关节和脊柱生理曲度改变等外，尚可除外其他疾患。

（2）骶髂关节 CT 检查　CT 分辨力高，层面无干扰，能发现骶髂关节轻微的变化，有利于早期诊断。对常规 X 线片难以确诊的病例，有利于明确诊断。

（3）骶髂关节MRI检查　MRI检查能显示软骨变化，因此比CT更早期发现骶髂关节炎。借助造影剂进行动态检查，还可估计其活动程度，有利于疗效评价和预后判定。但价格较贵，尚难普及。

（4）骶髂关节活检　在CT导引下进行骶髂关节穿刺，获得组织进行病理检查，可在"放射学骶髂关节炎"出现以前进行诊断。

【治疗原则】

（1）控制炎症，缓解症状。

（2）防止脊柱、髋关节僵直畸形或保持最佳功能位置。

二、主要护理问题

（1）疼痛　与慢性炎症反应、骨质增生压迫神经有关。

（2）躯体移动障碍　与椎间组织的炎症，椎体各小关节韧带纤维化、骨质改变有关。

三、护理措施

1. 常规护理

（1）心理护理　关心患者，减轻患者的心理负担，消除患者的紧张情绪。

（2）饮食　宜食清淡，含钙高的饮食。

（3）用药护理　指导患者按时服药并介绍药物的作用和不良反应及注意事项，同时观察疗效。

（4）日常护理　协助患者生活自理，协助患者做脊柱和髋关节的屈曲运动。

2. 专科护理

（1）观察患者疼痛部位、性质、程度和持续时间。

（2）协助患者取舒适卧位，低枕并睡硬板床。

（3）指导患者热敷或理疗。

（4）观察背强直程度，与患者共同制定锻炼计划。

（5）必要时提供辅助工具。

3. 健康指导

（1）环境　病室应阳光充足，避免潮湿阴冷，温度适宜。

（2）日常活动　①避免过度紧张工作和劳累。②适当运动，慢跑、游泳、打太极拳。

第八章
神经系统

第一节 一般护理常规

一般护理内容包括如下：

（1）病情观察　意识状态反映病情的轻重，是重点护理观察项目之一。观察瞳孔大小，对光反应。严重颅内压增高出现脑疝，表现为一侧瞳孔明显散大，对光反应消失，同时出现昏迷；当两侧瞳孔散大伴有病理呼吸和脑强直，表示为脑疝晚期。注意观察生命体征，重危或手术后患者定时测血压、脉搏、呼吸和体温。颅内压增高常出现脉搏缓慢而洪大，呼吸慢而深，血压升高，此时要警惕脑疝的发生。丘脑下部损伤，体温常明显升高。头痛、呕吐和视力障碍为颅内压增高的三大主要症状。躁动不安也常是颅内压增高、脑疝发生前的征象。注意肢体活动情况，如出现一侧肢体活动障碍加重，往往表示占位病变在增大，或为小脑幕切迹疝的一个症状。

（2）体位　颅内压增高和颅脑手术后清醒患者，取头高位 15°～30°，以利于颅脑静脉回流；昏迷患者取半卧位（昏迷体位）或侧卧位，有利于呼吸道分泌物排出以减少肺炎发生的机会；休克患者取平卧位。

（3）呼吸道护理　患者多采用半俯卧位或侧卧位；每 2 小时翻身 1 次，翻身时要叩背，预防坠积性肺炎；及时清除呼吸道和口腔分泌物；舌后坠阻塞气管时，改半俯卧位或放置咽部通气管。

（4）五官护理　昏迷患者用 3% 过氧化氢或 0.1% 呋喃西林清洗口腔每日 2 次，预防口腔炎或腮腺炎；脑脊液鼻漏或耳漏不宜用棉球或纱条紧塞，注意保持鼻腔清洁，外耳道用乙醇棉签清拭后用无菌敷料覆盖，并及时更换；昏迷和面神经损伤患者眼睑闭合困难，三叉神经损伤患者角膜感觉消失，均易发生角膜溃疡，可用眼罩或凡士林纱布护眼。每日定时以抗生素液点眼。必要时将眼睑暂时缝合。

（5）泌尿系护理　昏迷或脊髓伤患者经常有尿潴留或尿失禁，安放、留置导尿管时注意无菌操作，每日做好会阴护理，每周更换导尿管1次。

（6）便秘　应用缓泻剂，如液状石蜡，或用开塞露。

（7）防止坠床　意识蒙眬和躁动不安患者应加置床档，酌情应用镇静剂，必要时用保护带或束缚肢体。

（8）精神护理　对患者进行安慰和鼓励，有精神症状者，防止自伤或伤人。

（9）其他　高热、气管切开术、癫痫、压疮等按照各自护理常规护理。

第二节　颅内感染

一、疾病概述

【概念与特点】

颅内感染指由某些病原体（病毒、细菌、立克次体、螺旋体、寄生虫等）引起的脑部炎症的疾病。脑部炎症性疾病可分为两大类。

（1）凡感染或炎性反应仅累及软脑膜者称为软脑膜炎或脑膜炎。

（2）病原体侵犯脑实质引起的炎性反应者称脑炎，无论是脑炎或脑膜炎，在疾病过程中脑膜和脑实质往往不同程度地都受到侵犯，因此常有脑膜脑炎之称。

颅内感染根据感染部位的不同，分为脑膜炎、脑炎和脑蛛网膜炎，临床上有时很难将其截然分开。几乎所有的颅内感染都有较明显的头痛，并往往是主要的首发症状。据统计，头痛的发生率为47%～80%，头痛的程度、性质取决于感染的性质、程度及个体反应。

【临床特点】

本病通常为暴发性或急性起病，少数为隐袭性发病。初期常有全身感染症状，如畏冷、发热、全身不适等。并有咳嗽、流涕、咽痛等上呼吸道症状。头痛比较突出，伴呕吐、颈项强直、全身肌肉酸痛等，精神症状也较常见，常表现为烦躁不安、谵妄、意识朦胧、昏睡甚至昏迷。有时可出现全身性或局限性抽搐，在儿童尤为常见。检查均可发现明显的脑膜刺激征，包括颈项强直、克尼及布鲁津斯基征阳性。视乳突可正常或充血、水肿。由于脑实质受累的部位与程度不同，可出现失语、偏瘫、单瘫，及一侧或双侧病理征阳性等神经系统的局灶性体征。由于基底部的炎症常累及脑神经，故可引起睑下垂、瞳孔散大固定、眼外肌麻痹、斜视、复视、周围性面瘫、耳聋及吞咽困难等。颅内压增高也较常见，有时可致脑疝形成。

【治疗原则】

控制感染及癫痫发作，治疗及预防脑水肿，注意电解质平衡。

二、主要护理问题

（1）体温过高　与颅内感染、脑炎、脑脓肿有关。

（2）体液不足　与发热、高热、意识水平降低、呕吐、腹泻等有关。

（3）营养失调，低于机体需要量　与意识水平改变、感染、摄入量减少、呕吐、食欲减退等有关。

（4）潜在并发症——癫痫发作　与脑水肿、脑炎、脑膜炎有关。

三、护理措施

1. 常规护理

（1）心理护理　关心患者，了解患者的思想及生活情况，消除患者对疾病的恐惧心理和悲观情绪，耐心解释用药目的，使患者能够积极配合治疗。

（2）活动指导　①根据患者情况决定活动量，烦躁不安的患者要加强防护措施，防止意外发生。②保持肢体功能位，进行肢体康复训练，降低致残率。

（3）饮食　给予高热量、富含维生素和蛋白质的饮食，必要时给予营养支持疗法。保证足够热量摄入，按患者热量需要制定饮食计划，给予高热量、清淡、易消化的流质或半流质饮食。少量多餐，预防呕吐发生。注意食物的调配，增加患者食欲。频繁呕吐不能进食者，应注意观察呕吐情况并静脉输液，维持水电解质平衡。监测患者每日热卡摄入量，及时给予适当调整。

（4）环境　病室光线柔和，减少噪声，避免强光刺激，病室通风，保持室内空气新鲜。

2. 专科护理

（1）高热的护理　①头置冰袋，物理降温。②体温超过39℃给予乙醇擦浴。③保持病室安静、空气新鲜。绝对卧床休息。每4小时测体温1次。并观察热型及伴随症状。鼓励患者多饮水。必要时静脉补液。出汗后及时更衣，注意保暖。体温超过38.5℃时，及时给予物理降温或药物降温，以减少大脑对氧的消耗，防止高热惊厥，并记录降温效果。

（2）抽搐的护理　①加床档，防止坠床。对烦躁不安的患者，要加强防护措施，以免发生意外，必要时给镇静剂。②及时吸出呼吸道分泌物，保持呼吸道通畅，防止阻塞。③平卧位，头侧向一方，以利口腔分泌物和呕吐物排出，防止吸入性肺炎。④保护患者，四肢大关节处用约束带，防止骨折。

（3）日常生活护理　协助患者洗漱、进食、大小便及个人卫生等生活护理。做好口腔护理，呕吐后帮助患者漱口，保持口腔清洁，及时清除呕吐物，减少不良刺激。做好皮肤护理，及时清除大小便，保持臀部干燥，必要时使用气垫等抗压力器材，预防压疮的发生。注意患者安全，躁动不安或惊厥时防坠床及舌咬伤。

（4）做好抢救药品及器械的准备　做好氧气、吸引器、人工呼吸机、脱水剂、呼吸兴奋剂、硬脑膜下穿刺包及侧脑室引流包的准备。

（5）药物治疗的护理　了解各种用药的使用要求及不良反应。如静脉用药的配伍禁忌；青霉素稀释后应在1小时内输完，防止破坏，影响疗效；高浓度的青霉素须避免渗出血管外，防组织坏死；注意观察氯霉素的骨髓抑制作用，定期做血象检查；静脉输液速度不宜太快，以免加重脑水肿；保护好血管，保证静脉输液通畅；记录24小时的入水量。

3. 病情观察

（1）监测生命体征　若患者出现意识障碍、囟门、瞳孔改变、躁动不安、频繁呕吐、四肢肌张力增高等惊厥先兆，提示有脑水肿、颅内压升高的可能。若呼吸节律不规则、瞳孔忽大忽小或两侧不等大、对光反应迟钝、血压升高，应注意脑疝及呼吸衰竭的存在。应经常巡视、密切观察、详细记录，以便及早发现，给予急救处理。

（2）做好并发症的观察　如患者在治疗中发热不退或退而复升，前囟饱满、颅缝裂开、呕吐不止、频繁惊厥，应考虑有并发症存在。可行颅骨透照法、头颅 CT 扫描等检查，以期早确诊，及时处理。

4. 健康指导

（1）饮食指导　给予高热量，富含维生素、蛋白质的饮食。

（2）日常活动　①根据患者情况决定活动量，烦躁不安的患者要加强防护措施，防止意外发生。②保持肢体功能位，进行肢体康复训练，降低致残率。

（3）医疗护理措施配合　①严格遵医嘱给抗生素，保证血药浓度。②指导患者及家属应用抗生素治疗的原则，了解药物疗效和不良反应，及需要维持药物达到治疗水平、持续治疗的时间。

第三节　短暂性脑缺血发作

一、疾病概述

【概念与特点】

短暂性脑缺血发作（TIA），是指历时短暂并经常反复发作的脑局部供血障碍，导致供血区局限性神经功能缺失症状，其发病与动脉粥样硬化、动脉狭窄、心脏病、血液成分改变及血流动力学变化等有关。

TIA 是一种多病因的综合征，多数患者的病因与主动脉－脑动脉粥样硬化、脑血流动力障碍、颈椎病、心脏病等疾病有关。发病机制不明，有不同的学说，比较公认的有微栓塞、脑血管痉挛、血流动力学及血液成分异常等。

（1）微栓塞　TIA 的重要发病机制是微栓塞，认为它是由颈内动脉或椎－基底动脉系统动脉硬化狭窄处的附壁血栓、硬化斑块和胆固醇结晶脱落所形成的微栓子，随血流进入脑小动脉或视网膜，引起局部缺血症状，当栓子分解碎裂向远端移位时，供血恢复，症状消失。

（2）脑血管痉挛　认为颈内动脉系统或椎－基底动脉系统动脉硬化斑块、管腔狭窄，使该处产生血流漩涡。当血流漩涡加速时，使该区动脉壁压力变化，导致动脉局部痉挛而出现脑缺血的症状。漩涡减速时，症状就消失。

（3）血流动力学与血液成分异常　脑动脉粥样硬化等原因使管腔狭窄，脑局部供血只能勉强维持的状态下，当侧支循环障碍时，一旦血压下降，即可出现脑缺血症状。待血压回升，侧支循环恢复时，临床症状又消失。所以认为血压下降是产生脑缺血的一个原因。此外，各种影响血氧、血糖、血脂以及血液黏滞度和凝固性的改变和血液病理状态（红细胞增多症、白血病、异常蛋白血症、血小板增多症）等因素均可诱发 TIA。

【临床特点】

临床表现为突然的、反复发作的、局限性神经功能或视网膜功能障碍，一般持续数分钟至数十分钟，并在 24 小时内消失，无后遗症。常见症状为单瘫、轻偏瘫、身体感觉障碍、失语、一过性黑矇、呃逆、呕吐、眩晕、跌倒发作并发意识障碍、尿便失禁、吞咽困难等。

【辅助检查】

（1）CT 或 MRI、EEG 检查　大多正常，部分可见小的梗死灶或缺血灶。

（2）弥散加权 MRI　可见片状缺血区。

（3）SPECT　可有局部血流下降。

（4）PET　可见局限性氧与糖代谢障碍。

（5）DSA/MRA 或彩色经颅多普勒　显示血管狭窄、动脉粥样硬化症、微栓子（TCD）。

（6）心脏 B 超、心电图及超声心动图　可以发现动脉硬化、心脏瓣膜病变及心肌病变。

（7）血生化、血常规、血脂及血液流变学、血液成分及流变学的关系。

（8）颈椎 X 线　颈椎病变对椎动脉的影响。

【治疗原则】

根据全面检查所见的可能病因和诱发因素进行针对性的病因治疗；治疗过程中发作并未减少或终止，而考虑以微栓塞为主要诱发因素时，可慎重地选择抗凝治疗。当病因主要是位于颅外的主动脉－颈部动脉系统之中，可结合患者的具体情况，考虑外科手术治疗。

二、主要护理问题

有受伤的危险　与 TIA 不定时发作有关。

三、护理措施

主要护理措施如下：

（1）了解发病原因，高血压者控制血压，避免情绪激动。

（2）症状发作时及时蹲下，防止跌倒。平时以卧床休息为主。

（3）养成良好的饮食习惯，多吃低脂、易消化、富含维生素的食物。

（4）戒烟、戒酒。

（5）向患者介绍疾病知识，出现症状及时就诊。

第四节　脑出血

一、疾病概述

【概念与特点】

脑出血是指非创伤性脑实质的出血。占全部脑卒中的 20% ~30%，死亡率高，系指脑内动脉、静脉或毛细血管病变引起的出血。常见的原因有高血压合并动脉硬化、先天性脑血管畸形、动脉瘤、血液病等。

1. 病因　高血压脑出血好发于基底节区的小穿通动脉，如豆纹动脉、丘脑穿通动脉和基底旁正中动脉分支。

（1）小量出血　血液仅渗透在神经纤维之间，对脑组织的破坏较少。

（2）大量出血　使脑组织受压、移位而产生严重临床症状。基底节区、脑桥、小脑出血可破入脑室系统或蛛网膜下隙。血肿周围脑组织水肿，可使局部静脉回流受阻，小静脉、毛细血管渗血，可以见到斑点状出血。血块逐渐溶解吸收，遗留下小的囊腔，腔内含有含铁血黄素，被大量吞噬细胞清除，伴有星形胶质细胞增生、胶质纤维形成，可将腔壁填平而致局部萎缩形成囊腔。

2. 发病机制　脑内中、小动脉系直接来自较大的脑底动脉，其管径小，行程长，经常受到较大动脉血流的冲击，加之脑动脉的外膜和中膜结构较薄且中层纤维少，没有外弹力纤维，同时伴有小动脉变性增厚、玻璃样变以及微小动脉瘤形成等病理变化是其脑出血的病理基础。

【临床特点】

起病急骤，病情发展迅速，大多数在兴奋中或劳动中发病，数分钟或数小时达高峰，表现为头痛、恶心、呕吐、偏瘫、失语、意识障碍、大小便失禁、血压多增高，根据出血部位不同，临床表现各异。

【辅助检查】

1. 实验室检查

（1）脑脊液检查　脑压增高，脑脊液多呈洗肉水样均匀血性。因有诱发脑疝的危险，仅在不能进行头颅 CT 检查且临床无明显颅内压增高表现时进行；怀疑小脑出血者禁行腰椎穿刺。

（2）血常规　外周血白细胞计数可暂时升高，达（10～20）$\times 10^9$/L。

（3）血液生化检查　血糖、尿素氮等亦可短暂升高。

（4）凝血活酶时间和部分凝血活酶时间测定　如异常，提示凝血功能障碍。

2. 特殊检查

（1）CT 检查　是临床首选检查方法。可显示血肿部位、大小、形态、是否破入脑室，血肿周围有无低密度水肿带及占位效应、脑组织移位和梗阻性脑积水等，有助于确诊及指导治疗。对进展型脑出血病例应进行 CT 动态观察。

（2）MRI 检查　急性期对幕上及小脑出血的价值不如 CT，对脑干出血优于 CT，病程 4～5 周后 CT 不能辨认脑出血时，MRI 仍可明确分辨，故可区别陈旧性脑出血和脑梗死；可显示血管畸形的流空现象。磁共振血管造影（MRA）较 CT 更易发现脑血管畸形、血管瘤及肿瘤等出血原因。

（3）数字减影脑血管造影　怀疑脑血管畸形、Moyamoya 病、血管炎等可行 DSA 检查，尤其是血压正常的年轻患者应考虑，以查明病因，预防复发。

【治疗原则】

（1）保持安静，防止继续出血。

（2）积极抗水肿，降低颅内压，保存个体，维持生命。

（3）及早康复治疗，降低致残率。

（4）调整血压，改善循环，加强护理，防止并发症。

二、主要护理问题

（1）排便异常、尿失禁或尿潴留　与意识障碍、中枢神经紊乱有关。

（2）便秘　与意识障碍、中枢神经紊乱、活动减少、摄入纤维不足有关。

（3）体温过高　与出血吸收有关。

（4）营养失调，低于机体需要量　与意识障碍、吞咽困难有关。

（5）躯体移动障碍　与偏瘫有关。

（6）有脑疝的危险　与颅内压增高有关。

三、护理措施

1. 常规护理

（1）活动　为避免出血，加重或再出血，忌行走或头部剧烈运动，应卧床2~4周。有躁动现象，给予加床档，必要时使用约束带或给予镇静药，使其安静。

（2）基础护理　保持床铺平整、干燥、清洁，去除对皮肤刺激的有害因素。每2小时翻身1次，并将发红部位的皮肤给予按摩，在骨隆凸处放棉垫或铺气垫床，避免使用易损伤皮肤的便器，防止压疮发生。意识障碍者做好口腔护理，有义齿应取下，防止窒息。

（3）饮食　低盐低脂的食物。急性脑出血重症患者发病48小时内一般禁食，以静脉输液来维持营养、补充足量的热能。每日液体量为1500~2000ml，48小时后不能进食者给予鼻饲，以混合奶或豆浆为主。鼻饲过程中注意温度和量。有消化道出血者应禁食，待无咖啡色物质排出后再进食。

（4）心理护理　对意识清楚的、意识好转的患者讲解疾病的转归、治疗，消除其紧张心理，使情绪稳定利于患者康复。

2. 专科护理

（1）颅高压患者的护理　①体位：颅内压增高者，床头抬高 15°～30°，伴昏迷者采取平卧位，头偏向一侧，或侧卧位，以利口腔内分泌物引流。②降温：每 4 小时测量体温 1 次，若体温高，给予头置冰袋、冰帽、冰毯等物理降温措施。体温在 38.5℃以下尽量采用物理降温。③保护脑细胞：及时、准确、清楚地给予脱水剂，降低颅内压，常用 20% 甘露醇，同时观察药液有无渗出到皮下，避免发生组织坏死。为减少脑细胞损坏，及时吸氧，氧流量2～3L/min。

（2）大、小便护理　①对有尿潴留者，禁止膀胱区加压按压，防止血压升高，应给予留置尿管，做好尿道口护理，预防泌尿系感染。②尿失禁者，注意更换尿布、床单，防止尿液对皮肤刺激，发生压疮。③由于疾病影响、卧床时间过久、活动减少、饮食摄入减少、肠蠕动减慢，易发生粪便潴留。3 日以上未大便应保留灌肠。

（3）瘫痪的护理　注重肢体摆放及功能锻炼。①急性期：应将肢体摆放于正常功能位，避免因关节位置的错误而影响肢体的活动甚至出现并发症（如肩手综合征）。②恢复期或稳定期：积极进行肢体及全身的功能锻炼，促进肢体的功能恢复和预防关节变形及肌肉挛缩。

3. 病情观察

（1）观察瞳孔大小，意识障碍有无加重，及脑疝的发生征象。

（2）观察生命体征变化，注意血压的变化。

（3）保持呼吸道通畅，有痰应吸出，必要时行气管切开。

4. 急危重症的观察和处理

（1）脑疝的观察　①注意瞳孔的变化，如有一侧瞳孔突然散大，或两侧瞳孔对光反射迟钝或消失，提示脑疝发生。②观察生命体征的变化，血压急骤上升，呼吸、脉搏变慢，剧烈头痛、昏迷都是颅内压增高的表现，每 15～30 分钟测 1 次并记录。

（2）脑疝的处理　①立即建立静脉通路，快速给脱水剂 20% 甘露醇 250～500ml。②抬高床头 15°～30°，呼吸不好者给予呼吸兴奋剂或气管插管。

5. 健康指导

（1）环境　创造安静、舒适、光线柔和的环境，便于情绪稳定、休息。减少探视、陪侍人员，避免声光刺激，保证休息。病情好转应尽量避免情绪激动。

（2）饮食　以清淡、易消化、低盐、低脂的食物为主。血糖升高的，应控制食物的量、种类。多吃蔬菜、水果，戒烟、酒，多喝白开水，确保大便通畅。

（3）日常活动　急性期绝对卧床休息 2 ~ 4 周，并摆放好肢体功能位，2 周后在床上进行被动活动，并在康复医生指导下进行肢体功能锻炼。

（4）心理护理　保持平静的心情，避免情绪激动及过度紧张、焦虑。对疾病要有认识，不要独处，尽量和他人多相处，有事可以向他人倾诉，保持血压的稳定。

（5）医疗护理措施的配合　高血压患者要知道降压药物使用原则、使用方法及注意事项。血压不可降的过快、过低，以免引起心、脑、肾灌注不足，应使高血压患者的血压维持在 160/95mmHg 左右。

第五节　脑室出血

一、疾病概述

【概念与特点】

脑室出血分原发性和继发性，原发性指脉络丛血管出血及室管膜下 1. 5cm 内出血破入脑室者。继发性指脑实质出血破入脑室者。

原发性脑室出血比较少见。继发性脑室出血较多见。脑室出血在临床上，除表现为脑出血的一般表现外，还常有一些特殊的表现，为血液破入脑室的标志。

【临床特点】

意识障碍明显加重，常呈深昏迷，脑膜刺激征阳性；体温增高，呼吸、脉搏频率与节律改变，眼球浮动，眼球分离，瞳孔针尖样缩小；颅内压增高，常并发脑疝等，死亡率相当高。

【辅助检查】

1. 实验室检查

（1）血常规　大多数患者血白细胞数增高，小儿可出现血红蛋白下降，其他常规项目可无明显变化。在白血病、肝病、妊娠期高血压疾病子痫及抗凝治疗等引起凝血功能障碍而发生脑室出血的患者可有出、凝血时间及凝血酶原时间延长，但有时亦在正常范围之内。

（2）尿常规　部分患者可出现尿糖和蛋白尿，凝血功能异常或妊娠期高血压疾病子痫者引起的脑室内出血，发病前后可出现进行性血尿，提示将有可能发生脑室出血。

（3）腰穿检查　几乎所有的患者都出现血性脑脊液，腰穿脑脊液压力多超过2.6kPa（200mmH2O），多数患者为3.3～6.7kPa（250～500mmH2O），脑室压力为1～10kPa（80～800 mmH2O）。腰穿有一定危险性或加重病情，目前已不作常规检查。

2. 特殊检查

（1）颅骨X线平片　大脑半球出血引起的继发性脑室内出血可见松果体或脉络丛钙化斑向对侧移位，病因为动脉瘤者有时可见一侧眶上裂扩大，颈内动脉管增粗，视神经孔扩大及边缘模糊，脑动、静脉畸形可见颅骨血管沟异常，颅内异常钙化斑点，颅内肿瘤患者可见有慢性颅内压增高征象，有时亦可见局部颅骨增生或破坏，对脑室出血的病因诊断有一定参考价值。

（2）脑血管造影术　脑血管造影术除可显示病因（如动脉瘤、脑血管畸形、烟雾病和颅内肿瘤等）表现及脑实质内血肿的表现外，血肿破入脑窄时尚表现为：正位片可见外侧豆纹动脉向内侧移位，其远端下压或变直；大脑前动脉仍居中或移位不明显，大脑内静脉明显向对侧移位（超过6mm）与大脑前动脉之间有“移位分离”现象，这是血肿破入脑室的特征表现；侧位片可见侧脑室扩大征象，即大脑前动脉膝部呈球形和胼周动脉弧度增大，静脉角变大，室管膜下静脉拉直等。

（3）CT扫描　CT扫描检查是目前诊断脑室内出血最安全、可靠、迅速和无创伤的手段，必要时应反复检查，以便动态观察其变化，脑室内出血表现为脑室内高密度影，偶尔亦可表现为等密度影，CT扫描尚能清楚地显示出其原发出血部位、血肿大小、形态、脑水肿程度、中线结构移位程度，脑积水的阻塞部位、程度及穿破脑室的部位和脑室内出血的程度等，为临床指导治疗、判断预后提供重要的依据。

（4）磁共振（MRI）扫描　脑室内出血的MRI表现与脑出血的表现一

致，其 MRI 上信号的变化也随血肿吸收有一定规律。

【治疗原则】

降低颅内压，控制水肿，预防或控制感染，保存生命。

二、主要护理问题

（1）体温过高　与感染、体温调定点上移有关。

（2）有脑疝的危险　与出血的量有关。

（3）有感染的危险　与机体抵抗力降低（意识障碍）有关。

三、护理措施

1. 常规护理　随时注意观察病情变化，如意识、瞳孔的变化，定时监测呼吸、体温、脉搏、血压等，发现异常（瞳孔不等大、呼吸不规则、血压高、脉搏缓慢），及时报告医生立即抢救。

2. 专科护理

（1）绝对卧床休息，取头高位，15°～30°，头置冰袋可控制脑水肿，降低颅内压，利于静脉回流。吸氧可改善脑缺氧，减轻脑水肿。翻身时动作要轻，尽量减少搬动，加床档以防坠床。

（2）神志清楚的患者，谢绝探视，以免情绪激动。

（3）脑出血昏迷的患者 24～48 小时内禁食，以防止呕吐物反流至气管造成窒息或吸入性肺炎，以后按医嘱进行鼻饲。

（4）若患者有尿潴留或不能自行排尿，应进行导尿，并留置尿管，定时更换尿袋，注意无菌操作，每日冲洗会阴 1～2 次，便秘时定期给予通便药或食用一些粗纤维的食物，嘱患者排便时勿用力过猛，以防再出血。

（5）遵医嘱静脉输注脱水药物，降低颅内压，适当使用降压药，使血压保持在正常水平，防止血压高引起再出血。

（6）预防并发症　①加强皮肤护理，每日小擦澡 1～2 次，定时翻身，每 2～3 小时翻身 1 次，床铺干净平整，对骨隆突处的皮肤要经常检查和按摩，防止发生压疮。②加强呼吸道管理，保持口腔清洁，口腔护理每日 1～2 次，患者咳痰困难时，要勤吸痰，保持呼吸道通畅，若患者呕吐，应让其头偏向一侧，以防发生肺炎。

（7）急性期应保持偏瘫肢体的生理功能位置。恢复期应鼓励患者早期进行被动活动和按摩，每日 2 ~3 次，防止瘫痪肢体的挛缩畸形和关节的强直疼痛，以促进神经功能的恢复，对失语的患者应进行语言方面的锻炼。

3. 健康指导

（1）环境安静，光线柔和，减少陪、探视人员，避免感染。

（2）饮食以鼻饲流质饮食为主，注意流质饮食的量、温度、种类（根据热卡计算）。观察有无咖啡色胃内容物或黑粪。

第六节　蛛网膜下隙出血

一、疾病概述

【概念与特点】

颅内血管破裂后，血液流入蛛网膜下隙统称为蛛网膜下隙出血。分自发性、损伤性。自发性又分原发性、继发性。原发性蛛网膜下隙出血指由于脑底部或脑表面血管破裂，血液流入蛛网膜下隙。继发性蛛网膜下隙出血因脑实质出血，血液穿破脑组织或软脑膜进入蛛网膜下隙。

最常见的病因是颅内动脉瘤、脑血管畸形、高血压动脉粥样硬化、血液疾病、结缔组织病，各种感染引起的动脉炎、肿瘤破坏血管、颅底异常血管网症以及经全脑血管造影及 CT 未找到原因者。

血液进入蛛网膜下隙、脑底部、脑池、脑沟等处可见血凝块及血液积聚。出血可限于很小的范围，也可过到整个脑表面，甚至脊髓，也可逆流入脑室系统。出血量大时血块堵塞，影响脑脊液正常流入脑室系统，也可影响脑脊液的正常流动而形成急性梗阻性脑积水。随着时间的推移红细胞破坏，脑脊液黄变，释放含铁血黄素，使邻近的脑皮质、软脑质呈现不同程度的铁锈色，也可有不同程度的粘连形成。红细胞阻塞蛛网膜颗粒，影响脑脊液吸收，导致交通性脑积水。血液有形成分的机械刺激及分解产物等刺激可使脑血管痉挛、脑缺血、水肿，可引起受累部位脑软化。

【临床特点】

见于青壮年，以颅内动脉瘤最多见，其次为脑血管畸形，高血压。起病急骤，大多数患者首发症状为头痛，表现为剧烈头痛，伴呕吐，脑膜刺激征阳性，腰穿呈血性脑脊液，压力高。半数人有意识障碍，半数人无意识障碍，无肢体活动障碍。一般预后较好，少数人可发生昏迷而死亡。

【辅助检查】

（1）脑 CT　作为首选检查方法，蛛网膜下隙呈现高密度影，增强扫描可显示大的动脉瘤及脑血管畸形。

（2）MRI　可发现动脉瘤或血管畸形，但分辨率较差。如发现异常时，可再作 DSA 检查，提供确切的影像学依据，以便进一步介入治疗。

（3）无条件行 CT 检查或 CT 检查结果阴性而临床高度怀疑蛛网膜下隙出血时，须行腰椎穿刺，可发现脑脊液压力高，均匀血性，蛋白增高。在发病后不同时间做腰椎穿刺有不同表现：①发病后即行腰椎穿刺，血液尚未到达腰池，脑脊液仍清亮；②脑脊液红细胞在 7～14 日内消失；③因胆红素存在，脑脊液可黄变，在 2～6 周后消失；④因出血刺激，反应性白细胞计数升高，可持续 1～2 周。

【治疗原则】

控制继续出血，防止血管痉挛，去除病因，预防复发。

二、主要护理问题

（1）头痛　与出血引起颅内压力升高有关。

（2）焦虑　与健康状况改变有关。

三、护理措施

1. 常规护理　同本章第四节“脑出血”的护理。

2. 专科护理

（1）头痛的护理　剧烈头痛不能忍受者应使用止痛剂，并给予镇静剂使患者安静休息，绝对卧床4～6周，利于病情好转。操作尽量集中进行。

（2）血压增高的护理　避免一切能引起血压增高的因素，如有便秘，及早给予缓泻剂。保持情绪平稳，按时服用降压药物。早期使用钙拮抗剂（尼莫地平），使用中注意观察药物的滴速，宜缓慢。

（3）心理护理　讲解病情，使患者了解疾病的发展与转归。做好患者腰穿前的心理护理和腰穿后的护理。使患者积极配合治疗与护理。

（4）急危重症的观察和护理

脑血管痉挛的观察：①密切观察病情变化，是否出现意识障碍、局灶性神经系统体征、精神障碍等。②观察患者瞳孔、血压、头痛情况，15～30分钟观察1次。

脑血管痉挛的处理：①及早使用钙拮抗剂，尼莫地平10～20mg，连用3周以上。②卧床休息，头高脚低位，减少搬动患者。③注意血压的变化，如有升高，使用有效降压药。④给予吸氧，保护脑细胞。⑤保护性护理，精神烦躁者加床档。

3. 健康指导

（1）环境　创造安静、避光、通风好的病室环境，利于患者休息，限制陪、探视人员，说话声音低。

（2）饮食　食物给予易消化、高纤维素，低盐、低脂的食物。多喝水，适当及早使用缓泻剂，避免大便不畅。

（3）日常活动　避免剧烈活动，合理安排休息时间。

（4）医疗护理措施的配合　查找原因，给予预防复发的措施。如需要手术治疗者进行手术。

第七节　脑梗死

一、疾病概述

【概念与特点】

脑梗死又称缺血性脑卒中，是指各种原因引起的脑局部血液供应障碍，使局部脑组织发生不可逆性损害，导致脑组织缺血、缺氧性坏死。一些全身性疾病如高血压、糖尿病等可加速或加重脑动脉粥样硬化，亦与脑梗死的发生密切相关。

【临床特点】

急性起病，不同部位脑梗死的临床表现，常见的有如下几种：

（1）颈内动脉闭塞　临床主要表现病灶侧单眼失明，对侧肢体运动或感觉障碍及对侧同向偏盲，主侧半球受累可有运动性失语。

（2）大脑中动脉闭塞　①主干闭塞：对侧偏瘫、偏身感觉障碍和偏盲，主侧半球主干闭塞可有失语、失写、失读；②大脑中动脉深支或豆纹动脉闭塞：可引起对侧偏瘫，一般无感觉障碍或同向偏盲；③大脑中动脉各皮质支闭塞：可分别引起运动性失语、感觉性失语、失读、失写、失明，偏瘫以面部及上肢为重。

（3）大脑前动脉闭塞　①皮质支闭塞：对侧下肢的感觉及运动障碍，伴有尿潴留；②深支闭塞：可致对侧中枢性面瘫、舌肌瘫及上肢瘫痪，亦可发生情感淡漠、欣快等精神障碍及强握反射。

（4）大脑后动脉闭塞　①皮层支闭塞：主要为视觉通路缺血引起的视觉障碍，对侧同向偏听偏盲或上象限盲；②深穿支闭塞：出现典型的丘脑综合征，对侧半身感觉减退伴丘脑性疼痛。对侧肢体舞蹈样徐动症等。

（5）基底动脉闭塞常见症状为眩晕、眼球震颤、复视、交叉性瘫痪或交叉性感觉障碍，肢体共济失调，若主干闭塞则出现四肢瘫痪、眼肌麻痹、瞳孔缩小，常伴有面神经、外展神经、三叉神经、迷走神经及舌下神经麻痹及小脑症状等，严重者可迅速昏迷，发热达41～42℃，以至死亡。

（6）椎－基底动脉系统　血栓形成小脑后下动脉血栓形成是最常见的，表现为眩晕、恶心、呕吐、眼震、同侧面部感觉缺失、同侧霍纳（Horner）综合征、吞咽困难、声音嘶哑、同侧肢体共济失调、对侧面部以下痛、温觉缺失。

（7）小脑后下动脉的变异　小脑后下动脉闭塞所引起的临床症状较为复杂和多变，但必须具备两条基本症状即一侧后组脑神经麻痹，对侧痛、温觉消失或减退，才可诊断。

【辅助检查】

1. 实验室检查

（1）动脉硬化性脑梗死患者常有其他部位的动脉病变、如糖尿病、高脂血症等。白细胞计数和分类计数大致正常，明显增高常提示并发感染（肺炎、泌尿道感染、压疮等）。范围较广泛的脑梗死有时可伴血糖升高和出现尿糖。

（2）脑脊液（CSF）检查　一般正常，当有出血性脑梗死时，脑脊液中可见红细胞。少数较大范围脑梗死伴明显脑水肿者压力也可超过 $200mmH_2O$。细胞数和蛋白可增高。目前已不再广泛用于诊断一般的脑卒中。

2. 特殊检查

（1）CT 检查　发病 24 小时内，特别是 6 小时以内多正常。24～48 小时后出现低密度灶，脑干梗死，CT 显示不佳，可做磁共振检查。

（2）MRI　脑梗死发病数小时后，即可显示 T_1 低信号，T_2 高信号的病变区域。MRI 可以发现脑干、小脑梗死及小病灶梗死较 CT 更显优势。MRI 最大的缺陷是诊断急性脑出血不如 CT 灵敏。

（3）脑血管造影　数字减影法（DSA）、CT 血管造影（CTA）和磁共振动脉成像（MRA）可以显示脑部大动脉的狭窄、闭塞、血栓形成的部位、程度、侧支循环情况——可见病灶处动脉骤然中断，远端不充盈或充盈不良可见管型狭窄或血栓形成影像，血管内有血栓造成的缺陷。

（4）心电图　约半数患者的心血管系统有病理变化，如高血压、心肌供血不足、心房纤颤、心律失常、束支传导阻滞、房室传导阻滞、心内膜炎等。急性脑血液循环障碍时可同时发生心肌梗死。

（5）其他　如经颅多普勒超声检查（TCD），脑局部血流量测定对了解脑血管疾病、评估颅内外血管狭窄、闭塞、痉挛或侧支循环建立的程度有帮助。应用于溶栓治疗的检测，对预后判断有参考意义。

【治疗原则】

最大限度争取神经细胞存活，缩小梗死面积，降低致残率和死亡率。注意防止可能引起血压骤降的情况，生活要有规律。对已有短暂脑缺血发作者，应积极治疗。

二、主要护理问题

(1) 躯体移动障碍　与神经－肌肉受损有关。

(2) 沟通障碍　与脑血管意外引起的失语、面瘫等有关。

三、护理措施

1. 常规护理

(1) 心理护理　多与患者进行有效的沟通，使其了解该病的发生、发展和预后的客观规律，主要配合治疗，树立战胜疾病的信心。

(2) 卧位　平卧位，以增加脑部的血液供应。

(3) 定时翻身，防止压疮的发生。

(4) 饮食　给予低脂、低盐，富含蛋白质、维生素的饮食。

2. 专科护理

(1) 避免受压，勿对患肢进行冷敷和热敷，以防冻伤和烫伤。

(2) 按摩患肢，促进血液循环，以防静脉血栓的发生。

(3) 根据病情发展的不同阶段施以相应的康复锻炼，减少后遗症。

3. 病情观察

(1) 观察血压的变化　血压过高或过低都要通知医生，给予相应的处理。

(2) 观察病情的变化　语言、大脑高级神经中枢活动、肢体功能等有无变化。

4. 危重期的观察及处理

(1) 观察　①注意生命体征及瞳孔、意识的变化。②观察有无中枢性的高热。③观察有无消化道出血和呃逆。④注意高颅内压，防止脑疝。

(2) 处理　①绝对卧床休息，平卧位。②头置冰袋，降低脑代谢，保护脑细胞。③持续低流量吸氧。④保持呼吸道通畅，防止窒息，将头偏向一侧。⑤上消化道出血者应给予止血药和胃黏膜保护药，并注意血压的变化。⑥留置尿管，注意尿量、尿色及性质的变化。⑦中枢性高热的患者可采取身下置冰毯、乙醇擦浴等物理降温措施。⑧按时快速输入脱水剂（20%的甘露醇），降低颅内压，防止脑疝。

5. 健康指导

（1）环境　创造一个安静整洁、空气清新的环境，保证患者的身心能得到充分的休养。

（2）饮食指导　①给予低脂，富含蛋白质、维生素的饮食。②戒烟酒。

（3）日常活动　①劳逸结合，避免过度劳累。②做力所能及的事，增强其自我照顾能力。

（4）心理指导　保持平静的心态，避免情绪激动，多与大家交流，减轻精神压力。

（5）医疗护理措施的配合　①教会家属协助患者进行瘫痪肢体的康复，出院后坚持功能锻炼。②提醒患者避免诱发因素，控制血糖、血脂、血压，定期限进行复查。

第八节　急性脊髓炎

一、疾病概述

【概念与特点】

急性脊髓炎是指急性非特异性的局限于数个节段的横贯性脊髓炎症。多为感染后或免疫接种后发病。临床特征为病变水平以下肢体瘫痪，各种感觉缺失和自主神经功能障碍。若病变迅速上升波及高颈段脊髓或延髓，称为上升性脊髓炎；若脊髓内有两个以上散在的病灶，称为播散性脊髓炎。

病因尚未明确。一般认为本病系病毒感染或疫苗接种后引起的自身免疫性疾病。创伤、过劳及受凉等到可能为发病的诱因。

病变可累及脊髓的任何节段，胸段最常受累。主要病理改变为软脊膜和脊髓血管扩张充血，血管周围水肿及以淋巴细胞、浆细胞为主的炎性细胞浸润，神经细胞肿胀、破碎、溶解甚至消失，髓鞘脱失和轴索变性，常伴有胶质细胞和吞噬细胞增生。

【临床特点】

以青壮年多见，无性别差异。病前1～2周多有上呼吸道感染、腹泻等症状，或有疫苗接种史。受凉、疲劳、创伤等多为发病诱因。起病较急，多以双下肢麻木、无力为首发症状，病变相应部位有背痛、病变节段束带感，多在2～3日达到高峰。病变水平以下肢体瘫痪，感觉缺失和括约肌障碍。严重者常出现脊髓休克，即瘫痪肢体肌张力低、腱反射消失和尿潴留等。一般休克期为2～4周。损伤平面以下也可有其他自主神经功能障碍，如多汗或少汗，皮肤营养障碍等。若无并发症3～4周进入恢复期，表现为瘫痪肢体肌张力增高，腱反射亢进，病理反射出现，肌力常自远端开始恢复，感觉障碍平面逐渐下降。上升性脊髓炎起病急，病情发展迅速。可出现吞咽困难、构音不清、呼吸肌瘫痪，甚至死亡。

【辅助检查】

1. 实验室检查

（1）血常规　急性期外周血白细胞计数升高。

（2）脑脊液　脑脊液压力正常，外观无色透明，白细胞计数正常或增高，常在（10～100）$\times 10^6$/L，淋巴细胞为主；蛋白含量正常或轻度增高（0.5～1.2g/L），糖、氯化物正常。

2. 特殊检查

（1）电生理检查　视觉诱发电位（VEP）正常，部分患者体感诱发电位（SEP）可见波幅明显降低，神经传导速度（NCV）延长，可作为判断治疗疗效及预后的指标。

（2）肌电图　呈失神经改变。

（3）脊柱X线　正常。

（4）脊髓MRI　典型改变是病变部脊髓增粗，病变节段髓内斑点状或片状长T_1、长T_2信号，常为多发，或有融合，强度不均；恢复期可恢复正常。但也有脊髓MRI始终不显示异常者。

【治疗原则】

控制病变水平上升，使瘫痪的肢体功能恢复，恢复膀胱直肠自主神经功能。无特效治疗。治疗原则为减轻脊髓损害，防止并发症，促进脊髓功能恢复。

二、主要护理问题

(1) 自理能力缺陷　与神经－肌肉损伤有关。

(2) 躯体移动障碍　与肢体感觉障碍有关。

(3) 尿潴留　与膀胱自主神经功能障碍有关。

(4) 焦虑　与健康状况突然改变有关。

(5) 有感染的危险。

三、护理措施

1. 常规护理

(1) 心理护理　主动向患者介绍环境，耐心解释病情，消除患者陌生感和紧张感，与患者建立良好的护患关系，经常巡视病房，了解患者需要，帮助患者解决问题，树立战胜疾病的信心。

(2) 饮食　给予高热量，富含蛋白质、纤维素，易消化的饮食。

2. 专科护理

(1) 保持室内空气新鲜，每日通风 2 次，每次 15～30 分钟，定时翻身，拍背，可随时听诊肺部呼吸音，保持呼吸道通畅，预防肺部感染。

(2) 床铺平整，无渣屑，防止各种机械性刺激，翻身时注意观察皮肤颜色，预防压疮。

(3) 患者有感觉障碍，禁用热、冷水袋，防止烫伤或冻伤。

(4) 保持关节功能位置，给患者讲解活动的重要性，帮助患者进行肢体活动，防止肌肉萎缩，关节强直者要鼓励患者最大程度发挥活动潜能，增强自理能力。

(5) 制定饮水计划，饮水后鼓励患者自行排尿，排尿可将床头抬高，以利排尿，必要时遵医嘱留置尿管，定时开放尿管，训练膀胱功能。

(6) 留置尿管的患者注意观察尿的颜色、性质，每日 2 次尿道口护理，可常规滴氯霉素眼药水，倾倒尿液时勿将尿袋高于耻骨联合，预防泌尿系感染。

3. 病情观察

(1) 观察患者进食情况及吞咽功能，观察病变水平是否上升。

（2）观察患者的皮肤颜色，注意是否有皮肤损伤。

（3）观察排尿次数、时间及尿液性质，观察膀胱功能恢复的程度。

（4）观察瘫痪肢体的活动进展程度，肌肉有无萎缩和变形。

4. 急危重症的观察及处理

（1）呼吸肌瘫痪的观察　①严密观察呼吸情况，包括频率、深度、节律，听诊患者前胸和后背的呼吸音，了解呼吸形态。②严密观察患者有无缺氧症状，如烦躁、出汗、发绀等。

（2）呼吸肌瘫痪的处理　①可给予低流量吸氧，并给予吸痰，保持呼吸道通畅，做好气管切开的准备。②如突然出现呼吸困难，发绀明显，立即行气管切开术改善通气，呼吸循环衰竭可行人工呼吸囊或呼吸机辅助呼吸。

5. 健康指导

（1）饮食指导　给予高热量，富含蛋白质、纤维素的饮食。

（2）日常活动　①注意清洁卫生，防止细菌感染。②避免紧张和劳累，保证良好的休息。③最大程度地配合康复训练，活动时要有人守护，防止受伤。

（3）心理指导　嘱患者保持良好的心理状态，避免情绪激动，多关心患者并与患者多沟通，告知患者及家属疾病的注意事项，积极配合治疗。

（4）医疗护理措施　遵守医嘱的服药时间，掌握用药原则，尤其是激素不得擅自增减和改变用药时间而影响治疗效果，定期复查。

第九节　急性炎性脱髓鞘性多发性神经病

一、疾病概述

【概念与特点】

急性炎性脱髓鞘性多发性神经病又称吉兰－巴雷综合征，是病毒感染所致的迟发性过敏性自身变态反应的周围神经疾病。主要病变是周围神经广泛的炎症性节段性脱髓鞘，部分病例伴有远端轴索性病变，病前可有非特异性病毒感染或疫苗接种史，患者中60%在病前有空肠弯曲菌感染。

病因尚未明确，可能与巨噬细胞病毒（MCV）、呼吸道合胞病毒、肝炎病毒以及空肠弯曲杆菌等感染有关。一般认为是多种原因所致的迟发性过敏性自身免疫性疾病。

病变主要在脊神经前根、肢带神经丛和近端神经干，也可以累及后根、自主神经节及远端神经。病理改变主要是血管周围出现炎性细胞浸润，大多为淋巴细胞和巨噬细胞，吞噬髓鞘而引起节段性脱髓鞘。在我国华北地区多伴有轴索变性。

【临床特点】

可见于任何年龄，一年四季均有发病。多数患者病前 1 ~4 周有上呼吸道感染或消化道感染症状，少数有疫苗接种史。首发症状常为四肢对称性无力，可自远段向近端发展或相反，或远近端同时受累，并可累及躯干，严重病例可因累及肋间肌及膈而致呼吸麻痹。瘫痪为弛缓性，腱反射减少或消失，病理反射阴性。早期肌肉萎缩可不明显，但病变严重者因继发轴突变性而可出现肌肉萎缩，一般以肢体远端明显，感觉障碍比运动障碍轻，表现肢体远端感觉异常和（或）手套袜子型感觉减退。脑神经损害以双侧面瘫多见，尤其在成人；延髓麻痹以儿童多见。偶可见视盘水肿。自主神经症状可有多汗、皮肤潮红、手足肿胀及营养障碍；严重病例可有心动过速、直立性低血压，括约肌功能一般不受影响。

【治疗原则】

维持呼吸功能，保持良好的呼吸状态，患者进行良好的躯体活动，表现为无肌肉萎缩，活动良好。

二、主要护理问题

(1) 自理能力缺陷 与神经－肌肉损伤有关。

(2) 低效性呼吸形态 与呼吸肌瘫痪有关。

(3) 躯体移动障碍 与肢体瘫痪有关。

(4) 有误吸的危险 与呼吸肌无力、脑神经受累有关。

(5) 焦虑、恐惧 与健康状况突然改变有关。

三、护理措施

1. 常规护理

（1）心理护理　和患者多交流，主动向患者介绍环境，耐心解释病情，消除患者陌生感和紧张感，建立良好的护患关系，积极配合治疗。

（2）活动指导　适当活动，为患者提供进餐及大小便的环境，帮助其进食，卫生清洁，如厕，活动，恢复期鼓励其最大程度的完成自理。

（3）饮食　给予高热量、高碳水化合物，富含蛋白质、维生素的饮食并补充足够的水分。

2. 专科护理

（1）呼吸道护理　注意保持呼吸道通畅，及时排出呼吸道分泌物，鼓励患者深呼吸咳嗽，帮助患者翻身拍背或体位引流。必要时吸痰。密切观察患者的呼吸，如出现呼吸无力、吞咽困难立即通知医生。抬高床头给予吸氧。

（2）缺氧的护理　缺氧症状如呼吸困难、烦躁、出汗、指、趾甲及口唇发绀，肺活量降至20～25ml/kg体重以下，血氧饱和度降低，动脉血氧分压低于9.3kPa，应及早使用呼吸机。一般先用气管内插管，如1日以上无好转，行气管切开，外接呼吸机。护士应熟悉血气分析的正常值，随时调整呼吸机参数。

（3）肢体护理　向患者及家属讲解翻身拍背的重要性，2～3小时翻身1次。保持床单平整、干燥，使患者处于舒适体位。保证肢体轻度伸展，帮助患者被动运动，防止肌萎缩，维持运动功能及正常功能位置。

（4）用药护理　护士应熟悉患者所用药物的使用时间、方法、不良反应并向患者解释清楚。根据患者血、痰培养合理使用抗生素。在使用激素时应防止应激性溃疡导致消化道出血。不轻易使用安眠、镇静药。

（5）鼓励患者咳嗽、深呼吸，协助患者进食及早发现有无吞咽困难，饮水反呛，避免误吸。

（6）听诊呼吸音，定时翻身、拍背，及时清理呼吸道分泌物，预防肺部感染，保持呼吸道通畅，并备好抢救器材和药品。

（7）定时翻身，使皮肤避免受各种机械性刺激，预防压疮。

（8）保持肢体处于功能位置，帮助患者进行恢复训练，防止肌肉萎缩，维持运动功能。

3. 病情观察

（1）观察患者吞咽和进食情况。

（2）观察有无呼吸困难。

（3）观察患者躯体功能及肌肉力量，观察偏瘫及部分感觉丧失的发展程度，有无肌肉萎缩及畸形。

4. 健康指导

（1）环境　环境安静舒适，保持室内空气新鲜，减少人员流动，避免交叉感染。

（2）饮食　指导营养要合理，避免偏食。

（3）日常活动　①适当活动，避免过度劳累，并注意自我保护，预防感冒。②保持清洁卫生，特别是皮肤的护理，预防压疮的发生。③注意进行肢体的功能锻炼，并按康复计划执行。

（4）心理指导　使患者保持良好的心理状态，避免情绪激动，多关心患者，和患者多沟通，可告知疾病的注意事项及转归，树立战胜疾病的信心。

（5）医疗护理措施　遵守医嘱的服药时间，尤其是激素，不得擅自增减，定期复查。

第十节　脱髓鞘疾病

一、疾病概述

【概念与特点】

脱髓鞘疾病是一大类病因并不相同、临床表现各异、然而具有共同的髓鞘脱失病理特征的获得性疾病的统称。而发生于中枢神经系统的则为脱髓脑病。临床最常见的为多发性硬化。

多发性硬化（MS）是以中枢神经系统白质脱髓鞘病变为特点的自身免疫病，可能是遗传易感个体与环境因素作用而发生的自身免疫过程。由于其发病率较高、呈慢性病程和倾向于年轻人易患，而成为最重要的神经系统疾病之一。

【临床特点】

（1）患者出现神经症状前的数月或数周，多有疲劳、体重减轻、肌肉和关节隐痛等；感冒、发热、感染、外伤、手术、拔牙、妊娠、分娩、过劳、精神紧张、药物过敏和寒冷等均可为诱因。

（2）我国多为急性或亚急性起病，病程中复发－缓解是本病的重要特点。复发也多为急性或亚急性，缓解期最长可达20年，复发次数可达10次余或数十次，通常每发一次均会残留部分症状和体征，逐渐积累而使病情加重。

（3）首发症状多为一个或多个肢体无力或麻木，或两者兼有；单眼或双眼视力减退或失明，复视，痉挛性或共济失调性下肢瘫痪。

（4）体征多于症状。常见的症状体征有：肢体瘫痪、视力障碍、眼球震颤和眼肌麻痹；其他脑神经受累、共济失调、感觉障碍、发作性症状及其他症状。

【辅助检查】

1. 实验室检查

（1）脑脊液（CSF）检查　所见是非特异的。CSF可表现有压力增高，中度淋巴细胞增多，蛋白轻至中度增加（一般$<1g/L$）。以IgG增高为主，寡克隆区带多为阳性。

（2）细胞学检查　外周血可见白细胞计数增多，血沉增快。

2. 特殊检查

（1）脑电图（EEG）　一般为弥散性慢活动，偶也可正常。

（2）CT　显示白质内弥散性多灶性大片斑片状低密度区。急性期呈明显增强效应。MRI可见脑和脊髓白质内散在多发的T_1低信号、T_2高信号区。特别是丘脑部位，有助于诊断。

【治疗原则】

（1）减缓发作次数，延长复发间歇期。

（2）尽可能减少肢体残疾，遏制病情进展。

二、主要护理问题

(1) 躯体移动障碍　与运动障碍性震颤、痉挛有关。

(2) 感知改变　与视神经炎有关。

(3) 皮肤完整性受损　与感觉、运动障碍有关。

(4) 疼痛　与感觉障碍有关。

(5) 尿潴留　与膀胱括约肌功能障碍有关。

(6) 便秘　与肛门括约肌功能障碍有关。

(7) 焦虑　与疾病反复发作有关。

三、护理措施

1. 常规护理

(1) 心理护理　树立战胜疾病的信心，消除恐惧心理。

(2) 活动指导　急性期应卧床休息，保持肢体功能位，每2小时翻身1次，保持床单平整。避免机械性刺激，恢复期应给予肢体康复训练。

(3) 饮食指导　给予高热量，富含蛋白质、维生素的饮食。

2. 专科护理

(1) 视觉症状　①嘱患者注意保护眼睛，防止疲劳。②每日做2次眼保健操。

(2) 尿潴留的护理　①尿潴留患者必要时留置导尿管，保持尿路通畅。②防止尿路感染，嘱患者多饮水，尿袋不可高于耻骨联合。③注意膀胱功能训练，每4小时开放尿管1次。

(3) 便秘的护理　①嘱患者多吃蔬菜、水果，保持大便通畅。②每日顺肠蠕动方向，按摩腹部，促进肠蠕动，防止便秘。③养成定时排便的习惯。

3. 健康指导

(1) 环境　选择光线柔和、安静、舒适的病室。

(2) 药物指导　①指导患者坚持服药治疗，定时复查，规律减药。②避免激素药物刺激，注意服用保护胃黏膜的药物。

(3) 饮食指导　给予高热量，富含蛋白质、维生素的饮食，及时补充含钾和钙的食物，防止骨质疏松。

(4) 日常活动　增强体质，劳逸结合，坚持肢体功能锻炼。

(5) 心理护理　与患者说明此病程的特征，树立战胜疾病的信心，避免情绪变化等各种诱因，避免复发。

第十一节　帕金森病

一、疾病概述

【概念与特点】

帕金森病是中老年常见的神经系统变性疾病，以静止性震颤、肌强直及运动障碍为主要临床表现。多缓慢起病，逐渐加重。病变主要在黑质和纹状体。其他疾病累及锥体外系统也可引起同样的临床表现者，则称之为震颤麻痹综合征或帕金森综合征。由 James Parkinson（1817 年）首先描述。65 岁以上人群患病率为 1000/10 万，随年龄增高，男性稍多于女性。

【临床特点】

本病属中、老年疾患，临床症状出现年龄平均约 55 岁，男性稍多于女性，起病缓慢，症状常自一侧上肢开始，逐渐波及同侧下肢和对侧上下肢，双侧肢体症状不对称是帕金森病的临床特点。以运动减少，肌张力强直，震颤和体位不稳定为主要症状。

【辅助检查】

1. 实验室检查

(1) 生化检测　采用高效液相色谱（HPLC）可检出脑脊液 HVA 含量减少。

(2) 基因检测　采用 DNA 印迹技术（southem blot）、PCR、DNA 序列分析等可能发现基因突变。

(3) 功能影像学检测　采用 PET 或 SPECT 用特定的放射性核素检测，疾病早期可显示脑内 DAT 功能显著降低，D2 型 DA 受体（D2R）活性在早期超敏感性，后期低敏感性，DA 递质合成减少；对 PD 早期诊断、鉴别诊断及监测病情进展有一定价值。

(4) 脑脊液检查　在少数患者中可有轻微蛋白升高。

2. 特殊检查

(1) 脑电图　部分患者脑电图见有异常，多呈弥漫性波活动的广泛性轻至中度异常。

(2) 脑 CT　颅脑 CT 除脑沟增宽、脑室扩大外，无其他特征性改变。

【治疗原则】

目前尚无终止本病进展的疗法，但已有多种药物可减轻症状，提高工作和生活能力。疾病早期无须特殊治疗，鼓励患者进行适度的活动和体育锻炼，若疾病影响患者的日常生活和工作能力则需药物治疗。

二、主要护理问题

(1) 自理能力缺陷　与神经－肌肉损伤有关。

(2) 躯体移动障碍　与肌肉受损、运动减少有关。

(3) 有受伤的危险　与锥体外系病变震颤、体位不稳有关。

三、护理措施

1. 常规护理

(1) 心理护理　多关心患者，使其不要烦躁，鼓励患者表达自己的感受，使其减轻恐惧配合治疗。

(2) 活动指导　①鼓励患者独立完成自理，当患者不能完成时给以帮助，根据症状的轻重，不同程度地帮助患者进食、卫生清洁，将物品放在患者易取的地方，以减少患者寻找东西时体力消耗。②下床活动的患者要有人搀扶，保持周围环境没有障碍物，防止跌倒和创伤带来的危险。

(3) 饮食　给予低盐、低脂，富含蛋白质，制作精细的食物。

2. 专科护理

(1) 定时翻身，床铺保持平整，避免机械性刺激，预防压疮的发生。

（2）对强直的关节进行康复训练，防止肌肉萎缩，关节变形。

（3）患者进食时，要严密观察患者有无吞咽困难、饮水反呛，嘱患者缓慢进食，避免引起吸入性肺炎，必要时给予留置胃管。

3. 病情观察

（1）观察患者的活动情况。

（2）根据医嘱给予患者有关药物进行治疗，指导患者正确服药。护士要了解药物的剂量及不良反应。

（3）观察患者有无吞咽困难。

4. 急危重症的观察及处理

（1）吸入性肺炎的观察　密切观察患者的吞咽功能、咀嚼功能及进食情况。

（2）吸入性肺炎的处理　①卧床患者进食时，头偏向一侧。②对流涎的患者可使用吸管或让患者细嚼慢咽，如有吞咽困难可给予留置胃管。③定时翻身、拍背、吸痰，保持呼吸道通畅。

5. 健康指导

（1）饮食指导　给予软、易消化的饮食，少量多餐，进食时嘱患者细嚼慢咽，防止误吸，多饮水，预防泌尿系感染。

（2）日常活动　①不要独自外出，防跌倒、摔伤。在医生指导下服药。在使用左旋多巴时定时测量血压，定时作肾功能检查。经常活动躯体各关节，防止强直和僵硬。②鼓励患者按康复计划进行活动，防止患侧肢体功能继续退化。③活动时要有人守护，防止创伤。④此病为老年人多见，应积极预防并发症，防止感冒。

（3）心理护理　保持良好的心理状态，避免情绪激动和焦虑，鼓励患者积极配合治疗。

（4）医护合作的措施　①正确引导服用药物，掌握用药的不良反应，努力发现早期症状，服用苯海索的患者会出现口干，唾液和汗液分泌减少，排尿困难等，青光眼和前列腺肥大者禁用，服用左旋多巴从小剂量开始逐渐加量，避免引起恶心、呕吐、兴奋。②遵守医嘱的服药时间，不得擅自增减和改变用药时间而影响治疗。

第十二节　癫　痫

一、疾病概述

【概念与特点】

癫痫是一种临床综合征，是由多种病因引起的一种慢性脑功能障碍性疾病，均以在病程中有反复发生的大脑神经元过度放电所致的中枢神经系统功能失常为特征，以肌肉抽搐和（或）意识丧失为其重要表现，另外还可表现为感觉、运动、行为、自主神经（植物神经）等方面的障碍，具有发作性、复发性及通常能自限等特点。每次或每种发作称为癫痫。

【临床特点】

1. 痫性发作　临床上大多数痫性发作者是起源于大脑皮质的局限部位，所表现的系列症状是由局灶性放电扩散至临近区域以至远隔部位而引起的，它的分类包括两个方面：

（1）部分性发作　是痫性发作最常见的类型，起始于一侧脑结构。发作不伴有意识障碍则为单纯部分性发作；如伴有意识障碍，发作后不能回忆，称为复杂部分性发作。①单纯部分性发作：可分为 4 种亚型，部分性运动性发作、体觉性发作或特殊感觉性发作、自主神经性发作和精神性发作等。大多表现为局部肢体的抽搐、肢体的麻木感和针刺感，多汗、呕吐、遗忘等症状。②复杂部分性发作：主要特征有意识障碍、错觉、幻觉等精神症状，自动症等运动障碍。

（2）全面性发作　①强直－阵挛发作：在原发性癫痫中也称大发作，以全身抽搐和意识障碍为特征。②失神发作：意识短暂丧失，持续 3～15 秒，无先兆和局部症状，发作和停止均突然。③肌阵挛发作：为突然快速短暂的肌肉收缩，累及全身，也可限于面部、躯干或肢体。④阵挛性发作：全身重复性阵挛发作。⑤强直性发作：全身强直性肌痉挛，肢体伸直，头、眼偏向一侧，伴有肤色苍白、潮红等。

2. 癫痫的表现　可分部分性癫痫和全面性癫痫。

【辅助检查】

1. 实验室检查 应常规了解周围血白细胞分类及嗜酸性粒细胞计数、血糖、血钙、大便虫卵及脑脊液有无改变。

2. 特殊检查

（1）脑电图检查 脑电图有较大的诊断价值，阳性率达40% ~80%。大发作强直期为高波幅弥漫性10周/S波，痉挛期为弥漫性慢波，间以成群棘波，惊厥后期呈低平波形。小发作为典型3C/S棘－慢综合波。局限性发作为局限的棘波、尖波、棘－慢波。精神运动性发作，为一侧偏胜的长段δ波或θ波。婴儿痉挛症表现为高峰失律。

（2）CT、MRI检查 应作为常规检查以排除颅内器质性病变。

（3）SPECT检查 异常率较高，可达70%以上，PET对颞叶癫痫病灶的定位，极有价值。

【治疗原则】

癫痫治疗是长期的，不仅要完全控制发作，还要使患者获得较高的生活质量或回归社会。包括病因治疗、药物治疗、手术治疗。目前，癫痫治疗仍以药物治疗为主。

二、主要护理问题

（1）有受伤的危险 与抽搐、突然意识丧失有关。

（2）有误吸的危险 与癫痫发作、唾液、气管分泌物增多有关。

（3）焦虑 与病程长、反复发作有关。

（4）知识缺乏 缺乏癫痫的预防知识。

三、护理措施

1. 常规护理

（1）癫痫发作时，抽搐肢体产生不可抗拒力，强行按压易致骨折，仅关节处稍加保护。

（2）许多生理因素可促使癫痫发作，内分泌特别是性腺功能对癫痫发作有一定影响，如月经期或妊娠期发作频繁，需加以注意。

（3）癫痫可突然发作，故平时亦绝不能口腔测温。床旁需放防护架，以免突然发病坠床。

（4）持续大发作后由于脑缺氧可产生弥漫性脑细胞变性、水肿，应予吸氧。

2. 专科护理

（1）心理护理　建立自信心，排除自卑感，癫痫患者自身极为痛苦，除非脑部有严重病变，癫痫患者在生活、工作、学习等方面与正常人没有区别。但原发性癫痫患者自幼发病，长期应用药物控制，智力常受影响，学习、工作亦困难。至少年期，自卑情绪更甚。成年期考虑问题复杂，情绪悲观，常形成一种癫痫性格，孤独、怪僻。已婚患者，又常忧虑疾病是否会遗传给后代。护士应从多方面多层次关心患者，使其充满治愈信心。

（2）对症护理　①根据情况，遵医嘱给药物控制。②连续抽搐易导致呼吸、循环功能障碍，应及时吸出痰液和口腔分泌物，以保持呼吸道通畅，并做好口腔护理。③如发生高热应予药物及物理降温法降温。④发现精神运动性发作，需严加监护，防止自伤及伤人。⑤由于抽搐体力消耗很大，应尽早给予高热量，富含蛋白质、维生素和易消化饮食。⑥发作时不能强行喂食，应鼻饲。可适当补液以维持水、电解质和酸碱平衡。

（3）合并癫痫持续状态的护理

防护措施：①防止口舌咬伤和舌后坠：牙关紧闭者使用开口器，口中放置牙垫，有舌后坠者使用舌钳将舌头拉出。②保持呼吸道通畅：将患者头偏向一侧，及时吸出口腔和鼻腔内的分泌物。解开患者的衣领、腰带，取出义齿。③防止坠床和创伤：放置床档，防止患者在发作时坠床；切勿用力按压肢体，以防止骨折和软组织损伤，用约束带约束患者，防止自伤。④强直期防护：注意防止颈椎压缩性骨折或下颌脱臼，可一手托着患者枕部稍用力，防止其颈部过伸，一手托下颌，以对抗其下颌过张。⑤其他：强直阵挛停止后，让患者舒适、安静地入睡，如果有精神行为异常，有条件时（医院内）可给予肌内注射或静脉滴注苯巴比妥（鲁米那）或地西泮等镇静剂。

急救措施：①口唇发绀者给予鼻导管吸氧。②出现颅内压增高者给予

20%甘露醇250ml静脉滴注。③并发高热者给予物理降温，有条件的给予冰帽或冰毯降温。④并发肺部感染者给予翻身叩背和定时吸痰，静脉应用广谱抗生素。⑤并发呼吸功能衰竭者，可给予经鼻气管插管术，进行吸痰和人工辅助呼吸，床旁准备气管切开包，必要时行气管切开术。⑥癫痫发作已控制，患者意识恢复时，可给予口服抗癫痫药物，意识障碍者给予鼻饲抗癫痫药物。

（4）用药护理　注意观察用药疗效和不良反应。药物用到一定量时可作血药浓度测定，以防药物的不良反应。各种抗癫痫药物都有多项不良反应。因此，服药前应作血、尿常规和肝、肾功能检查，以备对照。服药后除定期体检外，每个月复查血象，每季度做生化检查。

3. 病情观察

（1）观察患者发作情况（如意识是否丧失，突然跌倒，张口尖叫，呼吸暂停，面唇青紫，瞳孔大小，尿、便失禁等），发作次数（几小时内发作几次），间歇时间（每隔多少时间发作1次），发作过程（从发作开始观察全过程状况）。

（2）了解药物治疗后，发作间歇有何变化。

（3）癫痫持续状态常可致呼吸、循环功能变化，并可有高热，发病清醒后也可有精神异常。

（4）应同时观察心率、血压、反射、瞳孔等变化。详细记录在观察单，以供医生了解情况。

4. 健康指导

（1）嘱患者勿单独行动。

（2）按医嘱定时服用抗癫痫药，切勿骤停、骤减和随意调换药物，以防发作加重或癫痫持续状态发生。

（3）禁烟、酒、辛辣刺激物和神经兴奋药，勿暴饮、暴食。

（4）生活要有规律，注意劳逸结合。勿登高、潜水、驾车及在危险的机器旁工作。

（5）随身带“癫痫诊疗卡”，以便突然发作时的急救及与家人的联系。卡片应包括患者的姓名、年龄、住址、电话、联系人姓名等，在卡片上详细地注明首次发病时间、癫痫发作类型、癫痫病因、治疗过程等。

第九章
传染性疾病

第一节　流行性感冒

一、疾病概述

【概念与特点】

流行性感冒（简称流感）是流感病毒引起的呼吸系统常见疾病，按呼吸道隔离。隔离期限为退热后 2 日。医护工作人员进入病房应戴口罩。保持室内空气新鲜，每日通风 3 ~4 次，每次 15 ~30 分钟或食醋熏蒸。

【临床特点】

1. 临床表现　以起病急，高热、全身肌肉酸痛和轻度呼吸道症状为主要特征。潜伏期 1 ~3 日，最短数小时。

（1）传染源　主要是急性期患者，其次为隐性感染者。

（2）传播途径　通过空气飞沫传播。

（3）易感性　除新生儿外，其他人群均易感。病后对同型病毒可获 2 ~4 年的免疫力，各型之间无交叉免疫力。

（4）流行特征　传播迅速，流行广泛，发病人数多而过程短，流行无明显季节性，但以冬春较为多见。

2. 心理状况　流感出现的高热、全身肌肉酸痛及呼吸困难等不适症状，使患者感到紧张、恐惧。因为患者不了解本病的特点、发展趋势。

【治疗原则】

消除不适症状、体征，防止并发症的发生。

二、主要护理问题

（1）体温过高、疼痛　与病毒感染有关。
（2）气体交换受损　与肺炎型流感或继发细菌性肺炎有关。
（3）有感染的危险　与病毒播散有关。

三、护理措施

1. 常规护理

（1）高热护理　发热期嘱患者卧床休息，保持患者五官清洁，多饮白开水，给予易消化、营养丰富、富含维生素的清淡流质或半流质饮食，如食入过少，应遵医嘱给予静脉补液，并协助做好生活护理。

（2）监测体温　高于39℃要给予头部冷敷，或遵医嘱酌情使用退热剂。

2. 专科护理

肺炎型流感或继发细菌性肺炎护理：①监测生命体征，并密切观察病情变化，如发现患者有胸闷、咳嗽、气急、咳血痰、发绀等肺炎症状，及时通知医师处理。②明显气促者应协助患者取半卧位，并给予吸氧。③及时清除呼吸道分泌物，保持呼吸道通畅。经常帮助患者翻身，轻拍背部及吸痰，如痰液黏稠，给予超声雾化吸入。④注意维护心功能，避免加重心脏负担，必要时遵医嘱给予强心剂。⑤加强支持治疗，必要时遵医嘱输入血浆或全血。⑥有中毒症状者，遵医嘱给予皮质激素治疗和选用适当抗生素药物，防止继发细菌感染。⑦患者出院以后要注意保暖，加强锻炼，提高机体的抗病能力。

3. 健康教育

（1）一般知识指导　介绍流感的诱因、病因、传播途径、隔离方式及临床特征等。

（2）心理指导　耐心向患者解释此病的特点和发生、发展趋势，使其消除紧张、恐惧心理，积极配合治疗和护理。

（3）饮食指导　给予有营养、清淡、易消化的流质或半流质饮食，多饮水以排出病原微生物产生的有害物质，缩短病程和防止并发症。

（4）隔离知识指导　呼吸道隔离至热退后2日。陪护或探视者须戴口罩，并嘱家属其家中应用食醋熏蒸数次，以消毒空气中病毒，防止他人被传染。

第二节　水　痘

一、疾病概述

【概念与特点】

水痘是儿童常见的急性呼吸道传染病，由水痘-带状疱疹病毒所致。起病急，有中度发热、乏力、咽痛不适等。主要临床特征是皮肤、黏膜分批迅速出现斑疹、丘疹、疱疹及结痂。

【临床特点】

1. 临床表现　潜伏期10～21日。

（1）前驱期　1～2日，可有轻微发热，体温37.5～38.5℃，精神不振，食欲减低等。多数患儿无此期表现。

（2）出疹期　皮疹多见于胸背，后见于四肢，呈向心性分布，初起为红色小斑丘疹，迅速转变为疱疹，疱液晶莹，约绿豆大小，四周可绕有红晕，可伴痒感。1～3日干缩结痂。痂盖脱落后不留瘢痕。因皮疹陆续分批出现，故临床可见斑丘疹、疱疹、结痂三种皮损同时存在。

2. 心理状况　患者对出现的不适症状，紧张、烦躁，精神萎靡，不能积极配合治疗和护理。

【辅助检查】

必要时可选作下列实验室检查：①取新鲜疱疹内液体作电镜检查，可见到疱疹病毒颗粒，能快速和天花病毒相鉴别。②在起病3日内，取疱疹内液体接种人胚羊膜组织，病毒分离阳性率较高。③血清学检查，常用的为补体结合试验。水痘患者出疹后1～4日血清中即出现补体结合抗体，2～6周达高峰，6～12个月后逐渐下降，亦可用间接荧光抗体法检测。④PCR方法检测鼻咽部分泌物为敏感和快速的早期诊断手段。

【治疗原则】

主要是对症治疗，对免疫功能受损或应用免疫抑制剂治疗的患儿，应及早使用抗病毒药物，以减轻症状和缩短病程。

二、主要护理问题

（1）皮肤完整性受损　与皮疹有关。

（2）潜在并发症——感染　与疱疹继发感染、抵抗力低下有关。

三、护理措施

专科护理措施如下：

（1）按呼吸道传染病隔离。隔离期为出疹后7日，或至全部疱疹干燥结痂为止。病室定时通风换气，每日4次，或用紫外线消毒。呼吸道隔离要求：感染相同病原体者可同住一室；接近患者时戴口罩，不要穿隔离衣和戴手套；接触患者或污染物后及护理下一个患者之前要洗手；患者呼吸道分泌物应消毒后弃去，痰具每日消毒，患者到其他科室进行诊治时应戴口罩。

（2）轻型水痘可在家中护理治疗。给予富有营养、易消化吸收的流质、半流质饮食。

（3）防止疱疹感染的措施　①忌搔抓，保持手的清洁，常为儿童修剪指甲，婴幼儿可包裹双手或戴布手套，避免抓破皮疹引起细菌感染。②瘙痒感：可涂搽含0.25%冰片的炉甘石洗剂或用2%～5%碳酸氢钠溶液洗拭。③儿童患者因皮肤瘙痒而吵闹时，要给予安慰，设法分散其注意力。④瘙痒不安者，遵医嘱给予抗组胺药或镇静剂。⑤疱疹破溃者，局部可涂2%甲紫和抗生素软膏。⑥肛周皮肤每次便后进行清洗消毒（0.1%新洁尔灭清洗或生理盐水）。疱疹部位尽量暴露，以保持干燥。⑦与皮疹直接接触的床单、被单、内衣、尿布应平整、干净、柔软，勤晒洗。发疹重及疱疹感染者，上述用物每日煮沸消毒15分钟或0.2%过氧乙酸浸泡消毒15～30分钟。⑧观察皮疹发展情况，若发现有继发感染症状（如丹毒、蜂窝织炎等）要及时通知医师，遵医嘱尽快给予抗生素治疗。⑨口腔疱疹每天用淡盐水或2% ~3%碳酸氢钠液含漱1分钟。有鹅口疮时，用2% ~3%碳酸氢钠液漱口后，涂抹克霉唑或制霉菌素粉剂。细菌感染者用0.02%呋喃西林液漱口，黏膜溃疡可涂锡类散和口服维生素B_2。⑩鼓励患者进食。重型水痘患者因口腔疼痛，进食困难，应选用患者喜爱、无辛酸辣味、易咀嚼消化、富有营养的蛋羹、牛奶、粥等半流质饮食，温热为宜。⑪密切观察病情变化，防止并发症的发生。患者伴有咳嗽、胸痛、咯血、呼吸困难等肺炎的表现，或有头痛、抽搐、谵妄、昏迷等脑炎的症状时，应积极救治。患者绝对卧床休息，住单人间，由专人照顾，减少与他人接触，以防感染其他疾病。

第三节 伤寒、副伤寒

一、疾病概述

【概念与特点】

伤寒和副伤寒是由伤寒和副伤寒杆菌引起的急性肠道传染病。

【临床特点】

1. 临床表现 以全身中毒症状、持续高热、腹痛、便秘或腹泻、肝脾大、白细胞减少、玫瑰疹、相对缓脉为主要表现。主要并发症为肠出血和肠穿孔。

（1）传染源 患者及带菌者为主要传染源。

（2）传播途径 通过粪－口途径传播。

（3）易感性 人群普遍易感，但由于感染者可获终身免疫，故发病多以青壮年多见。

（4）流行特征 本病多见于夏秋季节，卫生条件不良的温暖地带，终年均可发病。

2. 心理状况 本病因高热时间长、病情重，由于伤寒杆菌内毒素的作用，可出现精神恍惚、表情淡漠、呆滞、反应迟钝、谵妄等，患者及家属易产生恐惧、焦虑心理，应使患者及家属了解本病特点，取得患者的合作，以良好的心态接受治疗和护理。

【辅助检查】

1. 常规化验

（1）血液检查　白细胞计数偏低或正常；中性粒细胞可减少；嗜酸粒细胞减少或消失，其消长情况可作为判断病情与疗效指征之一。

（2）尿液检查　常出现轻度蛋白尿、偶见少量管型。

（3）粪便检查　在肠出血时有血便或潜血试验阳性。少数患者当病变侵及结肠时可黏液便甚至脓血便。

2. 细菌学检查

（1）血培养　发病第1周采血阳性率可达80%以上，以后阳性率下降。对已用氯霉素的患者，可取血凝块做培养，以除去血清中所含的氯霉素及其他杀菌因子。

（2）骨髓培养　全病程均可获较高的阳性率，第1周可高达90%，且较少受抗菌药物的影响。

（3）粪培养　在第3~5周时阳性率较高，但在判断结果时，要注意排除慢性胆道带菌者。

3. 血清学检查　伤寒血清凝集试验（肥达反应）所用的抗原有伤寒杆菌菌体（O）抗原，鞭毛（H）抗原、副伤寒甲、乙、丙鞭毛抗原5种。目的在于测定患者血清中各种相应抗体的凝集效价。一般从病程第2周开始阳性率逐渐增加，至第4周可达90%，病愈后阳性反应可持续数月之久。

4. 其他　免疫学试验乳胶凝集试验或SPA凝集试验，检测尿中伤寒抗原或血中IgM特异性抗体，作为伤寒的早期诊断，近年正逐渐为临床采用。

【治疗原则】

对症治疗，消除不适症状、体征。

二、主要护理问题

（1）体温过高　与毒血症有关。

（2）营养失调，低于机体需要量　与高热、食欲缺乏、消化功能低下有关。

(3) 腹胀　与中毒性肠麻痹、消化功能减低有关。

(4) 便秘　与中毒性肠麻痹、长期卧床、进无渣饮食有关。

(5) 潜在并发症——肠出血、肠穿孔　与溃疡累及病灶部血管、侵及肌层和浆膜有关。

三、护理措施

专科护理措施如下：

(1) 按传染病一般护理常规处理，消化道隔离。患者用物、居室环境及排泄物应进行彻底消毒。家具、墙壁、地面用0.5%洗消净擦拭；衣服用0.2%～0.4%过氧乙酸浸泡30分钟或煮沸30分钟；剩余食物煮沸；餐具、水杯煮沸30分钟；便器用0.5%洗消净浸泡60分钟；排泄物、分泌物用2%洗消净覆盖60～120分钟；垃圾用红色口袋装入焚烧。隔离期限为患者体温正常后，粪便培养每周1次，连续2次阴性止。向患者和家属耐心讲解隔离消毒的重要性及具体方法，以取得合作。

(2) 伤寒饮食要三忌　①忌食多渣、多纤维食物，如芹菜、韭菜、圆白菜、竹笋、香蕉等。②忌食过硬难消化的食物，如豆浆、花生、油炸食品及坚果。③忌饮食过饱，少食用产气多的甜食和乳品。因饮食过饱和食用过硬与含渣及多纤维的食物，会增加胃肠的蠕动而诱发肠出血、肠穿孔。因此，伤寒患者宜进食高营养、易消化的半流质饮食，如米粥、藕粉、面片、菜汤、馒头等，并应控制每次食量，宜少量多餐（每餐七八成饱）。

(3) 便秘时禁用泻药及高压灌肠，泻药能使肠蠕动加快，高压灌肠则使肠腔充盈、扩大、肠壁变薄，容易诱发肠出血和肠穿孔。便秘可用肥皂头或开塞露肛内注入，如上述方法不能奏效，可口服液状石蜡等润滑剂，或酌情用300～500ml生理盐水低压慢速灌肠。腹胀不宜用新斯的明，宜用肛管排气，松节油腹部热敷，但应注意不要烫伤。腹泻宜用碳酸铋。

(4) 高热时不要轻易用退热发汗药，适当用温水、酒精擦浴或头部冰敷。

(5) 严密观察肠出血、肠穿孔　病程2～4周，发现患者排柏油样或果酱样粪便等，应警惕出血的可能。少量出血，可无症状或仅有轻度头晕、心悸；

如头晕、心悸加重，出冷汗、体温骤降，烦躁不安，面色苍白，提示大量肠出血，应立即止血。如患者突然持续腹痛、呃逆、恶心、呕吐、腹壁紧张、大汗淋漓、脉细速、呼吸快，为肠穿孔表现，应尽快手术修补。

（6）控制随意活动。患者随意活动和过度用力，易诱发肠出血、肠穿孔。患者必须卧床休息至病程第5周，才能逐渐下地活动。做好生活护理，保持皮肤清洁，防止压疮发生。意识障碍者应注意安全，防止摔伤及其他意外。

（7）注意口腔护理，保持皮肤清洁，意识障碍者定期更换体位，防止压疮及肺部感染。

（8）注意患者用药后的反应。如恶心、呕吐、腹泻、皮疹、白细胞减少等异常现象，通知医师及时处理。

第四节　流行性乙型脑炎

一、疾病概述

【概念与特点】

流行性乙型脑炎（简称乙脑）是由乙脑病毒引起的中枢神经系统的急性传染病，是人畜共患的自然疫源性疾病。

【临床特点】

1. 临床表现　以高热、意识障碍、惊厥、呼吸衰竭和脑膜刺激征等为主要特征。潜伏期4～21日，一般为10～14日。

（1）传染源　猪是本病的传染源。

（2）传播途径　通过蚊虫叮咬传播，病毒在自然界先经蚊－猪－蚊的传播，待自然界蚊虫密度高时，才开始在人群中流行，形成猪－蚊－人的传播。

（3）易感性　人群对乙脑病毒普遍易感，感染后可获得较持久的免疫力。

（4）流行特征　多流行于7～9月。发病者多为10岁以下儿童，由于计划免疫，近年来，青年和老年人的发病率明显增加。

2. 心理状况　由于本病起病急，发展快，生命垂危，家属紧张、焦虑，患者易受不良刺激，缺乏战胜疾病的信心。

【辅助检查】

（1）血象　白细胞计数常在（10～20）$\times 10^9$/L，中性粒细胞在0.8以上；在流行后期的少数轻型患者中，血象可在正常范围内。

（2）脑脊液　呈无色透明，压力仅轻度增高，白细胞计数增加。病初2～3日以中性粒细胞为主，以后则单核细胞增多。糖正常或偏高，蛋白质常轻度增高，氯化物正常。病初1～3日脑脊液检查在少数病例可呈阴性。

（3）病毒分离　病程1周内死亡病例脑组织中可分离到乙脑病毒，也可用免疫荧光（IFT）在脑组织中找到病毒抗原。从脑脊液或血清中不易分离到病毒。

（4）血清学检查　①补体结合试验：阳性出现较晚，一般只用于回顾性诊断和当年隐性感染者的调查；②中和试验：特异性较高，但方法复杂，仅用于流行病学调查；③血凝抑制试验：抗体产生早，敏感性高、持续久，但特异性较差，可用于诊断和流行病学调查；④特异性IgM抗体测定：特异性IgM抗体在感染后4日即可出现，2～3周内达高峰，血或脑脊液中特异性IgM抗体在3周内阳性率达70%～90%，可作早期诊断，与血凝抑制试验同时测定，符合率可达95%；⑤特异性IgM抗体测定：恢复期抗体滴度比急性期有4倍以上升高者有诊断价值；⑥单克隆抗体反向血凝抑制试验：应用乙脑单克隆抗体致敏羊血红细胞的反向被动血凝抑制试验，阳性率为83%。

【治疗原则】

控制感染，保护脑细胞，保护呼吸道通畅，降低后遗症的发生率。

二、主要护理问题

（1）体温过高　与毒血症及神经系统炎症有关。

（2）潜在并发症

①惊厥：与高热、脑缺血缺氧、脑水肿、脑实质损害有关。

②呼吸衰竭：与脑实质损害、脑疝、呼吸道阻塞等有关。

③意识障碍：与脑实质损害有关。

④感染：与昏迷有关。

(3) 有皮肤受损的危险　与长期卧床、营养不足有关。

(4) 营养失调，低于机体需要量　与呕吐、昏迷不能进食有关。

三、护理措施

专科护理措施如下：

（1）按传染病一般护理常规。

（2）昆虫隔离至体温正常。

（3）注意眼、耳、鼻、口腔及皮肤护理，每 2 小时翻身、拍背、吸痰 1 次，保持呼吸道通畅。皮肤应清洁干燥，常用 10% 樟脑乙醇按摩或用热毛巾揉隆骨突处，以防止压疮的发生。

（4）病室应清洁通风，有防蚊降温设备，保持室温在 26℃左右，室内备好抢救物品。

（5）惊厥患者应加床档或专人看护，口腔内加用舌垫，防止舌咬伤，同时报告医生处理。

（6）根据病情给予高营养、高热量饮食，不能进食者（昏迷、吞咽困难等）应鼻饲或静脉补液。抽搐时暂禁食。

（7）高热患者按高热护理常规护理。降温是本病的关键，应积极采取各种降温措施，如头枕冰袋、冰帽、体表大血管处放置冰块及药物降温、穴位注射、乙醇擦浴、安置空调电扇等方法，使体温维持在 38℃以下，脑部温度保持在 28℃以下，以减少脑部耗氧量。

（8）呼吸衰竭者应注意保持其呼吸道通畅。痰堵塞者，采取经口或经鼻吸引痰液或呼吸道分泌物，如反复吸痰无效或呼吸暂停者应立即配合医生行气管插管或气管切开，并按气管切开术后护理常规护理。

（9）昏迷者除按昏迷护理常规护理外，还应把患者双脚用夹板固定于功能位，以防止痊愈后发生足下垂。

（10）循环衰竭者，应密切观察患者血压、脉搏、面色及皮肤温度，发现异常立即报告医师，并予常规吸氧；体温不升或四肢末梢发凉者，应予保温。

（11）颅内压增高的患者要绝对卧床，避免搬动。脱水疗法要注意速度，一般在 30 ~40 分钟内输完。

（12）严密观察病情变化，注意患者意识、体温、呼吸、脉搏、血压、出入量等情况。同时观察降温、止惊、吸痰、脱水效果及自主呼吸恢复情况。

（13）恢复期应加强吞咽、肢体活动等功能锻炼，吞咽功能未完全恢复前，应慎重进食，防止窒息。

第五节　细菌性痢疾

一、疾病概述

【概念与特点】

细菌性痢疾（简称菌痢）系指由一些病原菌感染引起的痢疾样病变，如志贺菌、侵袭型大肠埃希菌、空肠弯曲菌等。本节仅指由志贺菌属（又称痢疾杆菌）引起的肠道传染病。常发生夏秋季节。目前本菌分为 4 群，A 群痢疾志贺菌、B 群福氏志贺菌、C 群鲍氏志贺菌及 D 群宋内志贺菌。我国以福氏和宋内菌最常见。耐药菌株不断上升，并呈多重耐药。

【临床特点】

1. 急性菌痢

（1）普通型　起病急，发热、腹痛、腹泻和里急后重，粪便始为稀便后转为黏液脓血便，左下腹压痛。

（2）轻型　全身毒血症状和肠道症状均较轻，不发热或低热，稀便，有黏液但无脓点，无明显里急后重，易转为慢性。

（3）中毒型　以儿童多见，起病急骤，病势凶险，以全身严重毒血症、休克和（或）中毒性脑病为主要临床表现，而腹痛、腹泻等肠道症状轻微或缺如，直肠拭子或灌肠可见黏液便。按其临床表现分为三型。①休克型：表现为感染性休克，面色苍白、皮肤花斑、四肢厥冷及发绀，血压降低甚至测不出，脉搏细速甚至触不到。可有少尿或无尿及意识障碍。可有进行性呼吸困难甚至呼吸窘迫综合征。②脑型：以脑部症状为主，表现烦躁不安、嗜睡、昏迷及抽搐，瞳孔大小不等，对光反应迟钝或消失，可出现呼吸衰竭。③混合型：具有以上两型临床表现。最为凶险，病死率很高。

2. 慢性菌痢 为急性菌痢病程迁延超过2个月病情未愈者。

（1）慢性迁延型 为长期反复出现腹痛、腹泻、粪便带有黏液及脓血，时与便秘交替。伴有乏力、营养不良及贫血等症状。

（2）急性发作型 有慢性菌痢史，在某些诱因下引起急性发作，出现腹痛、腹泻及脓血便，但发热及全身毒血症状多不明显。

（3）慢性隐匿型 在1年内有急性菌痢史，临床无明显腹痛、腹泻等症状，但大便培养有菌痢杆菌，乙状结肠镜检肠黏膜有炎症甚至溃疡等病变。

3. 心理状况 保持环境安静，护理患者时冷静、耐心。主动向患者和家属解释病情，消除心理紧张和顾虑，使之配合治疗并得到充分的休息。经常巡视病房，及时解决患者的问题。

【辅助检查】

（1）血象 急性病例白细胞计数及中性粒细胞有中等程度升高。慢性患者可有轻度贫血。

（2）粪便检查 典型痢疾粪便中无粪质，量少，呈鲜红粘冻状，无臭味。镜检可见大量脓细胞及红细胞，并有巨噬细胞。培养可检出致病菌。

（3）其他检查 荧光抗体染色技术为快速检查方法之一，较细胞培养灵敏。乙状结肠镜检查可见急性期肠黏膜弥漫性充血、水肿、大量渗出、有浅表溃疡，有时有假膜形成。此外，X线钡剂检查在慢性期患者，可见肠道痉挛、动力改变、袋形消失、肠腔狭窄、肠黏膜增厚，或呈节段状。

【治疗原则】

应以切断传播途径为主，同时加强对传染源管理的综合性防治措施。

（1）一般对症治疗 进易消化饮食，注意水电解质平衡，可给口服补液盐（ORS），必要时ORS和静脉输液同时应用。

（2）病原治疗 细菌性痢疾可以是自限性的，一般情况下可以不使用抗生素，对症状比较严重的患者，抗生素治疗可缩短病程、减轻病情和缩短排菌期。

（3）休克型菌痢处理 抗感染、抗休克。

（4）脑型菌痢处理 抗感染、防治脑水肿和呼吸衰竭。

二、主要护理问题

（1）腹泻 与肠道感染有关。

（2）体温过高 与毒血症有关。

（3）疼痛 与肠蠕动增强、肠痉挛有关。

（4）潜在并发症——休克 与内毒素致微循环障碍有关。

三、护理措施

专科护理措施如下：

（1）消化道隔离至症状消失，粪便持续培养 2 次阴性或粪便正常后 1 周。同病种患者可住一室。接触患者污物时戴手套。接触患者或污染物后及护理下一个患者之前要洗手。患者餐具用一次性饭盒。便器、呕吐物、排泄物等用 2% 洗消净消毒。

（2）急性发热期应卧床休息。保持室内通风凉爽。每天监测体温。供给足够的营养及水分。遵医嘱给予退热剂。

（3）腹痛患者可腹部置热水袋，解除肠痉挛。禁食生冷食物。遵医嘱使用阿托品、颠茄合剂或镇静剂等。

（4）护理腹泻患者时应记录排便次数、性质及量。用药前最好做新鲜脓血便的细菌培养。怀疑中毒性痢疾，如果尚未排便，应作肛拭子取粪便做细菌培养。急性期应给予低脂的流质饮食，如果汁、藕粉、脱脂奶等，少量多餐。呕吐不能进食者，可静脉补液。病情好转后改半流质饮食，如米粥、面条等，辅以少渣蔬菜。粪便正常后，逐渐恢复正常饮食。便后清洗臀部，保持局部清洁干燥。排便频繁者，肛周涂以凡士林，防止糜烂。为防止腹压增高造成脱肛，患者排便时不要过度用力，坐便器时间不宜太长。如果发生脱肛，可用消毒纱布涂以润滑油，用手轻揉局部，以助纳回。每日用 1∶5 000 高锰酸钾溶液坐浴，以保持局部清洁，防止感染。

（5）严密观察病情变化 病情严重时每 15～30 分钟监测生命体征 1 次，观察神志、面色、肢端肤色、尿量等。给氧，保暖，将 45～50℃的热水袋置足部，改善外周血循环。遵医嘱给予抗休克治疗，及早应用血管扩张药，以解除血管痉挛，同时迅速扩充血容量，纠正酸中毒，维持水电解质平衡，根据血压和尿量调节补液量和速度。

（6）密切观察药物的不良反应，如皮疹、肝肾功能损害、造血系统损害等。

（7）准确记录出入量。

第六节　流行性出血热

一、疾病概述

【概念与特点】

流行性出血热又称肾综合征出血热，是由汉坦病毒引起的一种自然疫源性疾病。临床上以发热、低血压休克、出血、肾损害等为主要特征。黑线姬鼠和褐家鼠是我国主要传染源，可通过呼吸道、消化道、接触、虫媒等途径传播。人群普遍易感，感染后可获持久免疫力。以男性青壮年发病较多。有明显季节性，其中黑线姬鼠传播者以 11 月至次年 1 月为高峰，5～7 月为小高峰，家鼠传播者 3～5 月为高峰。

【临床特点】

1. 临床表现　以发热、休克、充血、出血和急性肾衰竭为主要表现。并有明显的全身中毒症状（“三痛”：头痛、腰痛、眼眶痛）和毛细血管损害（“三红”：醉酒貌、颈部及上胸部皮肤充血潮红）及五期经过，即发热期、低血压休克期、少尿期、多尿期和恢复期。潜伏期：4～46 日，一般为 7～14 日，以 2 周多见。

（1）传染源和宿主动物　本病毒的宿主动物主要是小型啮齿动物。传染源主要为鼠类，如黑线姬鼠、褐家鼠和大白鼠等。

（2）传播途径　动物源性传播，为本病主要传播途径。人是由于接触带病毒的动物及其排泄物而被感染的，通过接触、饮食、呼吸道感染三个途径。革螨虫有吸血习性，它通过吸血穿破皮肤而传播。人、鼠均存在垂直传播。

（3）易感性　人群普遍易感，青壮年发病率较高。病后可获得稳固而持久的免疫。

（4）流行特征　四季都可发病，但有明显的季节性。家鼠传播者3～5月为高峰，黑线姬鼠传播者以11月至次年1月份为高峰，5～7月为小高峰。

2. 心理状况　因本病病程较长，症状重，且农村患者多见，患者易对疾病产生恐惧及担心治疗经费等心理，需耐心向患者解释此病的特点和各期临床经过的规律，生活上主动关心和体贴患者，使其以最佳心理状态积极配合治疗和护理。

【辅助检查】

1. 血象　不同病期中变化不同，对诊断、预后判定均重要。

（1）白细胞　早期白细胞计数正常或偏低，3～4日后即明显增高，多在$(15 \sim 30) \times 10^9/L$，中性粒细胞明显左移，并可出现幼稚细胞，重型、危重型可出现晚幼粒细胞、中幼粒细胞甚至早幼粒细胞，呈现类白血病反应。异型淋巴细胞在1～2个病日即可出现，且逐日增多，一般为10%～20%，部分达30%以上，对诊断有参考价值。

（2）红细胞和血红蛋白　发热期开始上升，低血压期逐渐增高，休克期患者明显上升，至少尿期下降，其动态变化可作为判断血液浓缩与血液稀释的重要指标。

（3）血小板　全病程均有不同程度降低，2个病日即降低，低血压及少尿期最低，并有异型、巨核血小板出现，多尿后期始恢复。血小板显著减少是本病一项特征性表现。下降迅速原因，除病毒直接损害外，提示有DIC存在。

2. 尿常规　显著的尿蛋白是本病的重要特点，也是肾损害的最早表现。故必须强调多次查尿、有助于诊断。

3. 血液生化检查　①尿素氮及肌酐：低血压休克期轻、中度增高。少尿期至多尿期达高峰，以后逐渐下降，升高程度及幅度与病情成正比。②二氧化碳结合力：发热后期即下降，低血压休克期明显，少尿期亦有下降，多尿期逐渐恢复至正常。③电解质：血钾在发热期可有降低，休克期仍低，少尿期上升为高血钾，多尿期又降低。但少尿期亦有呈低血钾者。血钠及氯在全病程均降低，以休克及少尿期最显著。血钙在全病程中亦多降低。

4. 凝血功能检查　一般血小板均减少，有DIC者，开始为高凝阶段，凝血时间缩短，但为时较短，不易观察。

5. 免疫功能检查 普遍有免疫功能异常。在急性期细胞免疫功能普遍低下，尤以休克期为甚，其下降幅度与病情严重程度相平行，至多尿期渐回升。①免疫荧光技术（IFAT）为常规方法之一。用间接免疫荧光法检测患者血清特异性 IgM 和 IgG 抗体，直接免疫荧光法可检出白细胞及尿沉渣细胞内病毒抗原，用于早期诊断。②酶联免疫吸附试验（ELISA），用竞争法检测阻断抗体，特异、敏感，又可避免需要荧光显微镜。③免疫黏附血凝法（IAHA）用于检测抗体，其抗体滴度与免疫荧光抗体滴度相仿，又可区别不同类型病毒抗体。④反向被动血凝法（RPHA）用于检测体液病毒抗原，与 ELISA 法滴度基本一致。⑤放射免疫法（RIA）国外用固相放射免疫法与 ELISA 进行诊断及血清流行病学调查，其敏感性较免疫荧光法高 10 倍以上。⑥空斑减少中和试验（PRNT）中和抗体是 EHFV 感染后产生的一种重要抗体，是目前用于病毒血清学分型的主要依据。

【治疗原则】

控制感染，减轻肾衰竭，降低并发症的发生，症状体征缓解或消失。

二、主要护理问题

（1）体温过高 与毒血症、免疫反应有关。

（2）组织灌注量不足 与血浆外渗有关。

（3）潜在并发症

①急性肾功能不全：与肾脏损害有关。

②出血：与全身广泛性血管损害、血小板减少、DIC 有关。

③肺水肿：与急性心力衰竭、呼吸窘迫综合征有关。

（4）营养失调，低于机体需要量 与呕吐、不能进食有关。

（5）焦虑 与病情危重有关。

三、护理措施

1. 常规护理 尽量安排住单人房间，室内空气新鲜，温、湿度适宜。根据病情给予适合的体位，加床档，防止坠床。饮食根据病情发展阶段而定：发热期应给予高碳水化合物、富含维生素的流质或半流质饮食，低血压休克不能进食可给予静脉营养；少尿期限制蛋白质饮食，给予低钾、低盐饮食；多尿期的后期酌情给予富含蛋白质、高热量饮食，注意补充含钾的食物；恢复期应少量多餐，高营养饮食。

2. 专科护理

（1）发热期护理　绝对卧床休息，禁忌搬动。严密观察病情，定时测量体温，发热末期要注意血压、脉搏、尿量。及时送检标本，有尿必查。可于体表大血管处进行冷敷，不宜用酒精擦浴。禁忌使用发汗退热剂，以防大汗引起休克。补充液体，发热早期以每日尿量加1000ml，如高热、出汗多，可加至1500ml，以晶体液为主，常用平衡盐液或3∶2∶1溶液，尽量口服。发热后期，给予适当低分子右旋糖酐及甘露醇，以对抗血浆外渗，促进利尿。发热早期，给予氢化可的松或地塞米松，热退即可。协助患者洗漱，保持皮肤、五官的清洁。

（2）低血压休克期的护理　给氧，注意保暖，室温保持在20℃左右，可加盖棉被、毛毯等，但禁用热水袋保暖。严密观察记录脉搏、血压、意识状态、皮肤温度及24小时出入量等。迅速建立静脉通道，以便快速补充血容量和静脉用药。遵医嘱补充血容量、纠正酸中毒、使用血管活性药及强心剂等。

（3）少尿期护理　严密观察尿量，准确记录24小时出入量。严格限制进液量，每日入量为前1日出量加500～700ml。一般应限制钠盐及钾盐。密切观察病情变化，及早发现并发症，如腔道出血、心力衰竭及肺水肿、继发感染等。导泻患者应注意排便次数、量、性质，并准确记录。消化道出血时禁用导泻疗法。协助患者做好床上排尿、排便护理。遵医嘱正确使用利尿剂，观察并记录利尿效果。

（4）出血倾向时护理　严密观察有无皮肤黏膜出血、尿血、便血、呕血、咯血，如出现剧烈头痛、视力模糊、血压增高应考虑有颅内出血。进行注射时应严格无菌操作，注射后针眼部位压迫时间延长，以防出血和血肿。准备好抢救物品，如同型血、肝素、止血剂、吸痰器、氧气等。

（5）心理护理　热情接待患者，多与患者沟通，及时了解患者的痛苦和困难，解释有关病情，鼓励患者树立战胜疾病的信心。及时解除患者的不适，做好患者的生活护理，让患者相信医务人员会采取最好的措施，帮助其渡过难关。动员亲朋好友尽可能地提供帮助。

3. 健康指导

（1）一般知识指导　仔细向患者及家属讲解该病的基本概念、传播途径及“三痛”“三红”体征和典型的临床五期经过。

（2）饮食指导　因病期不同，饮食要求也不同，护士应及时给予指导，以配合治疗需要。①发热期：进食高热量、富含维生素、营养丰富的低渣或流质饮食，如新鲜蔬菜、橘子汁、藕粉等；多饮水，以补充机体消耗。②少尿期：因肾衰竭、氮质血症，应限制蛋白质的摄入，不能进食含钾高的食物如橘子汁等；当少尿或无尿时，应严格控制输液量，并以口服为主。③多尿期：因尿量增多，电解质丢失较多，故宜多饮水，补充含钠、钾高的食物，待氮质血症改善后，恢复蛋白质饮食。

（3）休息、活动指导　因其病理特点为全身广泛弥漫性小血管损害伴心肌缺血和肾缺血，应嘱患者卧床休息，并强调病期全程均应休息的重要性。尤其是低血压期，更要保持安静，严禁搬动，以减轻心脏负担，防止出血加重和休克。到恢复期才能逐渐增加活动量，但不宜过早下床活动。

（4）护理方法指导　①发热期以物理降温为主，用温水擦浴和冰敷，不宜用乙醇擦浴，以免加重出血；禁用阿司匹林类药物，以免发汗较多，出现虚脱，加重血浆外渗而致休克。②指导患者准确记录尿量，同时观察颜色。部分患者尿中出现膜状物，为大量蛋白和脱落上皮的凝聚物，嘱患者及家属不要惊慌，随着肾功能的恢复，此现象可逐渐消失。③血液透析者按血液透析知识宣教。④DIC 时，参照 DIC 的知识宣教。

（5）隔离知识指导　采取昆虫隔离，隔离期限为发病后 10 日左右。被患者血液污染过的物品及排泄物应消毒处理。患者入院时更换下的衣服应煮沸或高温消毒。

（6）出院指导　出院后一般宜休息 1 ~ 3 个月，体力才能完全恢复，避免劳累，以利于康复。灭鼠是预防的关键，同时做好防螨、灭螨的工作。加强个人防护，不吃鼠类污染或咬过的食品。野外作业时，注意自我防护。流行疫区，进行出血热疫苗注射。

第七节 麻 疹

一、疾病概述

【概念与特点】

麻疹是麻疹病毒引起的具有高度传染性的急性呼吸道传染病。临床症状有发热、咳嗽、流涕、眼结膜充血、口腔黏膜麻疹黏膜斑及皮肤斑丘疹。

【临床特点】

1. 分期 典型麻疹分3期。

（1）前驱期 从发热到出疹为前驱期，一般持续3~4日。有咳嗽、流涕、流泪等，口腔黏膜见麻疹黏膜斑为特征。

（2）出疹期 发热后3~5日，皮肤开始见疹，自耳后发际向面颈躯干四肢蔓延直至手足心。疹色淡红，疹间可见正常皮肤界线，压之退色，少数可融合成片，重症者可见出血性皮疹、嗜睡、谵妄、抽搐等。

（3）恢复期 出疹1~2日后热渐退，疹色变深，退疹后有脱屑及色素沉着。

无并发症者病程为10~14日。非典型麻疹有轻型麻疹、重型麻疹（中毒性、休克性、出血性、疱疹性）和异型麻疹。

2. 体征

（1）眼结膜充血。

（2）发病2~3日出现口腔麻疹黏膜斑。

（3）发病3~5日皮肤出现皮疹，出疹顺序先耳后、颈部，迅速发展到面部、躯干、四肢，2~3日遍及手掌、足底，皮疹2~5mm大小，初呈淡红色散在，后渐密集呈鲜红色，进而转为暗红色，疹间皮肤正常。

（4）出疹时全身浅表淋巴结及肝脾轻度肿大，肺部可闻及干、湿啰音。

（5）疹退后遗留淡褐色色素沉着，伴糠麸样脱屑，1~2周消退，疹消退后全身症状减轻，热退。

3. 心理状况 本病多为青少年和儿童，对疾病易产生恐惧、紧张心理，需耐心向患者解释此病的特点和发生、发展趋势，生活上主动关心患者，使患者以最佳心理状态，积极配合治疗和护理。

【辅助检查】

（1）周围血象　出疹期白细胞计数常降至（4～6）$\times 10^9$/L，尤以中性粒细胞下降为多。

（2）分泌物涂片检查　多核巨细胞鼻咽、眼分泌物及尿沉渣涂片，以瑞氏染色，显微镜下可见脱落的上皮多核巨细胞。在出疹前后1～2日即可阳性，比麻疹黏膜斑出现早，对早期诊断有帮助。

（3）病毒学检查　应用荧光标记特异抗体检测鼻黏膜印片或尿沉渣，可在上皮细胞或白细胞内找到麻疹抗原，阳性有诊断价值。早期从鼻咽部及眼分泌物和血液白细胞中分离到麻疹病毒可肯定诊断。恢复期血清血凝抑制及补体结合抗体有4倍以上增高或发病1个月后抗体滴度大于1∶60，均有助诊断。特异性IgM测定也有早期诊断价值。

【治疗原则】

让疹子出透、出齐，无并发症或并发症痊愈。

二、主要护理问题

（1）体温过高　与病毒感染有关。

（2）潜在并发症

①肺炎：与继发感染有关。

②心血管功能不全：与心肌炎有关。

（3）皮肤黏膜完整性受损，与皮疹、麻疹黏膜斑有关。

（4）营养失调，低于机体需要量　与厌食、消耗增多有关。

三、护理措施

专科护理措施如下：

（1）呼吸道隔离至出疹后5日，并发肺炎者延长至出疹后10日。患者物品用紫外线照射30分钟或暴晒3小时。餐具、水杯、布类煮沸15分钟或用0.5%洗消净浸泡30分钟。工作人员严格执行消毒隔离及探视制度。患呼吸道感染或皮肤化脓感染者不得进入麻疹病区，更不能接触麻疹患者。住过麻疹并发症患者的病室在未经消毒前，不可收住麻疹患者。

（2）良好的休息环境　①患者卧床休息至皮疹消退，体温正常。病室环境清洁安静，光线不宜过强，空气新鲜湿润（室内温度18～22℃，湿度60%左右），每日通风3～4次，每次不少于15分钟。②家中隔离治疗：患者居室内禁止吸烟、炒菜、烟雾，地面常洒水或湿拖布拖地，避免油烟、灰尘和干燥空气的刺激。注意保暖，避免凉风直吹患者。③常用温热水擦浴，及时更衣，保持皮肤清洁。

（3）进食与饮水　提供清淡、营养价值高的流质饮食。有角膜溃疡者应补充鱼肝油，多吃含维生素A丰富的膳食，如胡萝卜、猪肝、鸡蛋。暂不能进食者，要多饮水，以利于体内毒物排出，增加和改善血液循环，促其降温和出疹。

（4）发热的护理　出疹前期和出疹期体温高是正常现象，一般不宜降温，因体温下降，可使出疹困难，易于并发症的发生。对烦躁不安或有高热抽搐史的婴幼儿，可给予异丙嗪等镇静药。体温超过40℃时，酌情应用小剂量退热药使高热稍降，以防止抽搐。

（5）口、鼻、眼的护理　麻疹患者口、鼻、眼、耳都受到病毒的侵害，护理不当会使局部损害加重，不卫生会使细菌积聚发生新的感染。①口腔用淡盐水漱口、清洗，每日至少4次，并同时检查口腔有无异常。如牙龈、咽及扁桃体红肿，表面有淡黄色脓性分泌物，说明有细菌感染，可用抗生素治疗。口腔黏膜表面有豆腐渣状的白色或灰白色膜状物，是真菌感染的表现，用2.5%碳酸氢钠溶液清洁口腔，局部可涂抹控制真菌的药粉。②麻疹患者鼻分泌物多，应及时清除，以免分泌物积存，形成鼻痂堵塞鼻腔，影响呼吸甚至缺氧。发现后，先用温开水湿润软化鼻痂2～3分钟，待软化后，再用棉棍蘸温开水或生理盐水清洗。切忌用指甲强行抠除，以免损伤黏膜造成出血或感染。③保持眼部清洁，用4%硼酸水或生理盐水、温开水清洗。角膜炎、角膜溃疡及结膜炎较重者，于清洁后交替点涂抗生素药液、药膏，每日4～6次。④患者自诉耳痛，小儿拒绝触摸耳，提拉耳轮上方，按压耳前耳后，患者诉说疼痛，有些患者外耳道流出脓性分泌物，应考虑中耳炎。除用抗生素外，应同时给予利福平药液滴耳，每次每侧滴药3～4滴，每日2～3次。滴前用生理盐水清洗。

（6）并发症的发现及处理　①并发症是麻疹患者的主要死亡原因，发现并发肺炎、喉炎或心功能不全应立即报告。②仔细观察体温、脉搏、呼吸及皮疹的变化。进入出疹期，患者高热而皮疹迟迟不退，或出疹先后无秩序，分布不均匀，皮疹时隐时现，或在出疹高峰体温突然下降，皮疹隐退，疹色暗淡或呈黑色；退疹期皮疹不退或皮疹已退，而体温不降或降后再度升高，患者不思饮食、精神萎靡、咳嗽频繁加剧、呼吸急促、鼻翼扇动，提示肺炎的可能。哭声音嘶哑哑，甚至失声，饮水时呛咳，咳嗽呈犬吠样，吸气时出现三凹征，应警惕喉炎。③并发喉炎、肺炎或心力衰竭，患者应严格卧床休息，尽量少搬动刺激，保持安静。出疹不顺，四肢发凉，予以热水袋保暖，湿热毛巾外敷，注意防止烫伤。煎煮鲜芦根或香菜水，多次饮服。有喉炎、肺炎者，给予雾化吸入，4 小时 1 次，以稀释痰液，减轻喉及肺部炎症。喉炎患者梗阻症状明显，应增加雾化吸入次数，尽快解除喉水肿，缓解梗阻症状。严重喉梗阻，应立即进行气管切开。

第八节　流行性腮腺炎

一、疾病概述

【概念与特点】

流行性腮腺炎是腮腺炎病毒引起的急性呼吸道传染病。其主要临床表现为以腮腺非化脓性肿痛为特征，偶可无腮腺肿大（20% ~40% 腮腺不肿大），大多有发热、咀嚼受限，并可累及其他腺体组织或脏器。好发于儿童和青少年，冬春季是发病的高峰季节，早期患者和隐性感染者是本病的传染源。

【临床特点】

1. 临床表现

（1）前驱期　多无前驱症状，少数病例可有发热、肌肉酸痛、周身不适、食欲不振等前驱症状。

（2）腮肿期　发病 1 ~2 日后出现颧骨弓或耳部疼痛，腮腺逐渐肿大，体温随之上升可达 40℃以上。腮腺肿大通常先为单侧，2 ~4 日后对侧亦肿大，双侧肿大者约占 75%。腮腺肿大以耳垂为中心向前、下、后方向发展，边界不清，触之有弹性并有触痛。局部皮肤发亮但不红，皮温增高。早期腮腺导管阻塞，故咀嚼或进食食物等促进唾液分泌增加时疼痛加剧。腮腺肿大于 48

小时达高峰，持续4~5日后渐消退。颌下腺或舌下腺可单独或同时受累。颌下腺肿大时，下颌部明显肿胀，可触及椭圆形腺体。舌下腺肿大时，可见舌下及颈前下颌部明显肿胀，并有吞咽困难。

(3) 恢复期　腮腺肿大持续4~5日后逐渐消退，体温恢复正常，整个病程10~14日。

2. 心理状况　本病多发生于儿童及青少年，故易使其产生恐惧心理，因为患者不了解疾病的特点和发展趋势，医生应耐心与患者交谈，使其消除不良心理反应，主动配合治疗和护理。

【辅助检查】

(1) 血常规检查　白细胞计数大多正常或减少，淋巴细胞相对增多。

(2) 血清和尿淀粉酶测定　约90%的患者发病早期有血清和尿淀粉酶增高，此项检查可作为早期诊断依据。

(3) 脑脊液检查　无脑膜炎表现的患者中，约50%病例脑脊液中白细胞计数轻度升高，并能从脑脊液中分离出腮腺炎病毒。

(4) 血清学检查　特异性IgM抗体检测的敏感性高、特异性强，可作为早期诊断的依据。

(5) 病毒分离　从早期患者的唾液、血液、尿液及脑膜炎患者的脑脊液中可分离腮腺炎病毒。

【治疗原则】

控制感染，消退腮腺肿大，积极防治并发症。

二、主要护理问题

(1) 疼痛　与腮腺肿胀有关。

(2) 体温过高　与病毒感染有关。

(3) 潜在并发症

①睾丸炎：与病毒侵犯睾丸腺体有关。

②脑膜脑炎：与病毒侵犯脑组织有关。

(4) 有感染的危险　与病原体播散有关。

三、护理措施

专科护理措施如下：

（1）按传染病一般护理常规。

（2）呼吸道隔离自发病开始到腮腺肿大完全消退为止，一般不少于10日。

（3）病室每日进行空气消毒或开窗通风换气。对患者的呼吸道分泌物及其污染品应进行消毒处理。

（4）保持口腔清洁卫生，预防继发感染。指导和协助患者经常用生理盐水或复方硼酸溶液漱口，以清除口腔内的食物残渣。口腔黏膜有炎症、糜烂及溃疡时，局部可涂抗生素软膏或抗生素稀释液，以免引起化脓性腮腺炎。

（5）腮腺肿胀处可用醋调如意金黄散、鲜仙人掌除去表面绒毛芒刺洗净捣烂、鲜鱼腥草捣烂等敷肿胀处。

（6）给富有营养、易于消化的半流质饮食或软食，如稀饭、面汤、面条等。腮腺肿期间，避免进酸、辣、甜、硬而干燥的食物，防止腺体肿痛加剧。

（7）发热急性期间应卧床休息，以防止和减少并发症的发生。

（8）密切观察体温及病情变化，如体温超过39℃以上者，可用物理降温或使用退热剂退热。

（9）并发睾丸炎者应延长卧床时间，并用“丁”字带将阴囊托起，以减轻局部水肿，疼痛剧烈者，可局部冷敷；并发胰腺炎，应立即报告医生，暂禁食，同时建立静脉通路，做好出入量记录及抢救准备；并发脑膜脑炎时，可按流行性乙型脑炎的护理措施。

第九节　流行性脑脊髓膜炎

一、疾病概述

【概念与特点】

流行性脑脊髓膜炎（流脑）是脑膜炎双球菌引起经呼吸道传播所致的一种化脓性脑膜炎。本病除流脑和暴发型脑膜炎球菌菌血症外，还包括呼吸道、关节、心包、眼或泌尿生殖系统感染。其主要临床表现是突然高热、剧烈头痛、频繁呕吐、皮肤黏膜瘀点和脑膜刺激征，严重者可有败血症性休克及脑实质损害，脑脊液呈化脓性改变。

【临床特点】

1. 临床表现　以突然高热、剧烈头痛、频繁呕吐、皮肤黏膜瘀点、脑膜刺激征为主要表现。严重者可有败血症休克及脑实质损害，脑脊液呈化脓性改变。临床分为普通型、暴发型和败血症型。潜伏期：1~10 日，一般为 2~3 日。

（1）传染源　带菌者和患者为本病的传染源。

（2）传播途径　脑膜炎双球菌借飞沫直接经空气传播。

（3）易感性　人群普遍易感，发病多为儿童，6 个月至 2 岁的婴幼儿发病率最高，病后获得持久免疫力，再次患病者罕见。

（4）流行特征　流脑发病多呈散发性，但有一定的周期性。一般在冬春季发病，1~5 月份为发病高峰。

2. 心理状况　本病多发生于学龄儿童，由于对疾病知识的缺乏，易产生恐惧、紧张、焦虑甚至拒绝治疗等心理反应。护士应用亲切和蔼的语气与之交谈，耐心细致讲解疾病的发展趋势，消除其不良反应，取得合作，以良好的心态接受治疗和护理。

【辅助检查】

1. 血象　白细胞计数明显增加，中性粒细胞占 80%~90%。

2. 脑脊液检查　病程初期仅有压力增高，外观正常。典型脑膜炎期，压力高达 1.96kPa 以上，外观呈混浊或脓样。白细胞计数达每立方毫米数千至数万，以中性粒细胞为主。蛋白质含量显著提高，而糖含量明显减少，有时可完全测不出，氯化物降低。若临床有脑膜炎症状及体征而早期脑脊液检查正常，应于 12~24 小时后复检。流脑经抗菌药物治疗后，脑脊液改变可不典型。

3. 细菌学检查

（1）涂片检查　用针尖刺破皮肤瘀点，挤出少许血液及组织液，涂片染色后镜检，阳性率高达 80% 以上。脑脊液沉淀涂片的阳性率为 60%~70%，脑脊液不宜搁置太久，否则病原菌易自溶而影响检出。

（2）细菌培养　血培养在流脑时阳性率较低。但血培养对普通型流脑败血症期、暴发型败血症及慢性脑膜炎球菌败血症诊断甚为重要，故必须注意在应用抗菌药物前采血作细菌培养，并宜多次采血送检。

4. 免疫学试验　免疫学试验是近年来开展的流脑快速诊断方法。脑脊液中抗原的检测有利于早期诊断，其敏感性高，特异性强。目前临床常用的抗原检测方法有对流免疫电泳、乳胶凝集、反向间接血凝试验、菌体协同凝集试验、放射免疫法、酶联免疫吸附试验等。

【治疗原则】

控制感染，阻断传播，对症治疗，缓解或消除症状体征。

二、主要护理问题

（1）体温过高　与细菌感染有关。

（2）皮肤完整性受损　与皮肤瘀点、瘀斑有关。

（3）营养失调，低于机体需要量　与呕吐或昏迷有关。

（4）有组织灌注量改变的可能　与内毒素所致微循环障碍有关。

（5）有传播感染的危险　与病原体播散有关。

（6）潜在并发症——颅内高压或并发脑疝　与脑水肿有关。

三、护理措施

1. 常规护理　卧床休息，能进食者给予营养丰富、易消化的流质、半流质饮食，不能进食者给予静脉补液。

2. 专科护理

（1）呼吸道隔离　隔离至症状消失后 3 日，但不少于发病后 7 日。保持室内空气新鲜、流通，定期进行紫外线消毒。患者的呼吸道分泌物及污染物品宜消毒处理。

（2）高热护理　积极采取药物降温和物理降温。将体温控制在 38.5℃。

（3）循环衰竭的护理　吸氧，平卧位，注意保暖，建立静脉通道，备齐各种抢救药品配合抢救。

（4）呼吸衰竭的护理　吸氧，保持呼吸道通畅，应用脱水剂者应详细记录出入量，注意电解质平衡，用呼吸机者按呼吸机常规护理。

（5）皮肤护理　经常更换内衣及床单，保持皮肤清洁、干燥、舒适。瘀斑要注意保护，尽量不使其破溃。皮肤破溃继发感染者应定期换药。

（6）预防护理　定时翻身，防止压疮。注意口腔卫生，防止口腔及肺部感染。

3. 病情观察　严密观察生命体征、皮疹、瞳孔、意识等变化。注意成人头痛程度及持续时间。

第十节　病毒性肝炎

一、疾病概述

【概念与特点】

病毒性肝炎是肝炎病毒引起的一组传染病。迄今已知至少有6种类型病毒。甲、戊型主要经粪－口传播；乙、丙、丁、庚型主要经血液传播。临床有明显的乏力、食欲减退、恶心及厌油腻食物等消化道症状。主要体征是肝脾大伴压痛，部分患者出现黄疸。

【临床特点】

1. 临床表现　以疲乏、食欲减退、肝大、肝功能异常为主要表现，部分病例可出现黄疸。目前临床上分为甲、乙、丙、丁、戊、庚、TTV 7种类型。潜伏期：甲型病毒性肝炎（甲肝）2～6周；乙型病毒性肝炎（乙肝）6周～6个月；丙型病毒性肝炎（丙肝）6～26周；丁型病毒性肝炎（丁肝）与乙肝感染有关；戊型病毒性肝炎（戊肝）10～60日。

（1）传染源　甲型肝炎的传染源是患者和隐性感染者，戊肝同甲肝相似。乙肝的传染源是患者和慢性HBV携带者。丙肝、丁肝同乙肝相似。

（2）传播途径　甲型和戊型肝炎均经粪－口途径传播。体液传播是乙肝、丙肝、丁肝和庚型病毒性肝炎（庚肝）的主要传播途径。

（3）易感性　人群对各型肝炎普遍易感，感染后可获免疫力，但各型之间无交叉免疫。

（4）流行特征　甲肝多见于儿童和青年，秋冬季发病率较高。乙肝多属散发，有家庭聚集性，无明显季节性，我国为乙肝高发区。丙肝以反复多次受血者多见。丁肝感染有两种形式，一种为 HDV/HBV 同时感染，另一种为 HDV/HBV 重叠感染。戊肝以青壮年多见，夏秋季节或洪水之后发病率增高。

2. 心理状况　因肝炎传染性强，且通过密切接触可传染给他人，因而常受到他人的回避，特别是慢性肝炎，病情反复，故患者心理压力大，易产生焦虑、孤独、失望等心理，应帮助患者了解疾病发生、发展及预后，消除思想负担，使其设法摆脱忧虑和痛苦心理，树立起战胜疾病的信心。

【辅助检查】

（1）血象　白细胞计数正常或稍低，淋巴细胞相对增多，偶有异常淋巴细胞出现。重型肝炎患者的白细胞计数及中性粒细胞均可增高。血小板在部分慢性肝炎患者中可减少。

（2）肝功能试验　①黄疸指数、胆红素定量试验，黄疸型肝炎上述指标均可升高。尿检查胆红素、尿胆原及尿胆素均增加。②血清酶测定，常用者有丙氨酸氨基转移酶（ALT）及门冬氨酸氨基转移酶（AST），血清氨基转移酶在肝炎潜伏期、发病初期及隐性感染者均可升高，故有助于早期诊断。③胆固醇、胆固醇酯、胆碱酯酶测定肝细胞损害时，血内总胆固醇减少，梗阻性黄疸时，胆固醇增加。重型肝炎患者胆固醇、胆固醇酯、胆碱酯酶均可明显下降，提示预后不良。④血清蛋白质及氨基酸测定，慢性活动性肝炎时蛋白电泳示 γ－球蛋白常 $>26\%$，肝硬化时 γ－球蛋白可 $>30\%$。但在血吸虫病肝硬化、自身免疫性疾病、骨髓瘤、结节病等 γ－球蛋白百分比均可增高。⑤血清前胶原Ⅲ（PⅢP）测定，血清 PⅢP 值升高，提示肝内有纤维化将形成可能文献报道其敏感性为 31.4%，特异性为 75.0%。PⅢP 正常值为 $<175\mu g/L$。

（3）血清免疫学检查　测定抗 HAV－IgM 对甲型肝炎有早期诊断价值，HBV 标志（HBsAg、HBeAg、HBcAg 及抗－HBs、抗－HBe、抗－HBc）对判断有无乙型病毒性肝炎感染有重大意义。HBV－DNA、DNA－P 及 PHSA 受体测定，对确定乙型病毒性肝炎患者体内有无 HBV 复制有很大价值。高滴度抗 HBc－IgM 阳性有利于急性乙型病毒性肝炎的诊断。

（4）肝穿刺病理检查 对各型肝炎的诊断有很大价值，通过肝组织电镜、免疫组化检测等观察，对慢性肝炎的病原、病因、炎症活动度以及纤维化程度等均得到正确数据，有利于临床诊断和鉴别诊断。

【治疗原则】

甲型病毒性肝炎、戊型病毒性肝炎症状、体征消失，肝功恢复正常。乙型病毒性肝炎、丙型病毒性肝炎、丁型病毒性肝炎、庚型病毒性肝炎相似，肝功恢复正常，症状、体征减轻或消失，病毒指标转阴。

二、主要护理问题

（1）营养失调，低于机体需要量 与厌食、呕吐、腹胀有关。

（2）活动无耐力 与能量代谢障碍、进食减少有关。

（3）潜在并发症

①腹水：与门静脉高压、低蛋白血症有关。

②肝性脑病：与血氨、假性神经递质增多等有关。

③出血：与凝血因子合成障碍、内毒素、DIC等有关。

（4）焦虑 与感到疾病的威胁有关。

三、护理措施

1. 专科护理

（1）隔离 甲型、戊型病毒性肝炎消化道隔离，乙型病毒性肝炎血液隔离。甲型病毒性肝炎自发病日起，不少于30日（如病情未好转，应继续隔离）；乙型病毒性肝炎隔离至临床痊愈。消化道隔离要求：同病种患者可住一室；接触患者时应穿隔离衣，接触污物时戴手套，接触患者或污物后及护理下一个患者之前要洗手；患者使用一次性餐具。便器单独使用，呕吐物、排泄物用2%洗消净处理后弃去；室内应无蝇、无蟑螂。血液/体液隔离要求：同病种患者可住一室；接触患者要穿隔离衣，接触血液/体液要戴手套，若手沾了血液/体液要立即洗手；工作中注意避免碰伤皮肤，使用一次性注射输液器械；污染的物品应装袋标记并送出销毁或清洗、消毒处理；血液污染病室内表面物品，要立即用70%乙醇、0.5%洗消净、0.5%过氧乙酸消毒处理。

（2）休息　急性肝炎和重型肝炎卧床休息，慢性肝炎劳逸结合，要避免过度劳累。

（3）合理营养　进食富含蛋白质、低脂肪、适量糖类和热能的饮食。

成人每日热能以2000～2500kcal为宜。必要时应根据体重、有无发热及病情轻重作适当的调整。

肥胖者根据具体情况适当限制热能，控制饮食，避免影响肝功能的恢复和脂肪肝的发生。

蛋白质应占总热能的16%，每日90～130g。蛋白质以鱼类、蛋类、乳制品、大豆及其制品为好。血氨增高、有肝性脑病倾向或症状时，给予低蛋白饮食。严重肝性脑病时严格限制蛋白质。随着肝性脑病的改善，逐步增加，并恢复到40～60g/d，此时以补充植物性蛋白质为主。植物性蛋白纤维成分多，在肠道停留时间短，可降低毒性物质的吸收，防止和改善肝性脑病。

脂肪的供给应占总热能的20%左右，每日约60g。要多给予易消化、吸收的脂肪，如全奶、奶油、黄油、人造奶油及各种植物油等。黄疸期给低脂肪食物，少量多餐。

糖类的供应占总热能的60%左右，一般每日310～360g。多食新鲜蔬菜、水果等维生素含量丰富的食品，以增加各种维生素。食物越杂越好，要注意选择富含氨基酸的食物。多吃鱼、虾、鸭、去皮鸡肉、牛奶、黄豆、玉米、小米、糯米、小红枣等支链氨基酸含量丰富的食品，少吃猪肉、羊肉、牛肉、鸡皮等含芳香族氨基酸多的食物。多吃菠菜、圆白菜、菜花等，可以补充体内维生素K。

（4）预防并发症　①预防肝昏迷。密切观察精神神经症状，为早期发现肝性脑病，可让患者将1～25的数字按顺序排列，所用时间超过30分钟为阳性。也可让患者做20以内的连加或连减，了解有无智力障碍和注意力降低。有无定向力障碍、头晕、性格改变、扑翼样震颤、嗜睡症状。其意义在于及早发现和救治。保持排便通畅，减少血氨吸收，防止肝性脑病的发生。必要时口服乳果糖或采取其他通便措施。用食醋灌肠，使肠道保持酸性环境，降低肠道内氨的形成。②预防出血。注意观察牙龈出血、皮肤瘀斑等早期出血征象，通知医师作相应处理。③预防肾衰竭。注意观察尿量，准确记录出入量，定期测量腹围、体重，观察患者有无水肿、腹腔积液。应用利尿剂后，观察利尿的效果及有无血钾和电解质紊乱。④预防脑水肿。密切注意颅内压增高的临床表现，及时给予脱水治疗。⑤预防感染。急性期和重型肝炎患者实行保护性护理，保持室内清洁，定时通风，重型肝炎患者做好病房内物体表面和空气的定期消毒。加强口腔护理，早晚和进食后清洁口腔，重型肝炎要注意口腔真菌感染，可用3%碳酸氢钠液漱口。防止皮肤、肺部感染。

2. 病情观察 观察患者的精神、食欲及乏力程度，有无意识障碍及程度如何，皮肤、巩膜黄染情况，尿、便的颜色。了解黄疸的消退情况。皮肤、黏膜有无出血点，消化道有无出血等。

3. 健康指导

（1）休息、活动指导 卧床休息可增强肝脏供血量，促进肝细胞的修复和再生，在急性期1～2周除进食和大小便外，应卧床休息；重型肝炎患者进食、大小便均不宜下床；保持足够的睡眠时间。恢复期可适当看书或在室内活动，以不感到劳累为宜。

（2）护理方法指导 ①重型肝炎和淤胆型肝炎患者黄疸深，因胆盐沉积刺激皮肤末梢神经引起全身皮肤瘙痒厉害，影响休息和睡眠。嘱患者修剪指甲。不要搔抓，以免抓破皮肤引起感染和皮下出血、可适当用温水擦洗全身，必要时用止痒水止痒。②行肝穿刺的患者，嘱其绝对平卧24小时，并用腹带加压包扎，以免肝出血，进食、排便均不宜下床，护理人员应协助其日常生活起居。③重型肝炎或肝硬化腹水的患者，由于多种原因可出现肾小球滤过率和肾脏血流量降低，导致肝肾综合征，指导患者使用带剂量尿壶，为指导用药和病情观察提供依据。

（3）隔离知识指导 日常用品如剃刀、梳子、牙刷等应专用，不外借他人；隔离期间禁止与儿童、孕妇及抵抗力较弱的人接触；被血液污染而且无保留价值的物品交医护人员统一消毒后废弃；甲型、戊型病毒性肝炎一般隔离期限自发病之日起4周；乙型、丙型病毒性肝炎隔离期限为HBsAg和HCV－RNA转阴，不可参与任何形式的献血。

（4）出院指导 急性病毒性肝炎患者出院后应休息1～3个月，恢复工作后应定期复查1～2年；慢性病毒性肝炎静止期可从事力所能及的轻工作，避免重体力劳动，肝功能正常3个月以上者可恢复原来的工作，但需随诊1～2

年；出院后遵医嘱定期（1 个月、3 个月和半年）复查肝功能，有症状者，随时复查肝功能及病原学检查。若出现胃部不适、呕血、黑粪或皮肤出血点、瘀斑等出血症状，或者表现为异常兴奋、烦躁不安、定向力减退、行为异常等肝性脑病的先兆，应及时就诊。